W0252907

Baumgartner · Strini

Faszientraining Outdoor

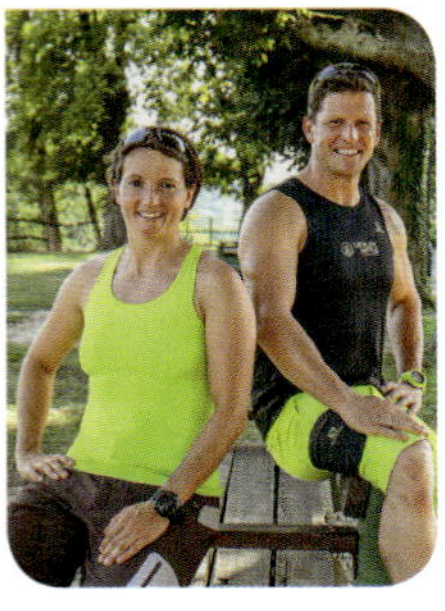

Beatrix Baumgartner ist Physiotherapeutin und Osteopathin und hat ihren Master in Sportphysiotherapie (MSPhT) an der Universität Wien absolviert. Die Behandlung und das Training der Faszie ist ihr Spezialgebiet, zu dem sie als Referentin international unterwegs ist. Sie ist multisportiv und hat im Snowboarden, Wakeboarden und Triathlon an zahlreichen Wettkämpfen teilgenommen. Ihre Patienten betreut sie mit sehr viel Engagement und Empathie. Ihr Motto lautet: Leben ist Bewegung und Bewegungsfreiheit ist Lebensfreude!

Markus Strini ist Dipl. Kinderkranken- und Säuglingspfleger – der zweite Mann, der in Österreich diesen Beruf erlernt hat. In seiner sportlichen Karriere hat er 14 Jahre lang Handball gespielt (Nationalliga) und 13 Jahre lang Triathlon als Profi bestritten, darunter 38 Ironman-Rennen, u. a. 5 × bei der WM auf Hawaii. Heute ist er Vortragender, Fitness-, Triathlon- und Schwimmtrainer. Sein Motto: durch Spaß an der Bewegung zu mehr Lebensqualität.

Beatrix Baumgartner
Markus Strini

Faszientraining Outdoor

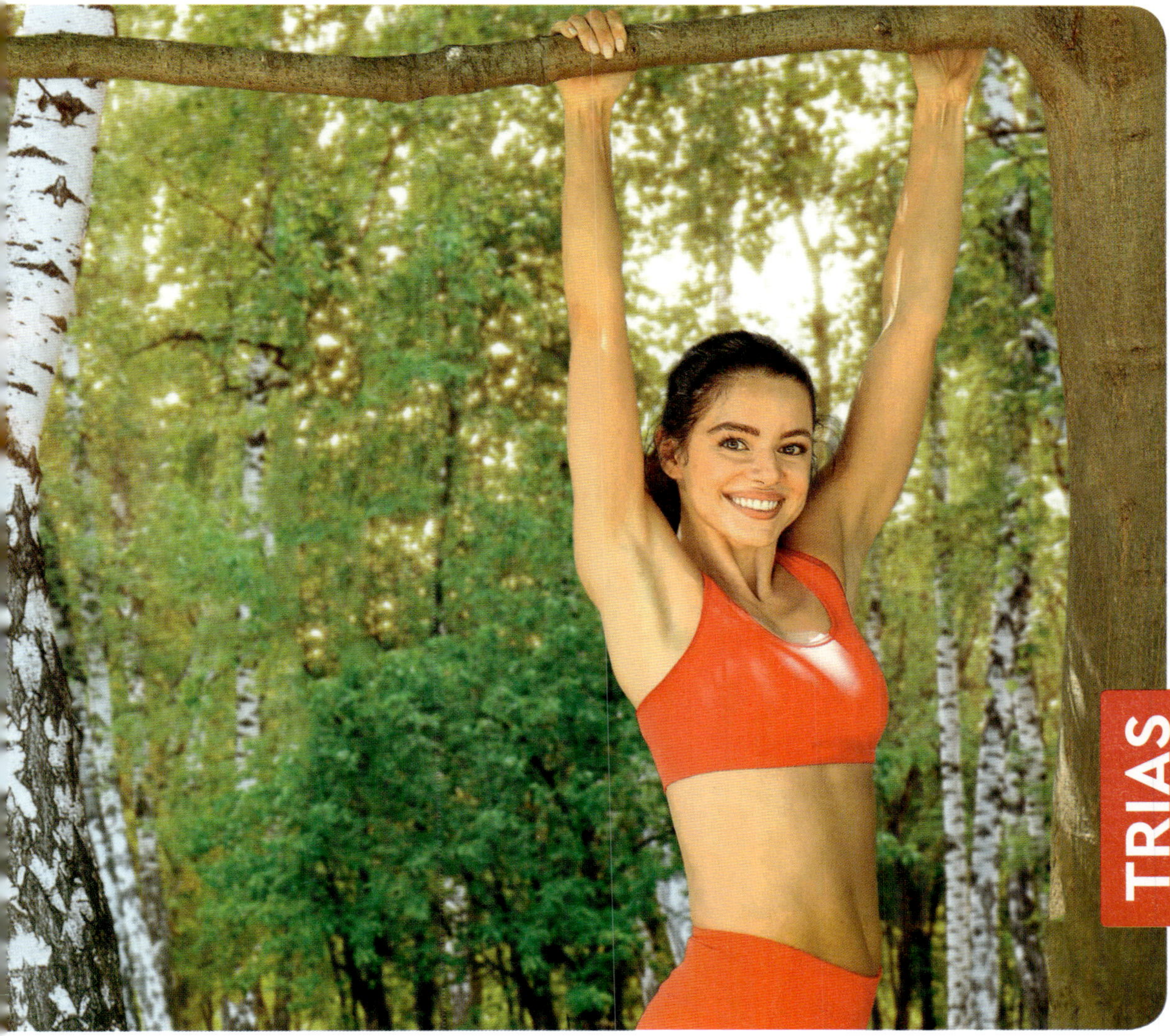

TRIAS

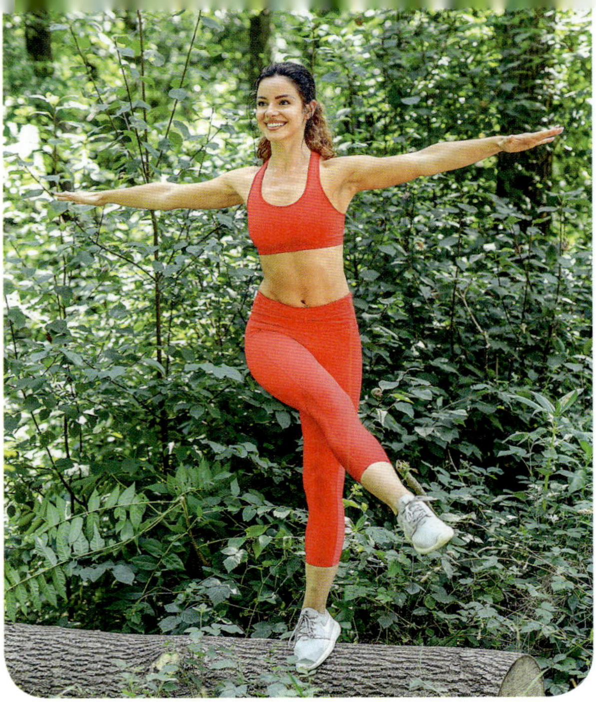

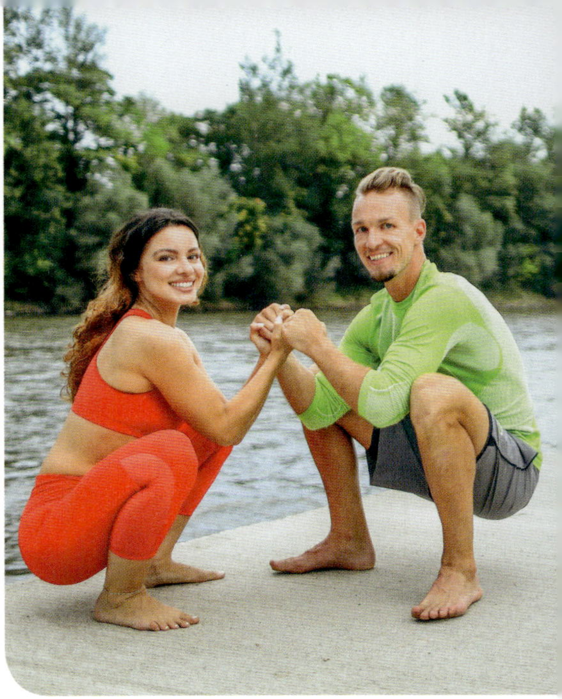

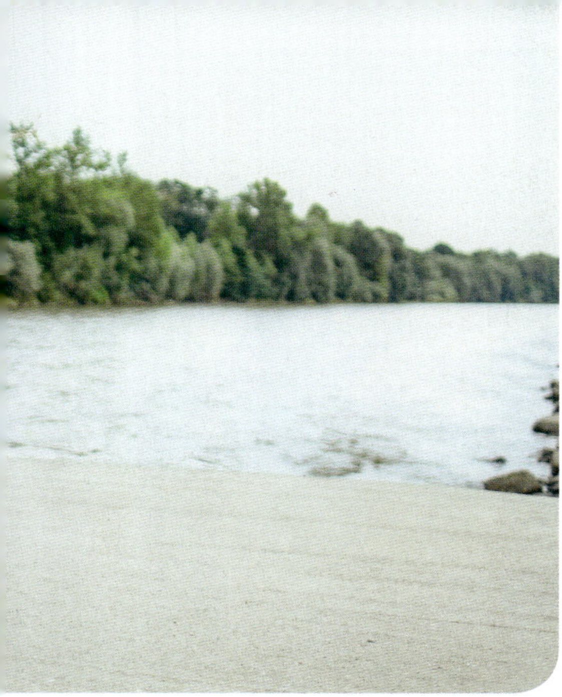
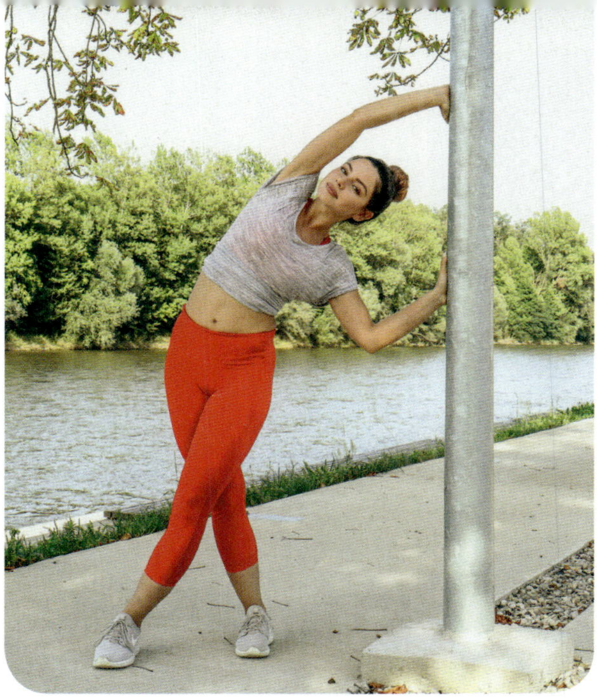

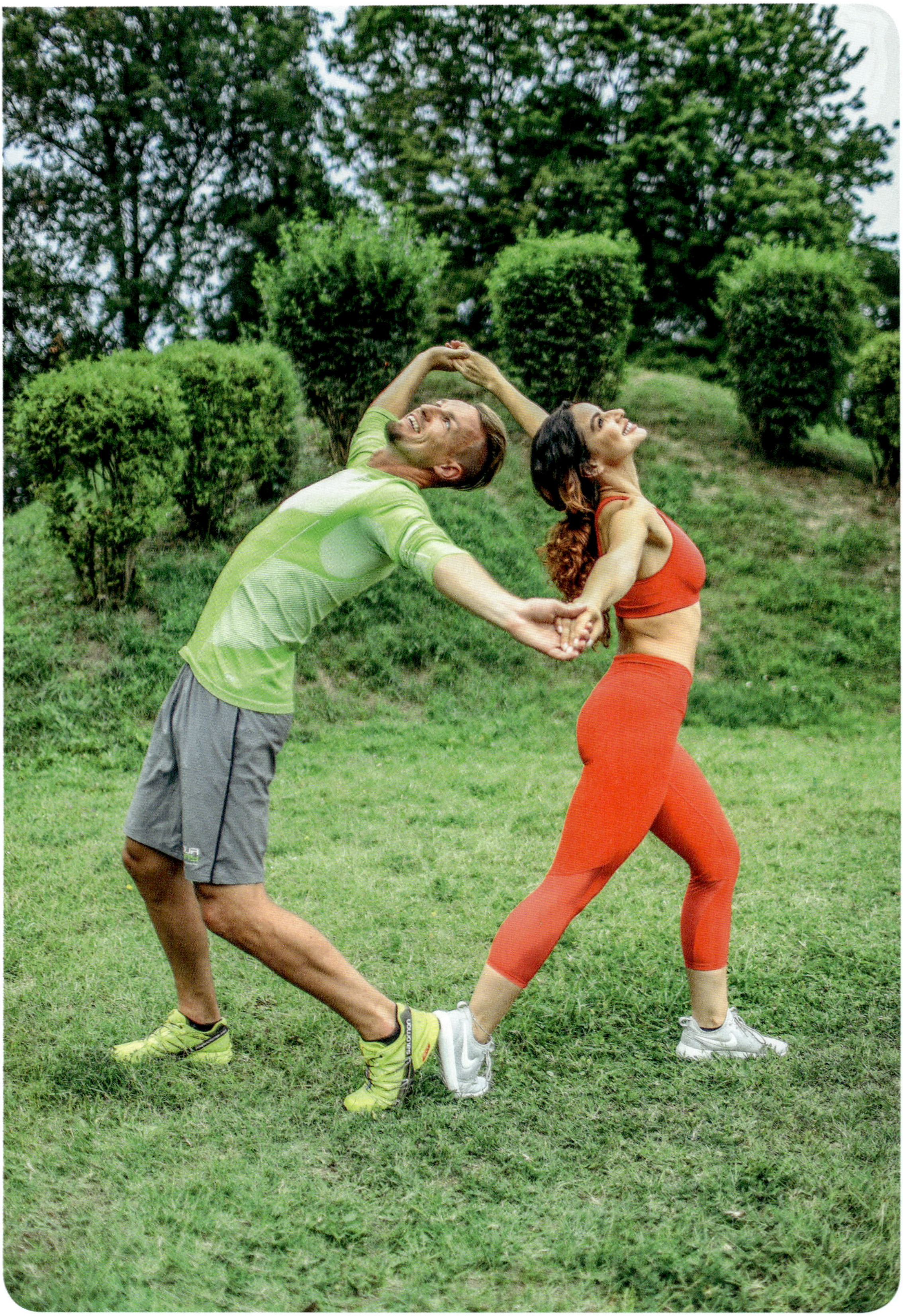

Liebe Leserin, lieber Leser,

bis vor wenigen Jahren führten die Faszien ein Schattendasein. Das muskuläre Bindegewebe, die sogenannten Faszien, wurde in Anatomiekursen als lästiges Beiwerk gesehen bzw. bestenfalls als passives Verpackungs- und Füllmaterial. Die neuesten Erkenntnisse zeigen jedoch, dass unser Fasziennetz eminent wichtig ist. Die muskuläre Kraftübertragung wäre undenkbar ohne die Faszien, und sie spielen bei vielen Arten von Weichteilschmerzen und der eigenen Körperwahrnehmung eine Rolle. Das Fasziennetzwerk ist ein den ganzen Körper umhüllendes, durchdringendes und miteinander vernetzendes Zugspannungsnetzwerk. Die Sportmedizin hat die Wichtigkeit der Faszien für Beweglichkeit, Schnellkraft und Energieeffizienz inzwischen verstanden.

Das vorliegende Buch ist eine der ersten ernst zu nehmenden Publikationen in diesem neuen Bereich. Beatrix Baumgartner hat die Bedeutung der neuen Faszienerkenntnisse frühzeitig erkannt und sich als europaweit erster weiblicher FDM-Instruktor zusammen mit Markus Strini, einem ehemaligen Profitriathleten, mit Herz, Hirn und Engagement in die aktuellen internationalen Erkenntnisse eingearbeitet.

Mit der Wahl dieses Buches haben Sie einen wichtigen Schritt getan. Doch warne ich vor einem allzu ungeduldigen Herangehen an das Faszientraining, da sich Kollagen langsamer, aber dafür umso nachhaltiger in Reaktion auf sportliche Belastungen erneuert als die Muskulatur oder die kardiovaskuläre Fitness. Betrachten Sie das Training daher wie die Verfolgung eines Bausparvertrages: Viele kleine geduldige Schritte werden es Ihnen erlauben, Ihren „Faszienanzug“ über einen Zeitraum von 3-24 Monaten von einem spröden Fasergerüst in ein elastisch-federndes Spannungsnetzwerk zu verwandeln. Mit einer solchen Ausstattung werden Sie Ihren Körper zukünftig mit einer vermehrten Sinnlichkeit spüren und größeren Belastungen mit einer erhöhten Resilienz und jugendlichen Geschmeidigkeit entgegentreten.

Dr. biol. hum. Robert Schleip
Direktor, Fascia Research Group, Universität Ulm
Forschungsdirektor der European Rolfing Association

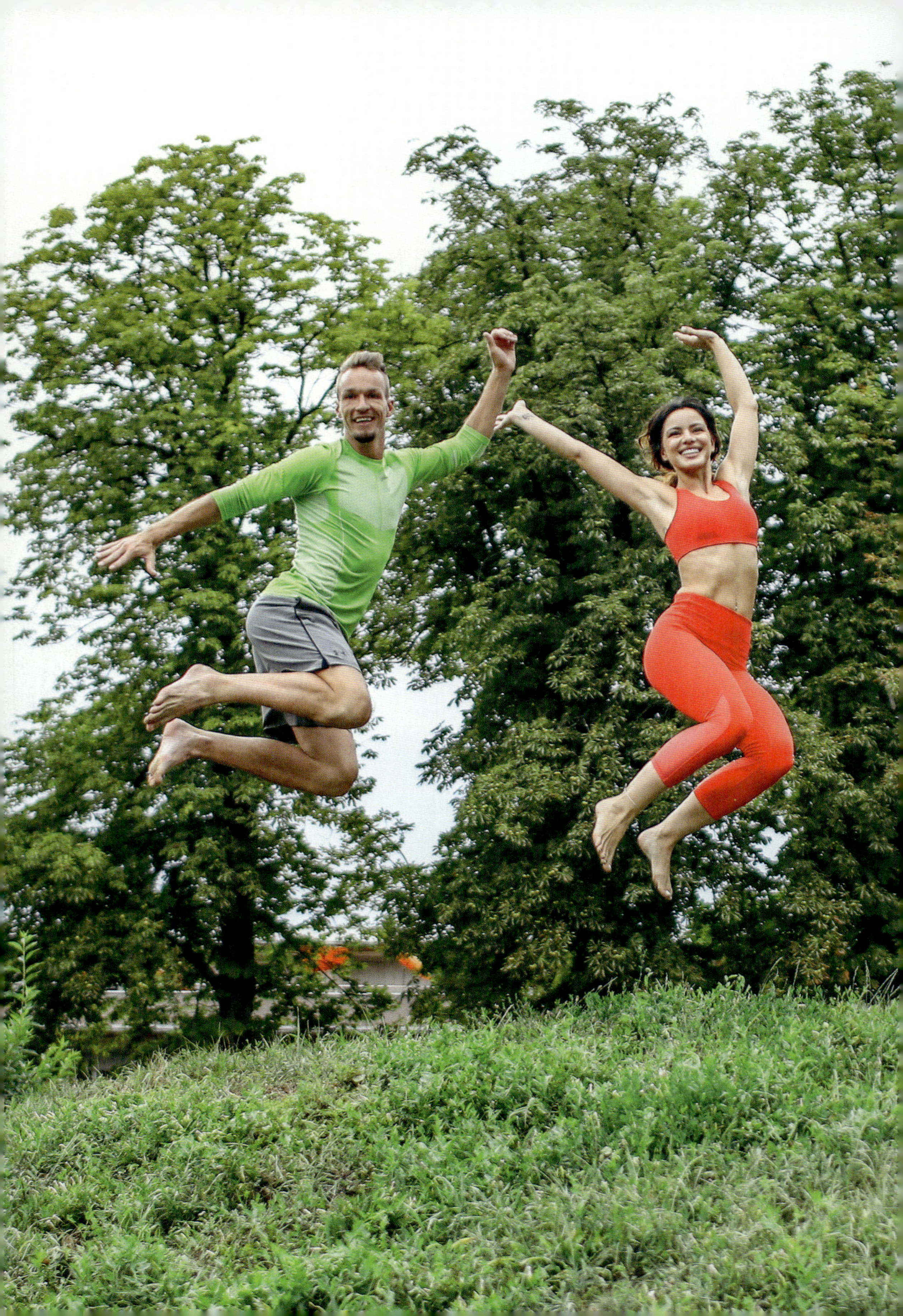

Einführung

Was ist die Faszie? Und wie beeinflusst sie unsere Gesundheit, unser Wohlbefinden und unsere sportliche Leistung?

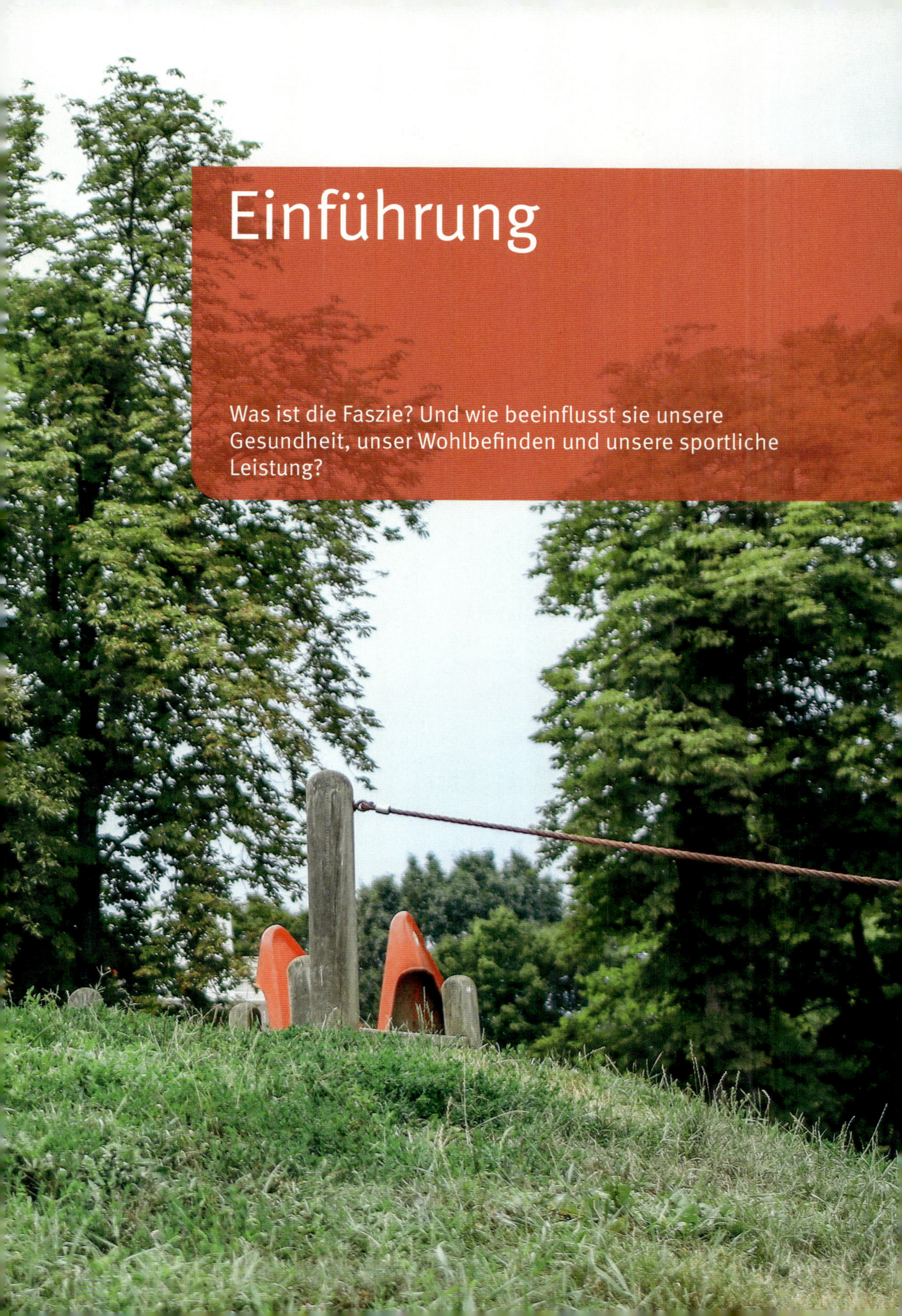

Vom Steinzeitmenschen zum »Homo sitzicus«

Der Mensch hat eine lange Entwicklungsgeschichte – und diese ist nicht unbedingt zum Wohl unseres Körpers verlaufen.

In diesem ersten Kapitel unseres Buches möchten wir unsere auf Eigenerfahrung basierende Hypothese zum Thema Faszie präsentieren. Dazu ist es notwendig, unseren persönlichen Zugang zum Körper und zur Bewegung näher zu erläutern. Wir beide – Markus Strini und Beatrix Baumgartner – haben sowohl einen beruflichen als auch einen sportlichen Hintergrund, der uns tiefere Einblicke in das Thema erlaubt.

Markus Strini hat als ehemaliger Krankenpfleger und Spitzensportler (Handball und Triathlon) beide Extreme erlebt: Menschen auf dem Höhepunkt ihrer Leistungskapazität und leider auch am Ende ihres Lebens.

Beatrix Baumgartner ist Physiotherapeutin und Osteopathin und fokussiert sich seit Jahren auf das Thema Faszie in Therapie und Training. Sie kommt ebenfalls aus dem Leistungssportbereich, hat selbst einige Verletzungen durchlaufen und ist dadurch ihren Patienten gegenüber umso empathischer. Die Zusammenhänge von Muskel-Faszien-Ketten am eigenen Körper zu spüren, öffnet die Augen.

Unser Leben und unsere Aktivitäten sind heute vielfältiger denn je. Wo sich allerdings unsere persönliche »Wohlfühlzone« befindet, entscheiden wir selbst. Leider geben wir diese Entscheidung zunehmend aus der Hand. Digitalisierung, Globalisierung, Technisierung, Materialisierung, eine stetige Beschleunigung im (beruflichen) Alltag lassen uns kaum noch Zeit, Luft zu holen und uns um unsere eigenen Bedürfnisse zu kümmern. Gerne geben wir die Verantwortung für unseren Körper daher an Spezialisten ab.

Die meisten modernen Menschen sind obendrein in körperlicher Passivität gefangen. Die wenigsten von uns bewegen sich ausreichend, die meisten verbringen Stunden täglich am Schreibtisch. Unser mehrheitlich sitzender Lebensstil ist Gift für unseren gesamten Organismus. Luxus und Überfluss haben unser Körpergefühl nachhaltig beeinflusst.

Es ist uns als Trainern und Therapeuten ein persönliches Anliegen, dem Menschen wieder ein Gespür für scheinbar selbstverständliche Dinge des Lebens zu geben. Der eigene Körper, Empfindungen wie Hunger und Durst sollen wieder richtig wahrgenommen werden. Wann ist Schmerz ein Warnsignal, wie fühlt sich Verzicht an, oder wie schön kann es sein, in den Schlaf zu sinken, weil man körperlich ermüdet ist? Den Zugang zu diesen Empfindungen müssen wir wiederfinden. Das Thema Faszie hat uns klargemacht, warum unser Körper so ist, wie er ist, und wie wir mit ihm arbeiten müssen, um ihn gesund und leistungsstark zu erhalten. Diesen Zugang wollen wir auch dir anbieten.

Der Muskel ist nicht alles

Ich (Markus Strini) komme ursprünglich aus dem Handball, einem Sport, der von schnellkräftigen Bewegungen lebt. Meine guten Leistungen als Ausdauersportler im Triathlon im Anschluss an meine Handballkarriere waren sowohl für meine Sportwissenschaftler als auch für meine Trainer muskulär nicht erklärbar. Ich hatte schlechte Sauerstoffaufnahmewerte, Laktattestergebnisse, die eher einem ambitionierten Hobbysportler entsprachen, nicht aber einem Profisportler im Ausdauerbereich – und trotzdem war ich erfolgreich. Vieles wurde auf meine mentale Stärke geschoben, Neider warfen mir die Einnahme von unerlaubten Mitteln vor.

Für aktive Sportler dreht sich immer alles um den Muskelstoffwechsel und die Bedeutung des Muskels in der Bewegung. Erst als ich mich über den Kontakt zu Beatrix Baumgartner intensiv mit dem Thema Faszie beschäftigte, fand ich mein fehlendes Puzzleteil: Nicht jede Bewegung ist muskulär erklärbar. Auch die Faszien spielen eine Rolle, und durch das schnellkräftige Handballtraining hatte ich jahrelang ausgezeichnetes Faszientraining betrieben, ohne mir dessen überhaupt bewusst zu sein. Davon profitierte ich auch als Ausdauersportler, da ich mich deshalb sehr energieeffizient bewegen konnte und obendrein einen guten Verletzungsschutz hatte.

Wenn man bedenkt, wie viel ins Training im Leistungsbereich investiert wird, nur um im Promillebereich weiterzukommen, oder dass auch leider unerlaubte Mittel eingesetzt werden, um Leistung und Regeneration voranzutreiben, dann lohnt es sich auf jeden Fall, in das Thema Faszientraining zu investieren.

Es kann uns noch keiner sagen, wie viel Leistungssteigerung dieses Training bringt, die aktuellen wissenschaftlichen Erkenntnisse lassen aber Großes vermuten. Aber nicht nur im Sport ist das Potenzial dieser Trainingsmethoden relevant. Vor allem im Gesundheitsbereich scheint eine wahre »Faszienrevolution« im Gange zu sein. In Summe mehr als Grund genug, die Menschen an die Hand zu nehmen und sie aus dem Strudel des Alltags wieder dahin zurückzuführen, wo wir einst herkommen sind, direkt in die Natur. Wir haben einen Bewegungskörper, und das sollten wir respektieren.

Ist die Faszie das Geheimnis der Wunderläufer?

Die Tarahumara sind eine indigene Ethnie, welche im Norden Mexikos lebt. Sie sind für ihre Fähigkeit berühmt, Langstreckenläufe durch Wüsten, Schluchten und Berge zu unternehmen, welche mehrere 100 Kilometer am Tag lang sein können. Der Rekord liegt bei unfassbaren 700 Kilometern in zwei Tagen – barfuß oder in selbstgebastelten Sandalen aus alten Autoreifen. Sind das Wunderläufer oder könnten wir das alle? Was haben die, was wir nicht haben?

Die Tarahumara leben noch immer so wie einst unsere Vorfahren. Sie laufen, um zu jagen, aus sozial-kulturellen Gründen und letztlich um zu überleben. Schon allein deshalb entwickelt man sich natürlich unweigerlich zu einem sehr guten Läufer. Wie sehen jedoch die körperlichen Hintergründe aus?

Betrachtet man diese Leistung von der Seite des Muskelstoffwechsels, so sind solche Distanzen rein rechnerisch muskulär nicht möglich. Der »Treibstoff« unseres Körpers sind in erster Linie Kohlehydrate und Fett. Diese Energiesubstrate gelangen durch die Verdauung in abgebauter Form bis in die Mitochondrien der Muskelzellen und werden dort verbrannt. Es entsteht Energie, die unsere Muskulatur für Bewegungen nutzt. Ist der Kohlehydratspeicher leer, kommt es zur Unterzuckerung – nichts geht mehr. Der Tank muss nachgefüllt werden, im besten Falle mit schnell verfügbaren Kohlehydraten wie Einfachzucker oder Traubenzucker. Das funktioniert eine Zeitlang auch sehr gut, bis zu dem Zeitpunkt, an dem die Aufnahmekapazität des Verdauungstrakts erschöpft ist. Es gibt Schätzungen von 10 000–14 000 Kalorien an maximaler Aufnahmekapazität pro Tag. Für die Laufleistung der Tahamura wären aber rechnerisch mehr als 40 000 Kalorien am Tag notwendig! Woher nimmt sich der Tarahumara also die fehlenden 26 000–30 000?

Die Läufer dieses Naturvolks trinken vor langen Laufbelastungen sogenanntes Maisbier. Dieses ist hochglykämisch, also zuckerhaltig, somit energetisch wertvoll, und hat einen geringen Alkoholanteil. Jedoch auch dieses Getränk kann die Kapazität des Verdauungstraktes nicht um solche Differenzen ausdehnen. Woher kommt also dann dieses Leistungsvermögen?

Was das Jagen anbelangt, bedienen sich die Tarahumara einer Methode, die Menschen schon vor 100 000 Jahren angewandt haben, des sogenannten »Persistence Hunting« – wörtlich übersetzt »beharrliches Jagen«. Beim Persistence Hunting läuft oder geht der Jäger dem schnelleren Tier nach, langsamer, aber beharrlich. Durch das fortwährende Aufscheuchen und Hetzen der Tiere ermüden diese irgendwann und können nicht mehr weiter. Dann kommt der Speer zum Einsatz. Die Vermutung liegt nahe, das sich aus dieser Jagdtechnik heraus der Mensch zu einem ausdauernden Wesen entwickelt hat und seine Körperfunktionen entsprechend angepasst hat. Tatsächlich lassen Knochen- und Muskelbau des Menschen Anpassungen an die Ausdauerleistung vermuten.

Müssten wir aber dann nicht alle so ausdauernd sein wie die Tarahumara? Nein, denn diese setzen ihren Körper anders ein als die meisten modernen Menschen. Es gibt große Unterschiede zwischen dem Laufstil eines Tarahumara und dem eines heutigen Hobbyläufers. Provokant ausgedrückt werden wir heute nicht mehr »artgerecht gehalten«: Wir beginnen schon im Kleinkindalter, mit Schuhwerk zu laufen. Schuhe dämpfen und verhindern beim Laufen die Vorspannung in der stärksten Sehne des Körpers, der Achillessehne. Sieht man sich das Laufbild bei einer vierdimensionalen biomechanischen Analyse an, wird klar, dass man mit Schuhen viel fersenlastiger läuft. Daraus resultiert ein viel längerer Bodenkontakt, und der Laufschuh dämpft. Beides bedeutet Kraftverlust in der Bewegungsübertragung.

Ein Tarahumara dagegen läuft, wie es einst alle Menschen getan haben: barfuß. Der Fuß mit seinem Gewölbe ist durch seine Bauform ein faszinierendes Dämpfungsorgan und auch das erste in der Dämpfungskette der Gelenke, die unsere Schritte abfedert. Bei einem normalen lockeren Laufschritt wirkt etwa das Siebenfache unseres Körpergewichts auf die Dämpfungskette, bei einem Sprung aus 50 cm Höhe etwa das Zwanzigfache. Das alles hält ein entsprechend gut trainierter Fuß locker aus. Das jedoch ist in unserer Zeit nicht mehr der Fall. Persistence Hunting ist Geschichte, man geht in den Supermarkt und nimmt das fertig abgepackte Fleisch, trägt Schuhe und ist vielfach zum Sitzen verdammt. Die Strukturen schwächen sich ab. Zivilisationserkrankungen wie etwa, Senk-, Spreiz- oder Plattfüße sind an der Tagesordnung in einer orthopädischen Ambulanz. Die Lösung ist oft, das Fußgewölbe noch mehr zu schonen, indem wir beispielsweise Einlagen tragen und damit noch mehr entlasten, anstatt zu trainieren.

Beim Naturvolk der Tarahumara ist es umgekehrt. Sie laufen barfuß und somit vorfußlastig. Das tut übrigens auch ein Hobbyläufer der Neuzeit automatisch, wenn man ihm den Schuh wegnimmt. Es entsteht ein Phänomen, das man »Rebound Elasticity« nennt: Hängt man ein Gewicht an eine Feder und lässt es los, so spannt das Gewicht die Feder und es baut sich energetisches Potenzial auf: Die Feder zieht das Gewicht wieder von selbst nach oben, ohne zusätzlichen Energieaufwand.

Die Wadenmuskulatur hat bei einem vorfußlastigen Laufstil vorwiegend die Funktion, die Achillessehne zu spannen, wie das Gewicht die Feder. Entlädt sich dieser Vorspann, ist das wie ein Katapulteffekt. Dieser lässt den Läufer vorwärtskommen ohne zusätzlichen energetischen Aufwand, denn kollagenes Gewebe wie die Achillessehne, sprich Faszie, braucht in dieser Funktion keine zusätzliche Energie. Die Vermutung liegt nahe, dass dies Teil des Geheimnisses der Tarahumara ist: Sie nutzen über ihren natürlichen Laufstil die Verbindungen (myofasziale Ketten) zwischen Sehnen und Muskeln im Körper zur Kraftübertragung, kurz gesagt: Nicht nur die Muskeln, sondern auch die Faszien arbeiten und sparen somit Energie! Ein faszinierender Gedanke – es lohnt also absolut, sich mit den Faszien auseinanderzusetzen.

Was ist die Faszie und wie funktioniert sie?

Die Faszie ist ein körperweites Netzwerk. Einfach ausgedrückt versteht man unter dem Begriff schichtartiges, faseriges, kollagenhaltiges Bindegewebe, das unseren ganzen Körper durchzieht. Die Faszie umhüllt und verbindet Muskeln, Gelenk- und Organkapseln, Bänder, Sehnen und eine Reihe weiterer Strukturen. Sie ist ein komplexes Gleitsystem, gebaut für Bewegung. Die Schichten sind wie ein Tiramisu aufgebaut – festere Schichten und lockere Gewebeschichten wechseln sich ab. Jede Schicht hat eine bestimmte Funktion, wie alles in unserem Wunderwerk Körper.

Die Faszie ist untrennbar mit dem Muskel verbunden. Man kann also von einem Muskel-Faszien-System sprechen. Sie unterteilt sich in eine tiefe Schicht und eine oberflächliche Schicht. Der Muskel zieht sich zusammen, die tiefe Faszie überträgt die Kraft. Die Muskelaktivität bleibt so nicht lokal isoliert, sondern wird im Körper weitergegeben – was die Voraussetzung ist für koordinierte Bewegungen verschiedener Muskelgruppen. Darüber hinaus kann die Faszie Energie speichern und wieder freisetzen und dient als Stoßdämpfer. Wir benötigen sie also, um uns bewegen zu können. Je besser sie trainiert ist, umso leistungsfähiger sind wir. Das ist vor allem im Sport von Bedeutung, auch hinsichtlich der Verletzungsprophylaxe. Als Stoßdämpfer spielt die Faszie in der Prävention von Gelenk- und Wirbelsäulenbeschwerden eine wichtige Rolle.

Vereinfacht betrachtet entspricht unser Körper dem Tensegrity-Modell aus der Architektur. Das Wort setzt sich aus »Tension« (Spannung) und »Integrity« (Integrität) zusammen. Feste Bestandteile (Knochen) werden durch Seile (Muskel/Bänder/Sehnen) miteinander verbunden und auf Abstand gehalten. Solange die Spannung passt, ist alles in Ordnung. Sobald ein Seil durchhängt oder reißt, hat das Auswirkung auf das Gesamtsystem. Im schlimmsten Fall kommt es zum Zusammenbruch.

Genau wie bei Gebäuden muss auch im menschlichen Körper die »tensegrale Spannung« aufrechterhalten bleiben. Unsere Bewegungsabläufe funktionieren nicht in einzelnen Muskeln, sondern in sogenannten langen Muskel-Faszien-Ketten. Wir haben vordere, hintere, seitliche, diagonale und spiralförmige Muskel-Faszien-Ketten, die unseren Körper von Kopf bis Fuß durchziehen und unsere komplexen Bewegungen überhaupt erst ermöglichen. Wenn diese langen Muskel-Faszien-Ketten sich frei bewegen können und gut zusammenarbeiten, läuft es »reibungslos« im Körper. Durch fasziales Training können wir unser ganzes Bewegungsausmaß erkunden und nutzen. Dies dient zum einen der **Verletzungsprophylaxe**, zum anderen wird mehr **Energie gespeichert**, die auch wieder freigesetzt werden kann. Dies bringt eine sportliche Leitungssteigerung. Man kann sich hier den Körper vorstellen wie einen Bogen: Je mehr er vorgespannt wird, desto weiter fliegt der Pfeil.

Die Faszie ermöglicht uns auch unsere **aufrechte Haltung und Körperspannung**. Ohne sie wären wir formlos, quasi ein Berg Muskelmasse. Gekoppelt mit der entsprechenden Hormonausschüttung entscheidet die Faszie, ob wir im Alltag eine sogenannte Power Pose (stolze Haltung) oder eine Low Power Pose (zusammengesunkene Haltung) einnehmen und auch entsprechend von unserer Umwelt wahrgenommen werden. Die

Körperhaltung und -sprache prägt ganz entscheidend, wie wir uns fühlen und auch wie wir wirken. Das fängt schon in der Schule an, in jeder Begegnung mit unseren Mitmenschen bis hin zum Job.

Die Faszie ist **unser sechster Sinn**, unser »Spürorgan«, denn in ihr sitzen wichtige Sensoren. In der Fachsprache werden sie Rezeptoren genannt: Sie helfen uns bei der Orientierung in der Umwelt (Propriozeption), aber auch bei der Wahrnehmung des eigenen Körpers (Interozeption). Gerade hier haben moderne Menschen häufig Defizite: Oft spüren wir uns nicht mehr, denn dank Schuhen mit Gummisohle haben wir den Kontakt zur Erde verloren. Der Rückgang der körperlichen Bewegung bei gleichzeitiger Zunahme der technischen Geschwindigkeit lässt ein Ungleichgewicht entstehen. Entfernungen werden immer kleiner, die Vernetzung größer, es herrscht ein Überangebot an Information – aber gleichzeitig verlieren wir den Kontakt zu unserem eigenen faszialen Körpernetzwerk, unserem direkten Umfeld und zu uns selbst. Auch die **Schmerzrezeptoren** sitzen in der Faszie. Sie sind eng mit der Körperwahrnehmung verbunden. Eine herabgesetzte Wahrnehmung begünstigt Muskel-Faszien-Schmerzen. Umso wichtiger ist es, die Rezeptoren in der Faszie mit verschiedenen Bewegungs- und Berührungsreizen zu beschäftigen.

Eine wichtige Rolle spielt die Faszie auch für unser **Immunsystem**. Unsere Faszie hilft beim Abtransport von Stoffwechselabfallstoffen und entsorgt diese über die Lymphkanäle. Die Abwehrzellen sind hier aktiv und fressen Zelltrümmer oder Bakterien auf. Der Zusammenhang zwischen Faszie und Krebs wird derzeit erforscht. Vieles weist darauf hin, dass es teils von der Genetik, teils von der Umwelt abhängt, ob wir Krebs bekommen. Ob der Krebs allerdings uns bekommt, scheint auch von der Qualität unseres Bindegewebes abzuhängen. In einem starren Gewebe, das sozusagen einer Strickleiter gleicht, können sich die Krebszellen leichter ausbreiten als in elastisch weichem Gewebe. Auch das physiologische Milieu rund um die Zelle spielt eine Rolle. Bewegung und Ernährung können zur Krebsprophylaxe beitragen oder den Verlauf einer Krebserkrankung positiv beeinflussen.

Der Zustand unseres Gewebes hat auch Einfluss auf unseren Alterungsprozess. Wer **Anti-Aging** betreiben möchte, sollte seine Faszie durch entsprechendes Training und entsprechende Lebensumstände elastisch und kräftig halten.

Barfußlaufen entspricht unserem Körper am meisten.

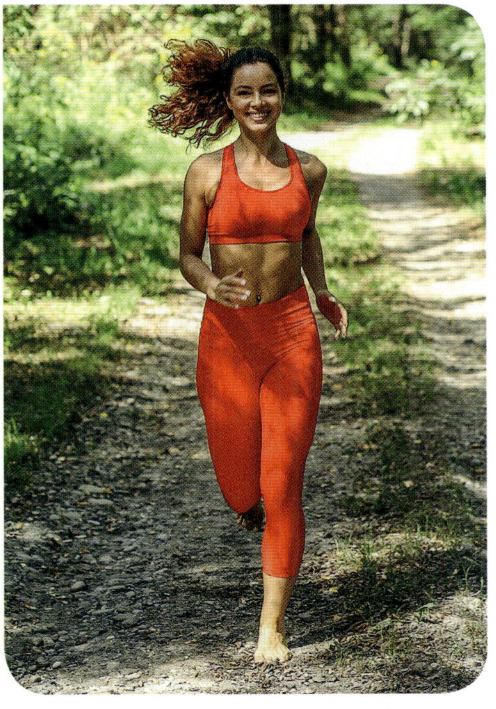

Wie schaden wir unseren Faszien?

Sowohl eine Überbelastung als auch eine Unterbelastung der Faszie bringt Probleme mit sich. Können Bewegungen nicht mehr normal ablaufen, kommt es zur Stagnation – der Beginn von Krankheit.

Überbelastung kann Mikrotraumen nach sich ziehen, die damit einhergehende Narbenbildung kann zu Verklebungen der Faszie führen. Auch die Flüssigkeit zwischen den Faszienschichten wird bei übermäßiger Belastung ausgepresst, das Gewebe wird »trocken«. Es entsteht Reibung zwischen den Schichten, dies kann Entzündungen mit sich bringen. Die Faszie ist in ihrer normalen Funktion gestört, die Kraftübertragung läuft auf Umwegen, die Stoßdämpfung ist herabgesetzt und der Flüssigkeitsaustausch funktioniert nicht mehr. Wenn die Faszie ihre Funktion als Stoßdämpfer verliert, kommt es zu Gelenks- und Wirbelsäulenbeschwerden. Auch der Knorpel braucht Druck-Zug-Belastung über seine gesamte Fläche, um gut ernährt zu werden – die Zugbelastung fällt jedoch weg, wenn die Stoßdämpfung nicht mehr funktioniert. Für gesunden Knorpel ist es von zentraler Wichtigkeit, den vollen Bewegungsradius des eigenen Körpers auszuschöpfen.

Überbelastung finden wir in zahlreichen Berufen und natürlich beim Sport, vor allem, wenn die gleiche Bewegung immer wieder durchgeführt werden muss. Probleme mit den Sehnen (Entzündungen, Mausarm, Tennisellbogen, Achillessehnenprobleme) oder den Gelenken (Meniskus, Bandscheibe, Arthrose) sind die Folge.

Unterbelastung wiederum führt zum Verfilzen der Faszie, damit gehen die Belastbarkeit und die Gleiteigenschaften der einzelnen Schichten verloren. Die Faszie liebt Zugbelastung; wenn sie diese nicht bekommt, nimmt die Verletzungswahrscheinlichkeit zu. Die Ruhigstellung einer Extremität nach Verletzung führt ebenfalls zu Verfilzungen im Gewebe. Aus faszialer Sicht ist eine funktionelle Frühmobilisation nach einer Verletzung oder Operation also sinnvoller als eine Schienenruhigstellung.

Die Unterbelastung ist auch auf unsere nicht artgerechte Haltung zurückzuführen. Sie nimmt schon in der Schule ihren Anfang, begleitet uns durchs Studium und erreicht im Büro ihren Höhepunkt. So reduzieren wir mit der Zeit unsere Bewegungsmöglichkeiten oftmals aufs Sitzen, Stehen, Gehen und Liegen. Sitzen über Stunden ist als Zwangshaltung die Quelle vieler Probleme. Anatomisch betrachtet ist der Mensch nicht zum Sitzen, sondern vielmehr zum Hocken (tiefe Hocke) gebaut.

Das Sitzen belastet zum einen den Beckenboden. Auch werden die Strukturen an der Rückseite unserer Beine permanent gedehnt – also die gesamte Muskel-Faszien-Kette am hinteren Oberschenkel und unteren Rücken inklusive der darin liegenden Nerven. Nicht nur wird diese durch eine zu häufige, zu lange Dehnung mit der Zeit weich, es kommt auch zu einer Druckbelastung im unteren Rücken. Das kann sich negativ auf die Bandscheiben und die inneren Organe auswirken.

Die archaische Hocke (tiefe Hocke) ist (folglich) eine wichtige Position für unsere Gesundheit. Zahlreiche Naturvölker sitzen in dieser Position stundenlang beisammen, verrichten Arbeiten, ruhen sich aus oder gebären so ihre Kinder. Die Wirbelsäule kann

Die archaische Hocke

Versuche, die tiefe Hocke in deinen Bewegungsalltag einzubauen. Verweile mehrmals am Tag für einige Minuten in der Hocke. Anfangs geht das nur ein bis zwei Minuten, doch mit der Zeit lässt sich die Hocke auf bis zu 30 Minuten steigern. Stelle zum Beispiel deinen Computer auf einen Hocker, gehe in die tiefe Hocke und arbeite in dieser Position weiter – so kannst du beim Arbeiten etwas für deine Gesundheit tun. Strecke dich zwischendurch oder lege eine kurze Gehpause ein, um die Durchblutung in deinen Beinen wiederherzustellen. Bald wirst du körperliche Veränderungen sehen und feststellen, wie gut dir die tiefe Hocke tut.

frei hängen und befindet sich in einer gewissen Bogenspannung. Somit sind auch die Faszien immer unter leichtem Zug, der Körperschwerpunkt wird ständig automatisch etwas nachjustiert – so geht die Spannung im Rumpf nicht verloren.

Rückenschmerz ist für viele Menschen ein Thema und verursacht zahlreiche Krankenstände. Manchmal ist ein direkter Zusammenhang mit einem Bandscheibenvorfall zu erkennen. Bei bis zu 80 Prozent der Rückenschmerzpatienten ist die Ursache jedoch ungeklärt. Eine mögliche Schmerzquelle ist die Rückenfaszie, wenn sie verdickt ist oder die einzelnen Schichten schlecht gegeneinandergleiten. Auch Mikroverletzungen der Rückenfaszie als Folge eines Traumas oder einer Überlastung (einseitige Belastung, sich oft wiederholende Bewegungen oder einmalige Belastungsspitze bei untrainiertem Gewebe) sind möglich.

Hier kommt der Faszie als **unserem sechsten Sinn** Bedeutung zu. Studien zeigen, dass herabgesetzte Körperwahrnehmung mit Rückenschmerz verbunden ist, da die fehlfunktionierenden Rezeptoren Belastungen fehlinterpretieren und als Schmerzen an den Körper melden. Es lässt sich auch ein Zusammenhang zwischen Rückenschmerz und Depression erkennen. Verantwortlich hierfür sind die in der Faszie liegenden Sensoren, die mit dem vegetativen Nervensystem zusammenhängen.

Umgekehrt ist es auch wichtig, ein Schmerzareal wieder in das Körperschema zu integrieren. Der schmerzende Körperbereich ist ein blinder Fleck geworden und muss durch gezielte Reizsetzung, wie Berühren, Bürsten, Reiben, Klopfen oder Rollen mit der Faszienrolle, wieder »aufgeweckt« werden. Der Körper hat das ehemals schmerzende Areal ausgeblendet; damit wird es wahrscheinlicher, dass dort wieder Schmerz auftritt, da dieser Bereich wegen der »Gefühllosigkeit« über einen längeren Zeitraum vernachlässigt wird.

Die Aktivierung der Rezeptoren der Faszie ist auch für unser **geistiges Wohlbefinden** wichtig. Die Forschung zeigt, dass eine gestörte Interozeption (Eigenkörperwahrnehmung) mit diversen psychischen Krankheiten einhergeht (Körperbildstörungen, Angststörungen, Depression, Schizophrenie, Magersucht). Unser sechster Sinn Faszie ist eine Möglichkeit zur Vorbeugung oder Abmilderung solcher Probleme.

Sport und Faszien

Die Faszie spielt für unseren Körper eine zentrale Rolle. Wie kann sie nun gezielt trainiert werden, um unseren Körper fit und gesund zu erhalten?

Sportliche Betätigung, egal ob Ausdauer-, Kraft-, Beweglichkeits-, Schnelligkeits- oder Gleichgewichtstraining, bedeutet stets gleichzeitig Faszientraining. Je nach Sportart wird die Faszie unterschiedlich beansprucht. Auf diese Anforderungen solltest du deine Strukturen vorbereiten, um einerseits Beschwerden durch Überlastung zu verhindern, andererseits über eine Ökonomisierung eine bessere Leistungsfähigkeit zu erzielen und deine Regeneration zu beschleunigen. Es gilt also, die Faszie auch planmäßig und zielgerichtet zu trainieren, um die gewünschten strukturellen Anpassungen zu erreichen. Dabei spielen Intensität, Dosis, Erholung, Regelmäßigkeit und Geduld eine entscheidende Rolle.

Die Anpassung der Faszie (die sogenannte Kollagensynthese des Gewebes) braucht eine gewisse Reizstärke (Intensität), sonst passiert nichts im Gewebe. Wie beim Umlegen eines Schalters braucht es einen gewissen Druck, um diesen zu betätigen. Bei der Dosis der Belastung heißt es, Qualität vor Quantität zu stellen. Die optimale Dosis und Intensität gilt es individuell zu erspüren. Fällt sie zu gering aus, so findet keine Anpassung des Gewebes statt. Bei einer Überdosis kommt es zu einer Überlastungsreaktion im Gewebe. Beim Faszientraining sollte man sich selbst gegenüber eine wohlwollende Haltung einnehmen. Man spricht auch vom »Wohlweh« – es darf wohl wehtun, soll aber keinen zerstörerischen Charakter haben.

Ebenso wichtig wie die Belastung ist auch die Erholung oder Regeneration. Eine alte Sportlerweisheit sagt: »Training macht schlecht.« Die Anpassung des Gewebes geht in der Pause vor sich. Vor allem nach dem Laden/Entladen der Faszie ist eine Pause von 48–72 Stunden nötig, ebenso nach intensivem langsamem Rollen und aktiv geladenem Dehnen.

Regelmäßigkeit der Reize bringt langfristig die positive Gewebeanpassung. Ein- bis dreimal pro Woche sollte das Faszientraining separat oder in bestehende Trainingseinheiten

integriert erfolgen, um eine tatsächliche Gewebeanpassung zu erreichen. Die Entwicklung eines kräftigen elastischen faszialen »Ganzkörperanzuges« dauert sieben Monate bis zwei Jahre, je nach Alter und Stoffwechselsituation.

Grundbewegungsformen

Wenn die Einfügung zu lang ist, einfach den letzten Satz weglassen! Alle Sportarten setzen sich aus den Grundbewegungsformen zusammen: Gehen, Springen, Laufen, Werfen, aber auch Hängen, Krabbeln und das (Fort-) Bewegen von Gewichten. Einige sind vielleicht für deine Sportart besonders wichtig – trotzdem solltest du nicht nur diese Bewegungsformen beim Faszientraining berücksichtigen, sondern sie im Sinne eines Ausgleichstrainings alle gleichermaßen in dein Training integrieren. Es kann sehr viel Spaß machen, Bewegungsformen lustvoll auszuprobieren. Schränke dich also nicht ein, sondern integriere verschiedenste Bewegungen in dein Training. Du kannst nur eins falsch machen: (nämlich) immer das Gleiche!

Gehen

ist DIE menschliche Fortbewegungsart. Diese haben wir über Jahrtausende perfektioniert.

Es gibt verschiedene Theorien, warum wir Menschen uns auf zwei Beinen fortbewegen anstatt auf allen vieren. Möglicherweise hat sich der aufrechte Gang auf unterschiedliche Art und Weise unabhängig voneinander an verschiedenen Orten entwickelt.

Eine sehr gängige Theorie besagt, dass der aufrechte Gang schon entstand, als wir Menschen noch in den Wäldern lebten und auf Bäumen herumkletterten. Am Boden bewegten wir uns auf allen vieren fort. Möglicherweise ist die Entwicklung unseres Daumensattelgelenks dafür verantwortlich, dass wir zu greifen begonnen haben, uns in weiterer Folge (an Bäumen) hochgezogen haben, um an Nahrung heranzukommen, und schließlich vom Stehen ins Gehen übergegangen sind. Die Erkenntnis, dass unsere Hände zu etwas Nützlicherem zu gebrauchen sind, als darauf herumzugehen, hat wahrscheinlich zur Weiterentwicklung unseres Gehirns beigetragen. Das Herstellen von primitiven Waffen, Feuermachen und auch das Sprechen scheinen also die natürliche Folge des Gehenlernens zu sein.

Dem gegenüber steht die provokante »Ufertheorie« des Berliner Evolutionsbiologen Carsten Niemitz, dass wir Menschen im Wasser das Gehen auf zwei Beinen gelernt haben. Die Frage ist seiner Meinung nicht so sehr, warum wir uns aufgerichtet haben, sondern vielmehr, warum wir stehengeblieben sind und zu gehen begonnen haben. Für ein Landlebewesen gibt es eigentlich keinen vernünftigen Grund, aufrecht zu gehen, bewegt es sich doch auf allen vieren schneller und sicherer voran. Zusätzlich bringt der aufrechte Gang jede Menge gesundheitliche Probleme mit sich – Krampfadern, Knie- und Rückenbeschwerden. Laut Niemitz haben sich unsere Vorfahren auf ein Leben am und im Wasser spezialisiert. Es ist sinnvoll, auf zwei Beinen durchs Wasser zu gehen, so hat man einen besseren Überblick und kann tiefere Stellen durchwaten, statt sie zu durchschwimmen. Ein weiterer Vorteil besteht bei der Wärmeabgabe. Im Gegensatz zum Affen, der Körperwärme über Gesicht, Arme und Beine abgibt, geschieht dies beim Menschen über Gesicht und Brust. Bauch, Arme und Beine sind bei uns hingegen gut isoliert – ein Pluspunkt für aufrechtes Gehen im Wasser.

Der Grund für die Anpassung ans Wasser dürfte in der einfachen Beschaffung von Nahrung liegen. Fetter Fisch und andere Meeresfrüchte enthalten die für unseren Organismus lebenswichtigen Omega-3-Fettsäuren.

Wir Menschen sind unglaublich leistungsfähig, wenn wir unseren Körper artgerecht belasten. Beobachtet man afrikanische Frauen mit schweren Lasten auf dem Kopf beim Gehen, so sieht dies mühelos aus. Das liegt daran, dass sie energieeffizient gehen, indem sie ihre Rückenfaszie wie eine Feder nutzen. Dazu lassen sie ihr Becken frei rotieren und schwingen mit den Armen entsprechend mit. So können sie auch weite Distanzen mit dieser schweren Last zurücklegen, ohne Rückenprobleme zu entwickeln.

Jeder von uns hat seinen eigenen Rhythmus, je nach Körperbau, Trainingszustand und Spannungszustand unserer Muskel-Faszien-Ketten. Wenn wir in uns hineinhören, können wir den für uns idealen Bewegungsrhythmus erspüren. Ist dir schon einmal aufgefallen, dass wenn du mit einer Gruppe unterwegs bist und du dein Tempo an eine langsamere Person anpasst, es für dich plötzlich ungleich anstrengender wird?

Beobachtet man junge Menschen beim Gehen, sieht dies oft dynamisch elegant aus und ist federnd leicht, hingegen gehen ältere Menschen oft deutlich breitspuriger, steifer und lauter. Das hängt mit dem Verlust von Muskelmasse, weniger Elastizität der Faszie durch Dehydration (weniger Wassergehalt) und struktureller Veränderung zusammen.

Man kann Gehen bewusst faszial gestalten – auf dem Arbeitsweg oder auch in der Nordic-Walking-Runde oder beim Wandern. Konzentriere dich darauf, eine aufrechte Körperhaltung einzunehmen, lass dein Becken und die Arme frei schwingen, finde deinen Rhythmus und geh möglichst leicht und leise federnd dahin.

Springen

dient nicht nur dazu, Hindernisse zu überwinden, sondern ist auch die Grundvoraussetzung für das Laufen – denn Laufen ist letztendlich nichts anderes als Springen von einem Bein auf das andere. Unsere Faszie hat eine scherengitterartige Architektur, deren Fasern eine Wellenform (Crimp) aufweisen. Dieser Crimp ist offenbar verantwortlich für die Elastizität des Gewebes. Auch für das Speichern und Entladen von Energie sowie die Stoßdämpfung ist diese Wellenform wichtig. Je besser sie ausgeprägt ist, umso elastischer können wir uns bewegen. Studien haben gezeigt, dass regelmäßiges Springen und Laufen zu einer verbesserten Wellenstruktur führt. Hingegen verliert man durch Unterbelastung, Couchpotato-Existenz oder Ruhigstellung nach Verletzung diese wellenförmige Struktur; bei Fortschreiten dieser Entwicklung verfilzt das Gewebe und aus dem Scherengitter wird ein Durcheinander.

Tatsächlich springen wir in unserem Alltag relativ wenig. Über ein leichtes Wippen und Federn können die Strukturen inklusive Beckenboden auf das Springen vorbereitet werden, egal in welchem Alter. Wenn das Wippen und Federn sich wieder elastischer anfühlt, kann man mit beidbeinigen Sprüngen beginnen. Dosiere vorsichtig: 3 × 3 Sprünge mit Gehpausen zwischen den Sets genügen zu Anfang. Achte darauf, leise, leicht und federnd zu springen. In weiterer Folge kannst du die Sprünge steigern und variieren – beidbeinig, einbeinig, hoch, weit, mit und ohne Drehung etc. Nutze das natürliche Gelände oder Treppen für Sprungvariationen.

Laufen

ist die natürliche Weiterentwicklung des Gehens – eine Notwendigkeit, um beispielsweise vor einem Raubtier zu fliehen oder selbst als Jäger aktiv zu werden. Wie schon beschrieben sind wir perfekte Hetzjäger. Dazu haben wir im Laufe der Evolution einige hervorragende Merkmale entwickelt. Wir haben zahlreiche knöcherne Dämpfungselemente (Fußgewölbe, Sprunggelenk, Kniegelenk, Lenden-Becken-Hüft-Verbindung) und Muskel-Faszien-Dämpfungsketten.

Beim Laufen wirkt das 5- bis 7-fache Körpergewicht auf unsere Strukturen ein. Dementsprechend müssen wir sie auf das Laufen

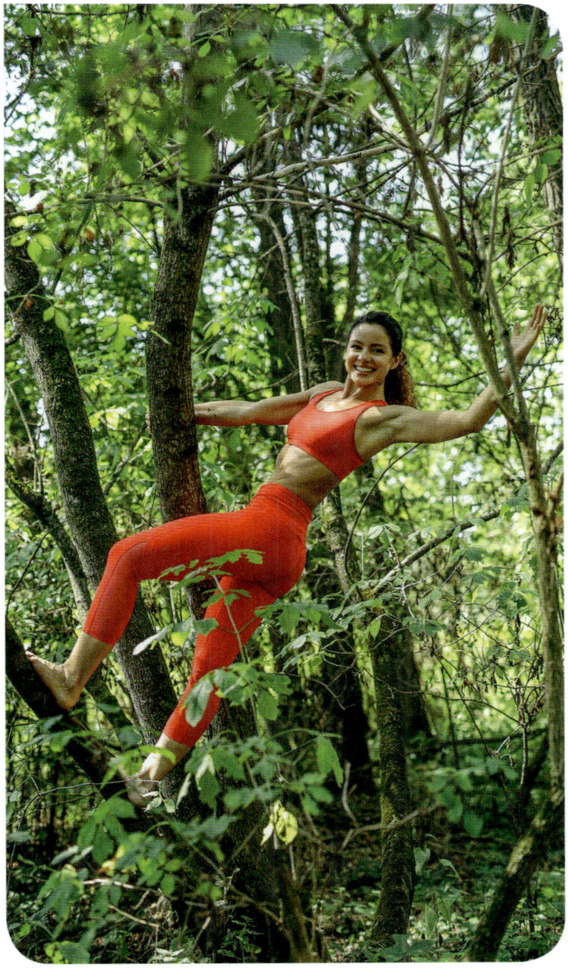

Die Rückkehr zu natürlichen Bewegungsformen wie dem Klettern ist wichtig für ein ausgewogenes Faszientraining.

vorbereiten, sonst sind Überlastungsprobleme vorprogrammiert. Dazu sind Springen und **myofasziales Krafttraining** (d. h. eine Kombination von klassischem muskulärem Krafttraining und faszialen Trainingselementen) gut geeignet.

Beobachte dich beim Laufen: Sobald deine Schritte schwer und laut werden, ist es an der Zeit, eine Variation einzubringen. Du kannst die Schrittlänge, das Tempo, die Spurbreite oder den Fußwinkel (Fußspitzen nach innen oder außen drehen) ändern. Auch das Einbauen von Sprüngen oder einer myofaszialen Kraftübung ist gut geeignet, um die Monotonie zu unterbrechen. Die wichtigste Maßnahme bei langen Läufen stellt jedoch die Gehpause dar. Diese dient dazu, dass sich deine Strukturen wieder rehydrieren (mit Wasser füllen) können. So vermeidest du Überlastungen.

Werfen

ist die schnellste Bewegung des Menschen, die uns von Tieren, auch von den Affen (Schimpansen), differenziert. Das Werfen ist für manche Sportarten enorm wichtig, aber auch in der Rehabilitation nach Schulterverletzungen sowie als Ausgleich zum Sitzen im Büro und zur Arbeit im Haushalt.

Wenn du Glück hast, besitzt du einen Hund, der dich zum Bällewerfen animiert. Ansonsten baue regelmäßig Würfe in deinen Alltag ein. Im Büro reicht ein Päckchen Taschentücher, in der Natur bieten sich zahlreiche Gegenstände verschiedenen Gewichts – Zapfen, Steine – an.

Hängen

ist unsere ursprüngliche Fortbewegungsart in den Wäldern gewesen. Unsere Rückenfaszie ist entsprechend für Zugbelastungen gebaut. Sie ist gerade einmal 1,3 mm dick und hält dennoch bis zu 150 kg Zugbelastung stand! Unterbelastung oder Fehlbelastung führt zu einer Verdickung der Rückenfaszie und zu einem herabgesetzten Gleitverhalten zwischen den einzelnen Schichten. Rückenprobleme sind die Folge.

Als Kinder sind wir auf Bäume geklettert, auf Klettergestellen herumgeturnt, haben uns über Kopf an Stangen gehängt und uns entlanggehangelt. Nimm diese Aktivitäten wieder auf. Such dir ein Klettergerüst, eine Teppichklopfstange, Klimmzugstange, Ringe oder einen stabilen Baumast. Häng dich mit den Kniekehlen in eine Stange ein und baumele kopfüber. Aktiviere dabei zwischendurch auch aktiv die Schulterblattmuskulatur, indem du die Schulterblätter Richtung Becken ziehst. Oder häng dich mit den Händen an die Stange und mach während des Hängens Laufbewegungen mit den Beinen oder schwinge hin und her. Bei Problemen mit dem Herz-Kreislauf-System, nach Schlaganfall oder Herzinfarkt sowie einem Aneurysma oder einem Glaukom (im Auge) ist Überkopfhängen allerdings nicht zu empfehlen.

Krabbeln

ist ein wichtiger Teil unserer kindlichen Entwicklung. Auf diese Weise entdecken wir die Welt, bewegen uns zum ersten Mal schneller voran. Es gibt schon länger Bewegungsansätze, die sich das Krabbeln zunutze machen, um die Strukturen des Rumpfes gleichzeitig zu mobilisieren, zu dehnen und zu kräftigen. Aus den USA kommend werden derzeit Bewegungskonzepte mit verschiedenen Arten des Kriechens wieder sehr populär. Hier dient vor allem das Tierreich als Vorbild. Für die Beweglichkeit, Kraft und Körperwahrnehmung des Rumpfes ist dies eine sehr gute Trainingsform.

Gewichte (fort)bewegen

gehört dazu, wenn man seine Beute nach Hause bringen will – sei es in Form eines erlegten Tieres, gesammelter Beeren und Pilze oder des Einkaufbeutels. Man kann seine Beute schieben, ziehen oder tragen. Dies führt zu symmetrischer oder asymmetrischer Druck- und Zugbelastung in unseren Strukturen. Das ist an und für sich sehr gut für die Ernährung unseres Gewebes, weil durch diese Art von Pumpeffekt der Flüssigkeitsaustausch angeregt wird. Wenn unsere Struktur aber nicht belastbar genug ist, treten Probleme oder sogar Verletzungen auf. Es gilt also, die Struktur wieder belastbar zu machen.

Beim Bewegen von Gewichten arbeiten Muskel und Faszie Hand in Hand. Man kann also in das Krafttraining gezielt Faszienübungen einbauen. Eine andere Möglichkeit stellt ein myofaszialer Kraftzirkel dar, den man in seine Outdooraktivität einbauen kann. Ein solcher ist am Ende des Buches vorgestellt.

Die vier Säulen des Faszientrainings

Der Weg zum faszialen Körper, also einem gleichzeitig beweglichen und kräftigen Organismus, führt über die vier Säulen des Faszientrainings. Diese werden entsprechend der jeweiligen Konstitution und der jeweiligen Anforderung in unterschiedlichem Ausmaß trainiert. So lassen sich die vier Säulen wie Grundzutaten beim Kochen je nach Rezept variabel zusammenfügen.

Aus faszialer Sicht lassen sich zwei konstitutionelle Grundtypen unterscheiden, wobei die meisten Menschen Mischtypen sind. Zum einen gibt es den »Wikingertyp«, der sehr kräftig und meist unbeweglich ist. Der Wikingertyp hält sich gerne im Kraftraum auf, meidet hingegen den Yogakurs. Bei dem beweglichen, aber instabilen Kleopatra- oder Tempeltänzertyp ist es genau umgekehrt. So neigt der Wikingertyp zu Zerrungen und Problemen im Sehnenansatzbereich, der Kleopatratyp hingegen kämpft mit Instabilität in den Gelenken. Für den Wikinger ist also langsames Rollen und aktiv geladenes Dehnen im endgradigen Bereich (d. h. »bis zum Anschlag«) von Vorteil, um sein Bewegungsausmaß zu vergrößern. Der Kleopatratyp hingegen sollte nicht zu oft langsam rollen, um nicht »aus dem Leim zu gehen«, und Dehnen in einem kontrollierten Bereich durchführen. Für beide Typen ist Achtsamkeit bei der Bewegungsausführung immens wichtig.

Die vier Säulen des Faszientrainings lassen sich in diverse Outdoor-Trainingseinheiten integrieren oder auch separat mit unterschiedlicher Schwerpunktsetzung durchführen. Jede Übung ist mit den entsprechenden Symbolen gekennzeichnet.

Die Säule des Ladens und Entladens

Unsere Faszie ist dank ihrer scherengitterartigen Architektur mit wellenförmigen Fasern in der Lage, Energie zu speichern und wieder freizusetzen. Diese Fähigkeit wird auch Katapultmechanismus genannt. Je länger die Muskel-Faszien-Kette (myofasziale Kette) ist, die geladen wird, umso mehr Energie kann gespeichert und freigesetzt werden. Je besser die Wellenform (Crimp) der Fasern ausgeprägt ist, umso elastischer und ökonomischer sind unsere Bewegungen. Um die Intensität der Übungen zu erhöhen, können Zusatzgewichte zum Einsatz gebracht werden. Neben den klassischen Varianten Gewichtsmanschetten, Hanteln und Kettlebells finden sich in der Natur jede

Menge Alternativgewichte wie Steine oder Holzstücke. Um diverse myofasziale Ketten- und Faserausrichtungen zu erreichen, bieten sich verschiedenste Bewegungswinkel an.

Ziel: Eigenelastizität der Faszie verbessern, wellenförmige Faserstruktur aufbauen

Nutzen: ökonomischere Bewegungen, Verletzungsprophylaxe, bessere Stoßdämpfung, Leistungssteigerung

Methode: Schwungbewegungen der Arme, Beine oder des Oberkörpers zum Laden/Entladen der myofaszialen Ketten, Springen, Werfen, Hängen, Schwingen, fasziales Gehen, Laufen. Trampolinspringen ist nicht geeignet, da durch die Elastizität des Trampolins der Trainingsimpuls ins Gewebe verloren geht. Es kommt nicht zur Verbesserung der Eigenelastizität der myofaszialen Strukturen.

Durchführung: Keine Schwunggymnastik im Sinne eines Hin-und-her-Pendelns durchführen, sondern darauf achten, dass maximale Vorspannung bis ans Ende des Bewegungsradius aufgebaut wird, damit die myofasziale Kette tatsächlich geladen wird. Stell dir die Muskel-Faszien-Kette, die du trainieren/laden möchtest, bildlich vor. Spanne dich dann maximal in der Gegenrichtung auf und leite dann körpernah die Bewegung ein. Nun kann sich die vorgespannte Muskel-Faszien-Kette entladen. Auch das kontrollierte Abbremsen der beschleunigten Muskel-Faszien-Kette ist wichtig, um Verletzungen zu verhindern. Im Sport passieren viele Verletzungen nicht beim Beschleunigen, sondern beim Bremsen.

Zielgruppe: Wichtig für jedes Alter, jedes Niveau und jeden Sport

Die Säule des Zugs

Die Faszie liebt Zug! Schon ihre Form weist auf ihre Funktion hin: Betrachtet man eine Kollagenfaser unter dem Mikroskop, sieht sie aus wie ein kleines Seil. Besonders nach sportlichen Belastungen oder Verletzungen hilft die Zugbelastung, unsere Bauarbeiterzellen, die sogenannten Fibroblasten, zu aktivieren. So

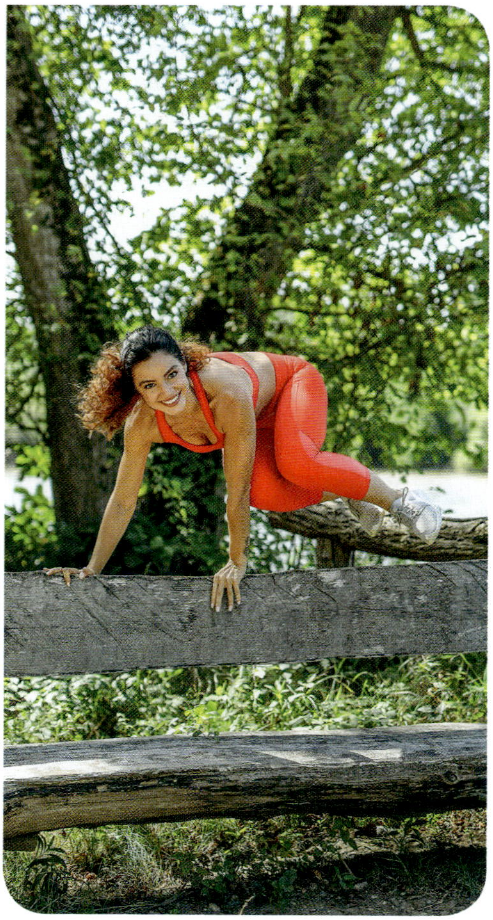

Springen eignet sich hervorragend zum Laden und Entladen.

werden Umbau, Aufbau und Reparaturarbeiten im Gewebe eingeleitet.

Den langen Muskel-Faszien-Ketten unseres Körpers kommt bei der Zugbelastung eine große Bedeutung zu. Über sie werden bei der Bewegung Kräfte weitergeleitet, ebenso bei Überlastung oder nach Verletzung Spannungen aufgebaut, übertragen oder kompensiert.

Aus faszialer Perspektive werden drei Arten der Zugbelastung unterschieden:
1. statische Zugbelastung
2. Bewegung unter Zug
3. aktiv geladener Zug

Ziel:
1. antientzündliche Wirkung
2. spielend die eigene Faszien-Landkarte erspüren/die Mitte finden
3. Bewegungsradius durch Kollagenumbau erweitern

Nutzen:
1. schnellere Regeneration nach intensivem Training, Unterstützung der Heilung nach Verletzungen
2. durch Erkennen von Spannungen Dysbalancen ausgleichen, Vorbeugen gegen Überlastungen und Verletzungen
3. gute Körperhaltung, Vorbeugung gegen Verletzungen, Leistungssteigerung

Methode:
1. lange statisch in einer Position verweilen
2. mit dem Körpernetzwerk spielen, sich räkeln und dabei dehnen
3. endgradige Bewegungspositionen einnehmen und dort zusätzliche Reize setzen

Durchführung:
1. mehrere Minuten lang dieselbe Position halten, bis eine Entspannung im Gewebe spürbar wird – als ob das Gewebe aufatmet
2. sich räkeln und dabei gähnen (um auch die Faszie des Bauchraumes miteinzubeziehen)
3. als Zusatzreiz – hineinwippen, gegen einen Widerstand drücken oder mit Zusatzgewichten beschweren

Wenn du beginnst, Zugtraining durchzuführen, wird sich sehr bald deine Beweglichkeit verbessern. Dies liegt zunächst daran, dass dein Körper den Zug besser toleriert, weil dein Gehirn die Zugtoleranz erhöht und mehr Bewegungsausmaß zulässt. Strukturelle Veränderungen (Umbauarbeiten) benötigen mehr Zeit (mindestens 7 Monate). Führe die Zugbelastungen also geduldig regelmäßig durch und bleibe stets im Bereich des »Wohlweh«.

Zielgruppe:
1. Sportler nach sehr hartem Training, bei dem Strukturen zerstört wurden, um die Regeneration zu beschleunigen; bei verzögerten Heilungsprozessen nach Überlastung oder Verletzung
2. jeder, der sich besser kennenlernen will, bei einseitigen oder asymmetrischen Belastungen im Beruf und Sport, zum Ausgleichstraining, Kleopatratypen (Überbewegliche)
3. Wikingertypen, um ihren Bewegungsradius durch strukturelle Änderungen zu erweitern; Kleopatratypen, um ihr kontrolliertes Bewegungsausmaß zu erweitern

Die Säule des Drucks

Unsere Faszie ist ein vielschichtiges multidirektionales Gleitsystem. Zwischen den einzelnen Schichten befinden sich Wasser und Hyaluronsäure als Schmiermittel. Für die Ernährung der Faszie ist der Flüssigkeitsaustausch notwendig. Damit dies stattfinden kann, brauchen wir Druck und Zug als Pumpeffekt. Stoffwechselabbauprodukte im Wasser führen dazu, dass dieses »verschmutzt«, die Elastizität im Gewebe nimmt ab. Durch Druck auf das Gewebe wird die Hyaluronproduktion angeregt, die Elastizität nimmt wieder zu.

Die Verdichtung (Densifikation) des Schmiermittels durch Überlastung, Sport und Ernährung ist durch die Verwendung einer Faszienrolle leicht reversibel. Diese Rollen kann man an der Wand oder dem Boden für eine Selbstmassage verwenden.

Verklebungen im Gewebe entstehen durch gesteigerte Kollagenfaserdichte, die als Auslöser Unterbelastung, Verletzung, Alter und Stoffwechselerkrankungen haben. Um diese zu lösen, ist therapeutische Hilfe durch manuelle Faszientherapien notwendig.

Ziel: Flüssigkeitsaustausch anregen, mit neuem Gewebewasser bewässern, Verdichtungen lösen

Nutzen: myofasziale Entspannung, Regenerationsförderung, eine innere Landkarte der Spannungen kennenlernen.

Methode: langsames Rollen und ganz langsames Rollen nach dem Sport oder langem Sitzen im Büro. Neben dem Rollen kann auch Bewegen unter moderater Beladung/Belastung durch Gewichte oder durch aktiven Druckaufbau zum Einsatz kommen.

Durchführung: So langsam wie möglich in Form einer fließenden Bewegung. So können weichmachende Stoffe im Gewebe freigesetzt und so Verklebungen gelöst werden. Es sollte nur 2-4-mal auf- und abgerollt werden; die letzte Bewegung sollte Richtung Herz gehen, um die Venen zu unterstützen und zu schützen.

Roll die im Training beanspruchten Körperpartien aus oder den Körperteil, der dir Probleme bereitet. Du kannst auch jeden Tag einen anderen Bereich des Körpers ausrollen. Nach langsamem intensivem Rollen solltest du für diese Körperregion eine Rollpause von 2–3 Tagen einlegen, damit der Körper auf den Reiz reagieren kann. Als Wikingertyp kannst du anfänglich ruhig täglich rollen. Du wirst spüren, wann es an der Zeit ist die Rollintervalle zu verlängern, z. B. wenn du das Gefühl hast, zu viel Körperspannung zu verlieren. Als Kleopatratyp wirst du, wenn du zu häufig und zu intensiv rollst, das Gefühl haben, zu weich zu werden, vor allem in Bereichen, in denen du ohnehin sehr beweglich bist.

Zielgruppe: Jeder, der sich selbst nach einer sportlichen Einheit oder einem langen Tag in der Arbeit Gutes tun möchte. Achtung: Bei starker Osteoporose, akuten Verletzungen, Thrombosen oder stark ausgeprägten Krampfadern Dosis vorsichtig wählen und bei »ungutem« Bauchgefühl kein Rollen durchführen.

Die Säule des Spürens

Die zahlreichen Rezeptoren im Gewebe sind für die Wahrnehmung zahlreicher Reize notwendig. Sie helfen bei der Orientierung in der Umwelt (Propriozeption) und bei der Wahrnehmung des eigenen Körpers (Interozeption). Die Faszie wird als unser sechster Sinn bezeichnet. Dieser Sinn geht in der Hektik des Alltags oft verloren oder wird nach Verletzungen verändert. Diese Wahrnehmung wieder zu aktivieren, dient als Verletzungsprophylaxe und als Hilfe bei Dosierung und Timing der Reizsetzung im Training und kann somit zu unserem Wohlbefinden und einer Leistungssteigerung beitragen.

Die Säule des Spürens lässt sich in die anderen drei Säulen des Faszientrainings integrieren, aber auch mit gezielten Übungen schulen. Es geht zum einen darum, kleinste Gelenkbewegungen im Sinne eines Feintunings zu erarbeiten, dies ist vor allem nach Schmerzphasen sehr wichtig. Aber auch wenn du das Gefühl hast, zu einem Teil deines Körpers, beispielsweise zur Beckenregion, keinen guten Zugang zu haben, kann es helfen. Du kannst das Spüren in Entspannungsübungen oder ins mentales Training einbauen.

Gerade die Spürübungen gelten bei vielen Sportlern als eher uncool und werden daher gemieden. Seinen eigenen Körper besser wahrzunehmen kann aber eine enorme Leistungssteigerung mit sich bringen und sollte keineswegs unterschätzt werden. Darum: Mut zu Gefühlen!

Ziel: Körpereigenwahrnehmung verbessern, Wiedereingliederung von ehemaligen Schmerzarealen in das Körperbild, Schmerzen reduzieren

Nutzen: Vorbereitung auf die Belastung durch Spannungszunahme im Gewebe, Verletzungsprophylaxe

Methode: Rollen (hier wird schnell gerollt, da es um Aktivierung geht, 6-8-mal zügig auf und ab), Bürsten, Klopfen, Reiben, Feintuning-Bewegungen wie Wirbelsäule Gelenk für Gelenk aufrollen, Entspannungstechniken wie Feldenkrais etc.

Durchführung: Spüre bei allen Faszienübungen (nicht nur bei den Spürübungen) intensiv in deinen Körper hinein, versuche, Veränderungen und Spannungen wahrzunehmen und so eine »innere Landkarte« deines Fasziensystems zu erstellen. Auch für deine Tagesform wirst du so ein Gefühl entwickeln.

Zielgruppe: jeder, der sich im Wettkampf/Training von Anfang an besser spüren möchte, Menschen mit Schmerzen, vor allem bei chronischen Rückenschmerzen

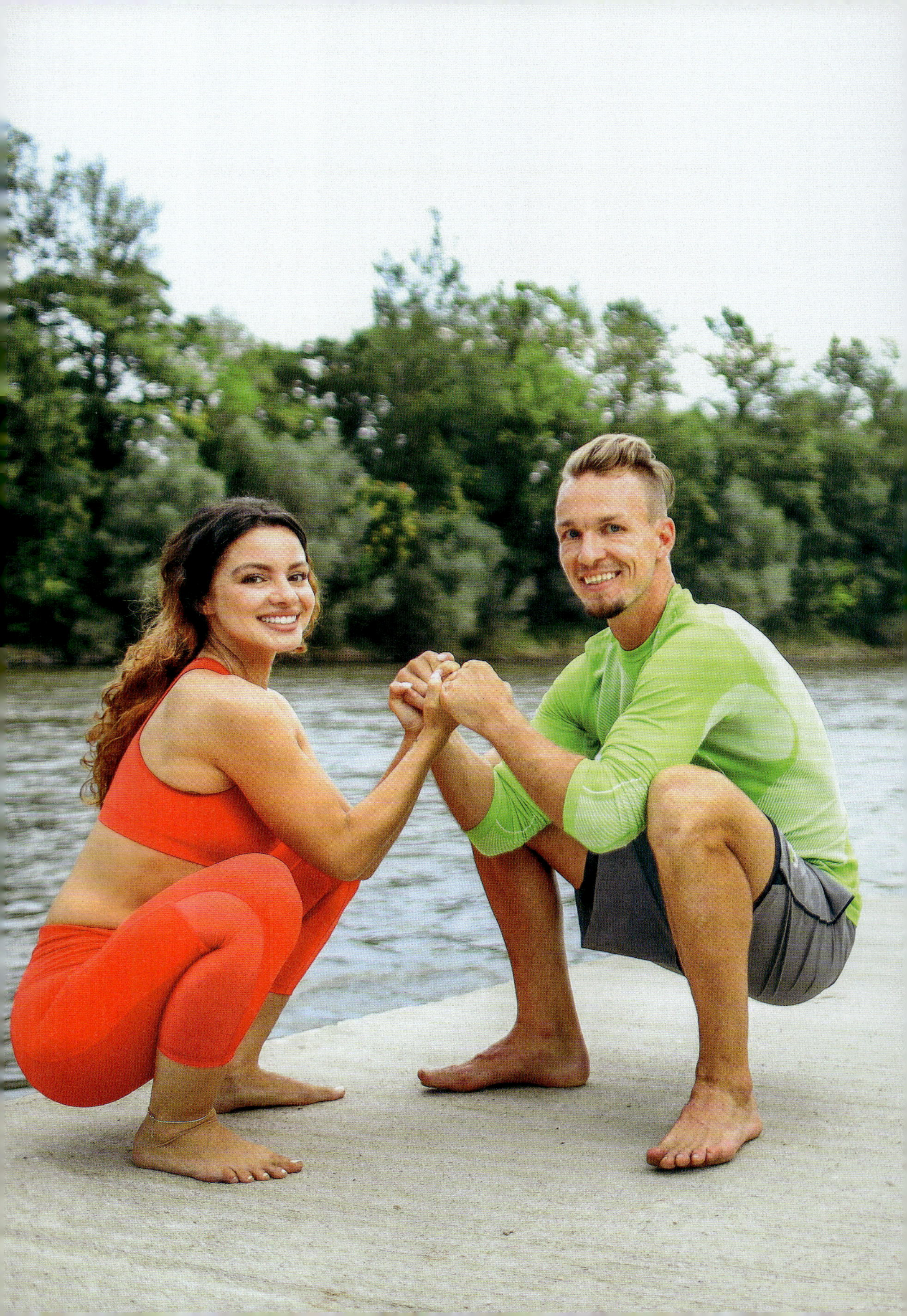

Das Outdoor-Faszientraining

Faszientraining geht überall – und im Freien macht es besonderen Spaß! Bewegung unter freiem Himmel tut Geist und Körper gleichermaßen gut!

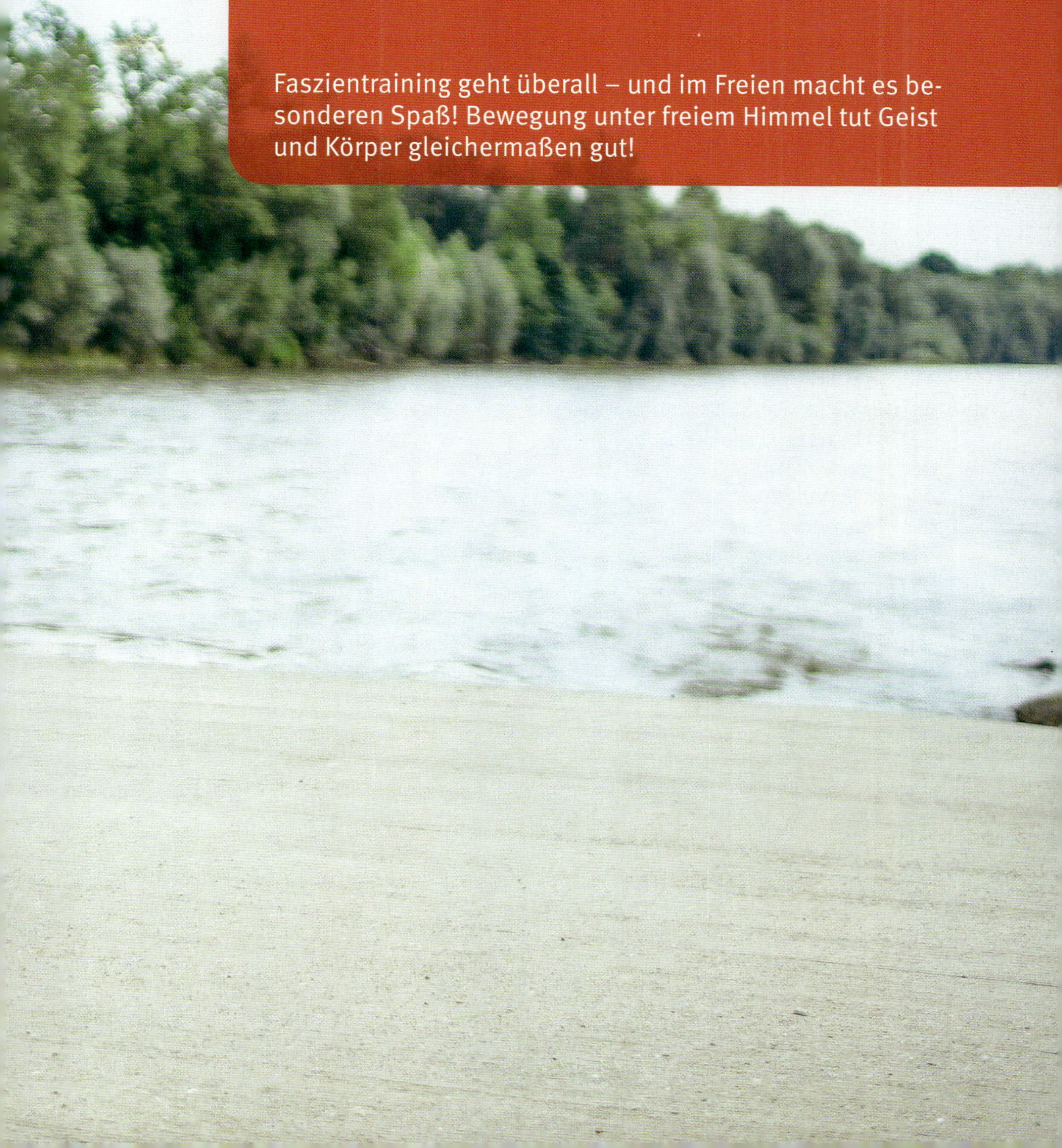

Trainingstipps

Nun geht es endlich in die Praxis. Bevor du mit dem Faszientraining beginnst, hier einige allgemeine Hinweise zur richtigen Anwendung und Umsetzung der Übungen.

Jede Bewegung wird erzeugt durch ein Zusammenspiel aus Muskel und Fasziengewebe. Welcher prozentuale Anteil dem Muskel und welcher der Faszie zukommt, ist noch nicht bekannt. Die Übungen, die wir hier unter dem Aspekt der wissenschaftlich evaluierten Säulen der Faszienfitness vorstellen, treffen in der Reizsetzung stärker den Faszienanteil. Übungen, bei denen die Grenze verschwimmt, sind mit dem Icon »myofasziales Zusammenspiel« gekennzeichnet. Sie eignen sich genauso zum Kraftaufbau wie zum Faszientraining.

Die Wissenschaft der Faszienfitness steckt noch in den Kinderschuhen. Ausreichende Studien zu Wiederholungszahlen, Reizdauer, Intensität und Umfang fehlen. Es gibt jedoch einige Empfehlungen, nach denen wir bei unserer Tätigkeit mit großem Erfolg vorgehen und die dir die Richtung weisen können:

- **Die unterschiedliche Bindegewebstypen.** Es gibt »Wikinger« mit eher dichter, »verfilzter« und steifer Faszienstruktur (unbeweglich) und »Kleopatratypen« mit sehr lockerem Bindegewebe (hypermobil). Davon abhängig sollte man im Faszientraining die Reize setzten. Menschen mit steifer Bindegewebsstruktur brauchen »Weichmacher«: Zug und Druck sind hier zu empfehlen. Menschen mit zu lockerem Bindegewebe brauchen eher Tonus und Stabilität im Gewebe. Funktionelles Krafttraining und statische Spannungsübungen sind hier das Mittel der Wahl. Endgradige dynamische Bewegungen, wie sie auch in diesem Buch vorkommen, sind mit Vorsicht auszuführen, um Verletzungen vorzubeugen!
- **Wie lange und wie viele Wiederholungen?** Eine der wichtigsten Säulen der Faszienfitness ist die sensorische: das Hineinspüren in den Körper. Da jeder Mensch anders ist, sollte die körpereigene Wahrnehmung bestimmen, wie lange du eine Übung ausführst bzw. wie viele Wiederholungen du machst. Die Faszie hat sechsmal mehr Gefühls- und Schmerzrezeptoren als die Muskulatur. Sie kann und darf bei Belastung einen Wohlfühlschmerz auslösen.

Solltest du jedoch nach einem Training am nächsten Tag einen »Faszienkater« spüren, dann lasse die Struktur für 48 Stunden frei von Faszientraining.

- **Welches Training wann?** Training lebt von der Reizsetzung. Also spiele mit den Übungen und baue sie je nach den Gegebenheiten in deiner Umgebung ins Training ein. Faszientraining kann als isolierte Trainingseinheit ausgeführt werden, lässt sich aber auch wunderbar in eine Ausdauer- oder Krafteinheit im Outdoorbereich integrieren. Variation und Kreativität sind gewünscht und erlaubt! Man kann nicht viel falsch machen, falsch wäre es, nichts zu machen!
- **Wie oft Faszientraining?** Jedes Gewebe im Körper wird permanent umgebaut. Je nach Reizsetzung baut der Körper auf oder ab. Bei der Faszie geht das relativ schnell. Macht man 2-3-mal die Woche Faszientraining, werden die entsprechenden Zellen zum Um- und Aufbau animiert. Nach zwei Monaten werden erste Erfolge spürbar. Hast du noch nie Faszientraining gemacht, ist das die empfohlene Startdosis. Plane mit einem Block mit sieben Übungen (so wie die diversen Übungskapitel im Buch), integriert in eine sonstige Trainingseinheit oder isoliert. Im besten Fall nimmst du jedes Mal eine andere Übungsreihe. Nach einigen Monaten oder bei erfahrenen Sportlern spricht nichts gegen tägliches Faszientraining.

Die Icons zur Orientierung

Die Icons vor den einzelnen Übungen sagen dir, wie die Faszie auf das Training reagiert:

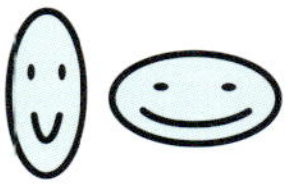

Zug und Druck: Machen dich wieder elastisch, das Bindegewebe weicher, erhöhen den Bewegungsradius, verbessern die Gleitfähigkeit der Schichten und beschleunigen die Regeneration. Am besten nach einer Trainingseinheit oder integrativ in einer lockeren Ausdauereinheit.

Spüren: Ein guter Sportler und gesunder Mensch hat ein gutes Körpergefühl und erneuert dieses auch regelmäßig durch Reizsetzung in diesem Bereich. Viele Menschen haben dies jedoch verlernt. Gehe in die Natur und hole es dir wieder.

Laden und Entladen: Durch Laden und Entladen deiner Faszienstrukturen erhöhst du deinen Bewegungsradius, machst die Faszienstrukturen zugstabil und erhöhst die Bewegungseffizienz.

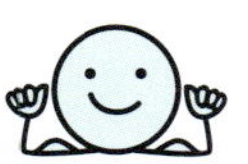

Myofaszialer Icon: Verbessere das Zusammenspiel von Muskel und Faszie und spüre, dass sie eine untrennbare Einheit sind.

Los geht's …

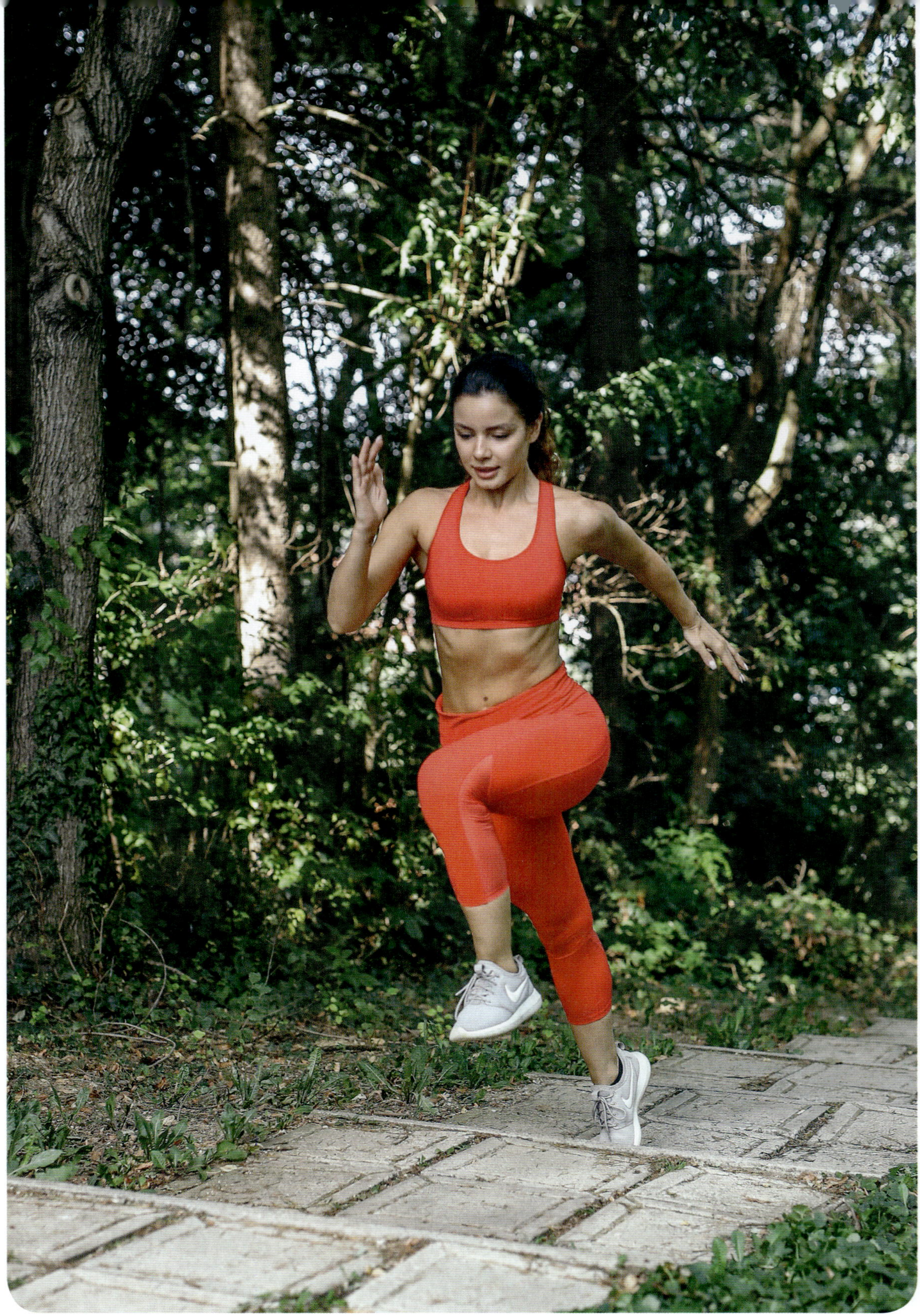

Üben auf der Treppe

Die Treppe ist wunderbar geeignet, um die Fasziensäulen Laden und Entladen, Zug und Spüren zu bedienen. Sie eignet sich für ein breites Spektrum an Übungen und bietet für jedes Level Herausforderungen.

Treppen gibt es überall – das macht sie als »Übungsgerät« so reizvoll. Hin und wieder kann man dadurch auch Übungen kurzerhand in den Alltag integrieren, wenn man z. B. im Büro von einem Stockwerk ins nächste läuft. Nutze das breite Angebot auch für Abwechslung und variiere im Training: Wähle unterschiedliche Treppenhöhen, -breiten, und -längen und unterschiedliche Stufenhöhen – das sorgt für eine willkommene Abwechslung der Reize.

Je nach Trainingszustand solltest du deine Treppenübungen langsam steigern. Überanstrengung nützt überhaupt nichts und kann im schlimmsten Fall gefährlich sein – Stürze auf einer Treppe wegen Erschöpfung und daraus resultierender Unkonzentriertheit können zu bösen Verletzungen führen. Geduldiges, langsames Steigern der Wiederholungsanzahl und der Serien bringt langfristig mehr Freude und Erfolg. Die optimale Dosis zu finden wird dir mithilfe der Körperwahrnehmung möglich sein.

Du kannst die Treppe auch als Gradmesser für deinen Spannungszustand verwenden. Wie viele Treppenstufen kannst du hinaufspringen, bevor die Sprünge laut und schwer werden? Dieser Test ist ein guter Indikator für deine Tagesform und bestimmt mit, wie das Training ausfallen soll: Ist ein intensiver Intervalllauf möglich oder machst du besser nur eine lockere Einheit?

Regelmäßiges wohldosiertes Training mit angemessenen Pausen dazwischen wird dir neue Rekorde ermöglichen. Denk immer daran, zwischen den Sprungserien kurze Gehpausen einzulegen, damit sich deine Strukturen wieder mit Wasser füllen können (rehydrieren). Nach intensiven Sprungeinheiten brauchen deine Strukturen 48–72 Stunden Erholung, damit sich der Körper positiv an die gesetzten Reize anpassen kann.

Ninja-Treppe

Ausführung: Wenn du früher gerne Cowboy und Indianer oder Ähnliches gespielt hast, müsste dir diese Übung liegen. Stell dir vor, du müsstest so leise wie möglich die Treppe hinaufschleichen, wie ein Indianer oder Ninja – oder so, wie du als Teenager geschlichen bist, wenn du nachts zu spät nach Hause kamst und keiner dich hören sollte. Konzentrier dich dabei auf deine Bewegungsabläufe – sei dir bewusst, was dein Körper wie tut. So bedienst du die Faszienäule Spüren intensiv. Gleichzeitig ist die dynamische Treppensteigebewegung natürlich auch ideal zum Laden und Entladen. Auch wer leise schleicht, kann sich explosiv bewegen.

Variationsmöglichkeiten: Du kannst bei dieser Übung deiner Fantasie freien Lauf lassen. So bleibt sie auch noch längerer Zeit immer noch spannend und abwechslungsreich. Langeweile sorgt schnell für Unachtsamkeit und vermindert den Übungseffekt. Außerdem hat ein langweiliges Training meist den Effekt, dass man es irgendwann einfach nicht mehr macht. Also sei kreativ. Du kannst auf Zehenspitzen hinaufschleichen oder mit der ganzen Sohle ganz leise aufsteigen. Variiere: Steige gerade oder im Zickzack, die Beine können sich auch überkreuzen. Nimm eine Stufe oder auch zwei gleichzeitig. Du kannst ein gleichmäßiges Tempo durchschleichen oder aber auch kurz »einfrieren«, als lauschtest du angestrengt, oder du legst zwischendurch schnellere Abschnitte ein.

Bei der Ninja-Treppe kannst du verschiedenste Varianten ausprobieren.

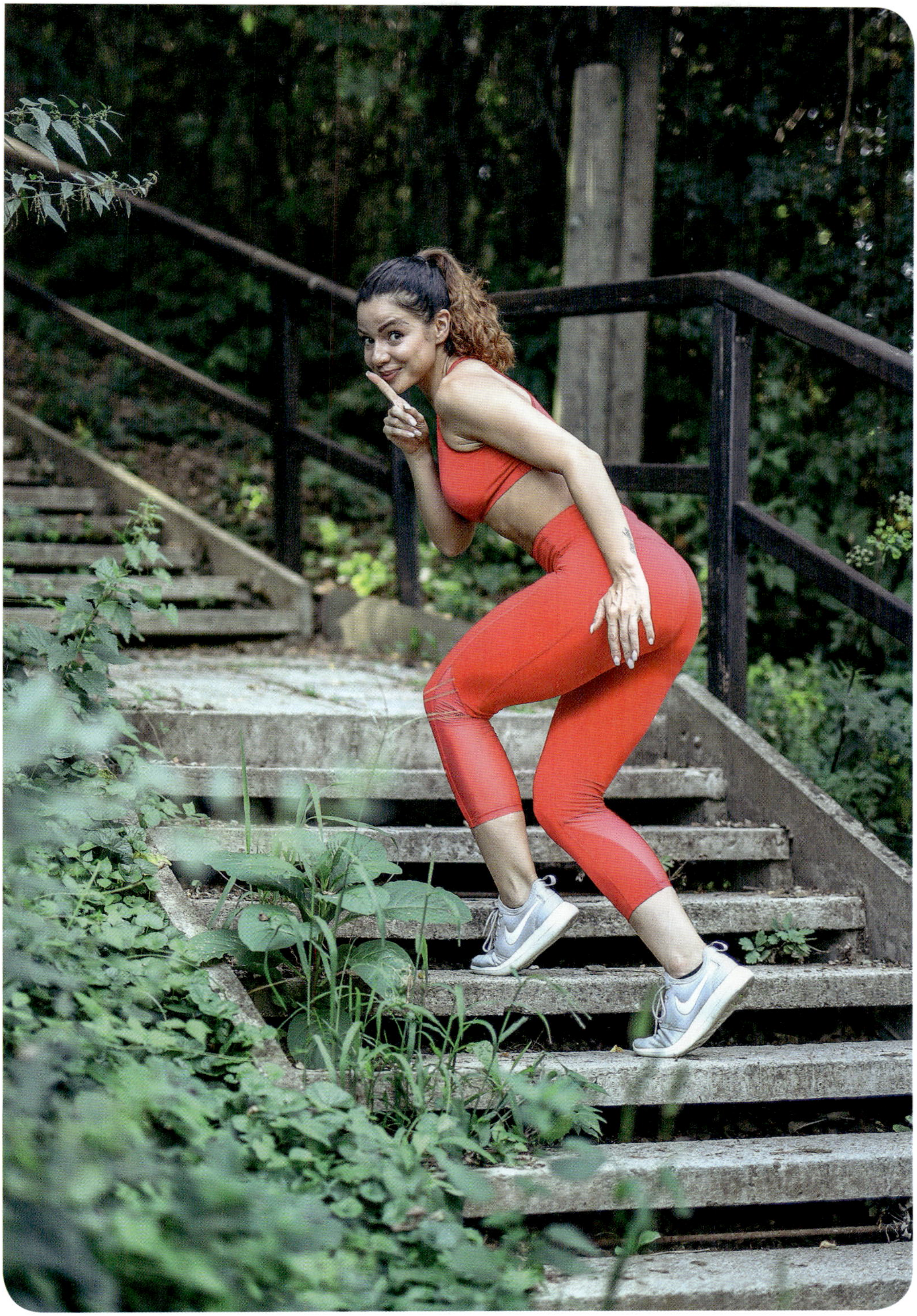

Treppenfeder

Ausführung: Stell dich auf beide Beine an die Kante der Stufe. Die Vorderfüße stehen auf der Stufe, die Fersen werden abgesenkt. Fang nun an, mit maximalem Bewegungsausschlag leicht zu wippen – stell dir vor, deine Achillessehnen seien elastische Federn. Diese Übung soll sich leicht und mühelos anfühlen. Wenn du merkst, dass deine »Achillesfedern« müde werden, mach eine Pause – in dieser kannst du auch einige Meter gehen oder die Treppe auf- und absteigen.

Variationsmöglichkeiten: Die Faszie liebt Abwechslung – baue darum unterschiedliche Fußstellungen ein. Dreh die Fußspitzen zueinander oder auseinander oder einen Fuß nach innen, den anderen nach außen. Variiere auch den Abstand zwischen den Füßen. Wenn du dich unsicher fühlst, halt dich am Treppengeländer fest – nicht festhalten ist natürlich besser, dabei trainierst du auch noch zusätzlich dein Gleichgewicht. Mit der Zeit wird sich dein Körpergefühl verbessern und du wirst selbst merken, dass du loslassen kannst.

Als Steigerung kannst du Übung auch einbeinig durchführen – auch hier kann die Fußstellung variieren.

Trainingstipp

Federn stellt die Vorstufe zum Springen dar und hilft uns, unser Gewebe auf folgende Belastungen vorzubereiten. Die Übung ist gut geeignet, wenn du noch nicht so gut trainiert bist oder eine Verletzung gehabt hast. Natürlich ist diese Übung auch als Warm-up direkt vor dem Springen geeignet.

» Auf und ab mit locker federnden Bewegungen.

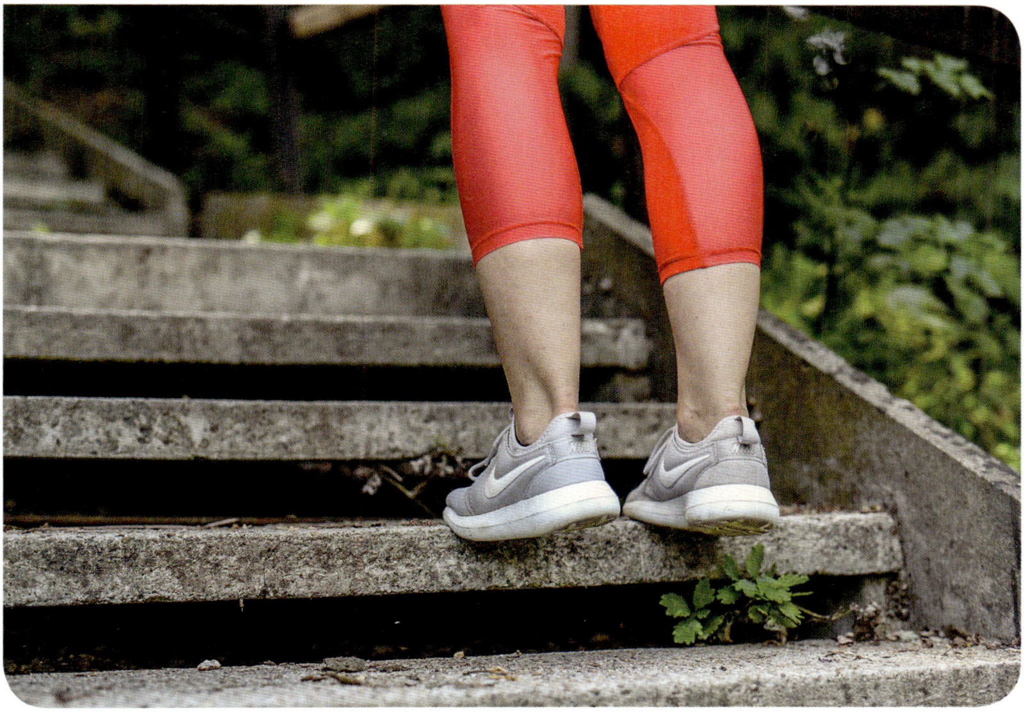

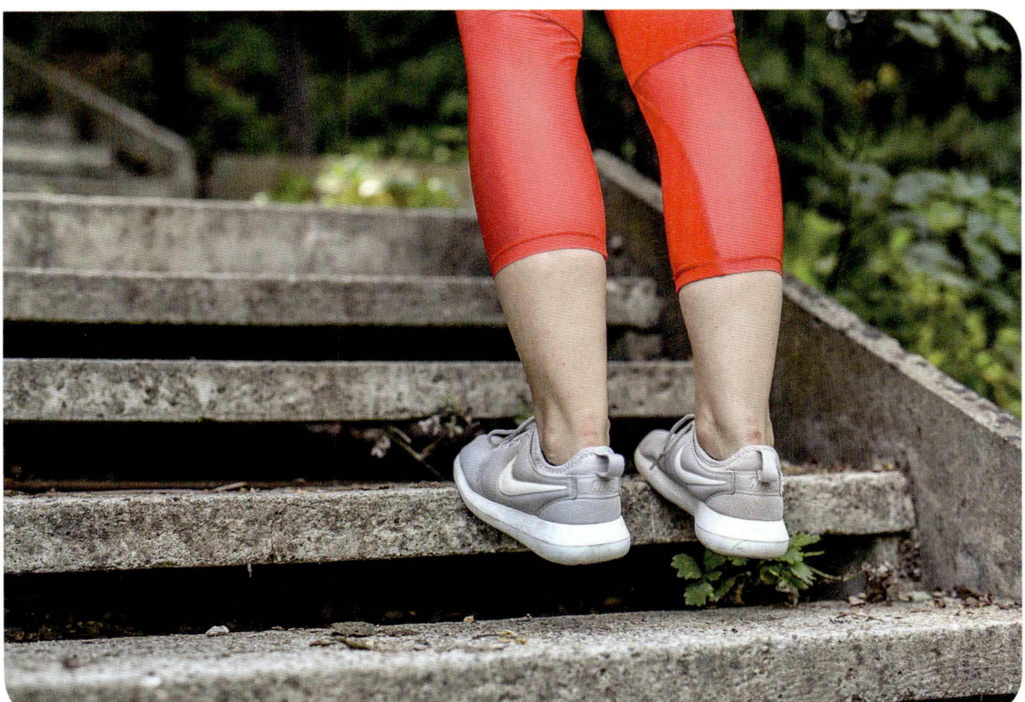

Sprungtreppe

Ausführung: Mit dieser Übung lädst du deine Strukturen auf. Du stehst fest auf beiden Beinen vor der Treppe und fängst an zu federn. Dann folgt ein Sprung auf die nächste Stufe mit beidbeiniger Landung. Versuche, so leise wie möglich zu landen. Anfangs kannst du jeweils zwei- bis dreimal federn, dann springen. Fortgeschrittene reihen die Sprünge direkt aneinander. Solange deine Sprünge weich, elastisch, leise sind, trainierst du die Faszie wie vorgesehen. Sobald du müde wirst, werden deine Sprünge schwerer und lauter: Zeit für eine aktive Pause. Geh ins Federn über, geh einige Schritte oder steig die Treppe auf und ab.

Variationsmöglichkeiten: Du kannst die Übung beliebig weiter steigern. Probiere einen beidbeinigen Absprung mit einbeiniger Landung oder einbeinigen Absprung mit beidbeiniger Landung, dann einbeiniger Absprung bei einbeiniger Landung, entweder auf dem Spielbein oder dem Sprungbein. Nutze die Variationen als aktive Pause für belastete Strukturen. Natürlich bietet sich auch hier eine Variation der Winkel an – dreh die Beine nach außen oder innen, nimm sie weiter auseinander oder zusammen. Auch die Hampelmanntechnik, also abwechselnd zusammen und auseinander, ist möglich. Als weitere Steigerung kannst du auch zwei oder drei Stufen hochspringen und die Abfolgen beliebig variieren.

Trainingstipp

Die Sprünge dienen dazu, die Eigenelastizität deiner Beinfaszie, vor allem aber deiner Achillessehnen zu trainieren und zu steigern. Denke daran, mit einer gut trainierten Faszie kannst du ökonomischer laufen – nach dem Vorbild der Tarahumara.

» Die Sprünge sollen leise und »katzenhaft« sein – auch hier solltest du dich ganz auf deinen Körper konzentrieren.

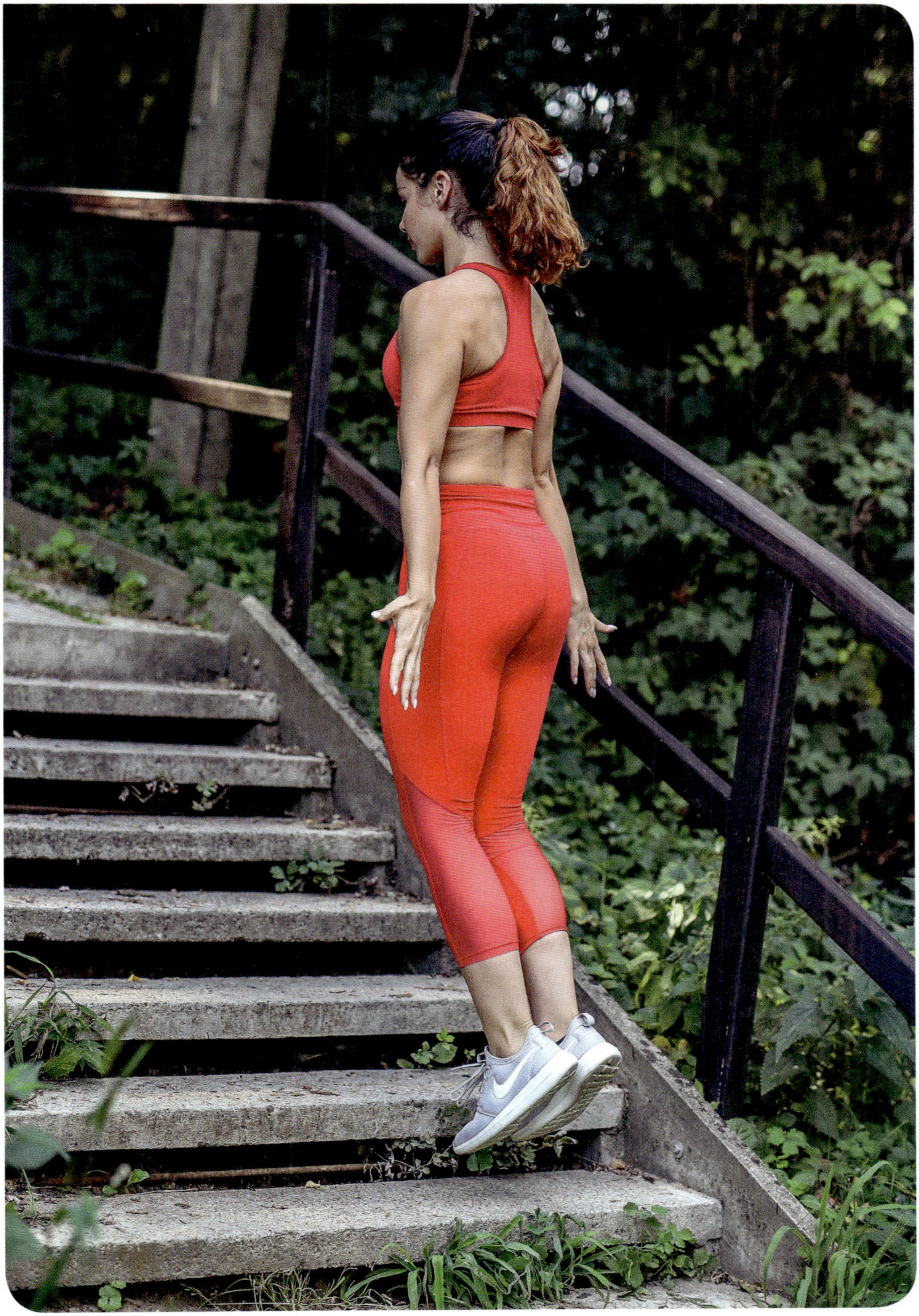

Skifahrer-Treppe

Ausführung: Hier kommt noch eine weitere Variante des Springens an einer Treppe, die viel Spaß macht. Denk bei dieser Übung an einen Langläufer auf Skating-Skiern. Spring von einem Bein auf das andere und überwinde dabei ein bis zwei Stufen. Zunächst kannst du bei der Landung jeweils »einfrieren« und mit zunehmender Übung in fließende, dynamische, leichte, leise Bewegung übergehen. Elegant und leichtfüßig ist das Ziel - wenn deine Sprünge schwerfällig und laut werden, ist auch hier der Moment für eine Pause gekommen. Schwinge mit den Armen rhythmisch vor dem Körper hin und her oder mach bewusst die gegenläufige Bewegung – d. h. der diagonale Arm bewegt sich mit dem Bein.

Variationsmöglichkeit: Auch hier gilt: Vielfalt bringt's! Eine andere Variante ist der Slalomfahrer: Spring die Stufen beidbeinig hinauf oder auch hinunter und drehe dabei beide Beine abwechselnd nach links und rechts. Stell dir vor, du wärest auf der Skipiste und wolltest möglichst kurze Schwünge machen – oder in einer steilen Geländerinne beim Skitouren-Gehen. Auch hier kannst du die Bewegung in den Oberkörper und die Arme übernehmen. Auch diverse Variationen der Armbewegungen sind möglich. Sei kreativ und hab Spaß an der Sache!

» Die beidbeinige Variation mit Drehung der Hüfte.

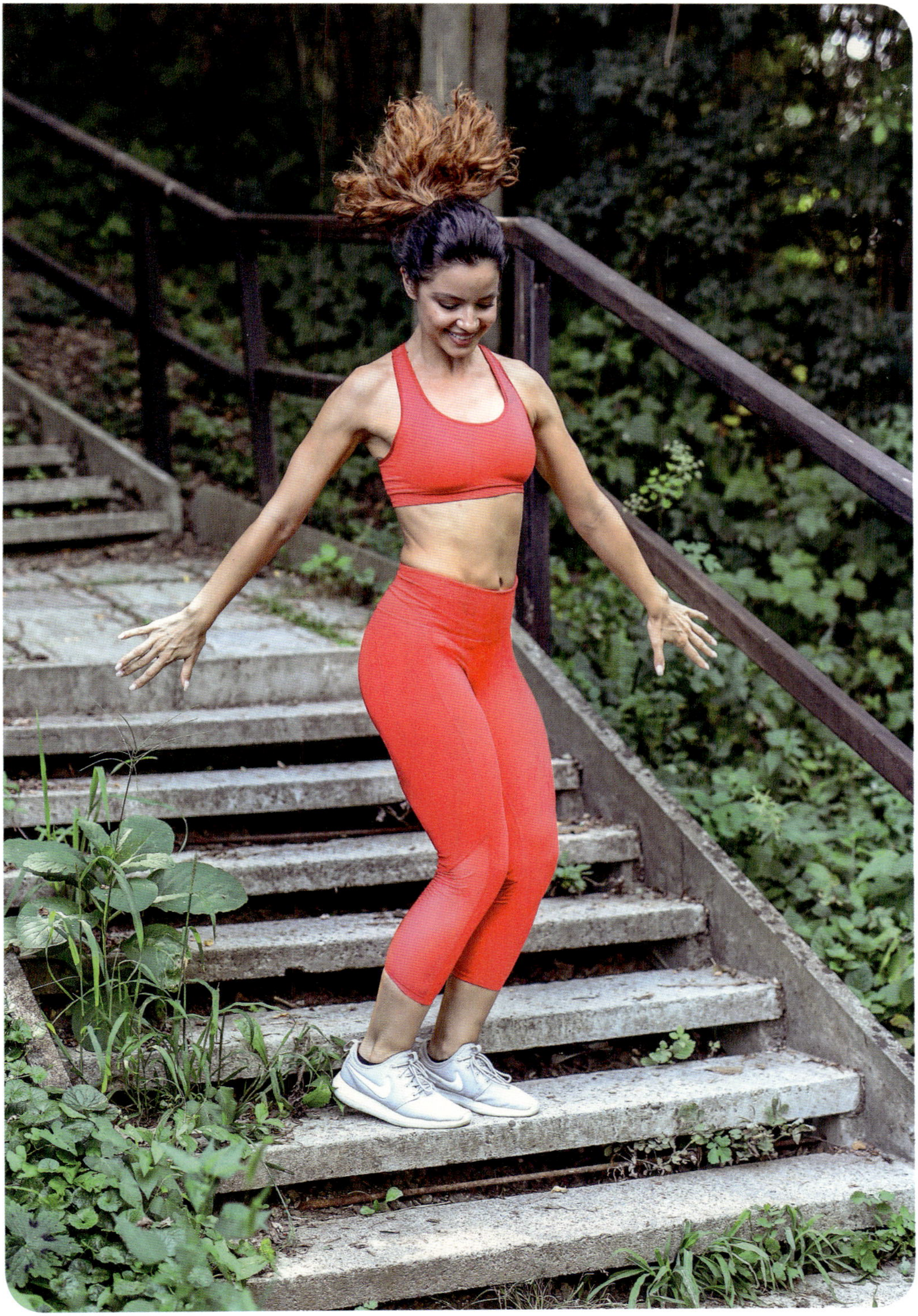

Streck dich

Ausführung: Mach einen möglichst großen Schritt über mehrere Stufen aufwärts – als hättest du Siebenmeilenstiefel an. Der Schritt kann schmal oder breit ausfallen, d. h. mit geradem oder gedreht geführtem Bein. Stoppe die Bewegung, wenn du im Ausfallschritt auf der Treppe stehst, und erzeuge eine leichte Dehnung des Hüftbeugers: Dafür schiebst du dein Becken nach vorne und wippst vorsichtig und achtsam in die maximale Dehnung, um deine »Hüftfeder« zu laden. Aus dieser Ladung gehst du in den nächsten Schritt über. Wiederhole die Übung auf der anderen Seite. Wenn du Routine entwickelt hast und dich in der Übung sicher fühlst, führe sie dynamisch durch und federe in Riesenschritten die Treppe hinauf.

Variationsmöglichkeiten: Als Steigerung kannst du die Arme mit einsetzen, um noch mehr Schwung zu haben. Um nicht nur die Hüftfeder zu laden, sondern die gesamte vordere Faszienkette, führe einen oder beide Arme über den Kopf. Spanne den Oberkörper an und hole dir Elastizität aus der gesamten Kette. So sollten die Riesenschritte gleich noch dynamischer ausfallen, weil eine längere Feder gespannt ist, die ihre Energie entlädt.

Trainingstipp

Die Übung ist gut zur Vorbereitung auf ein Lauf- oder Sprungtraining geeignet.

» Mit Armeinsatz ist die Übung noch dynamischer.

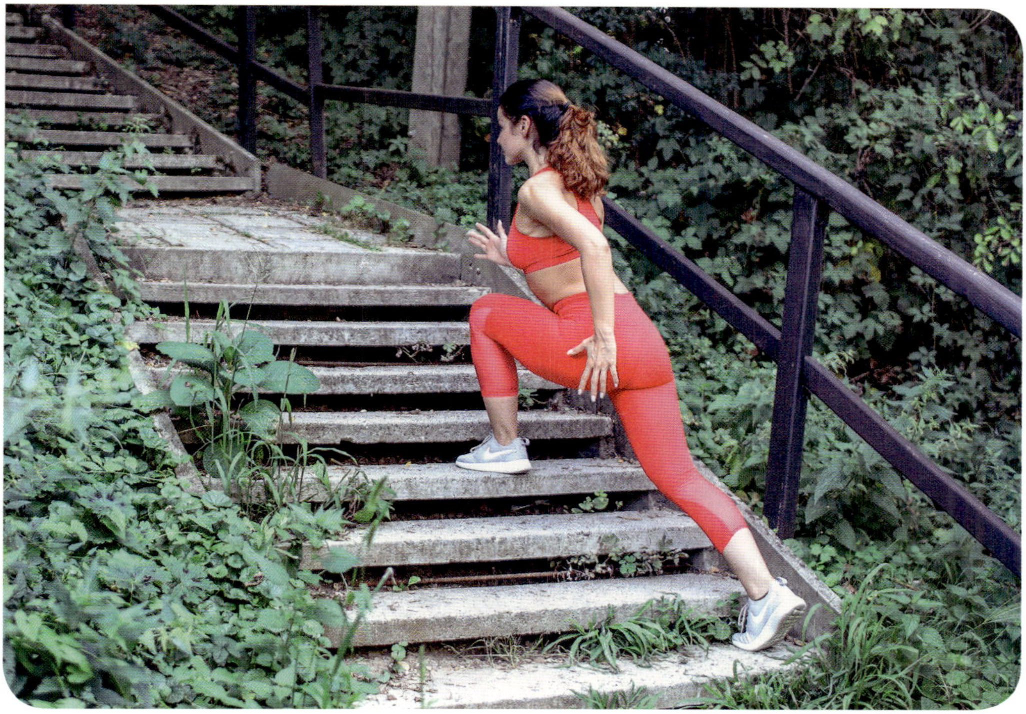

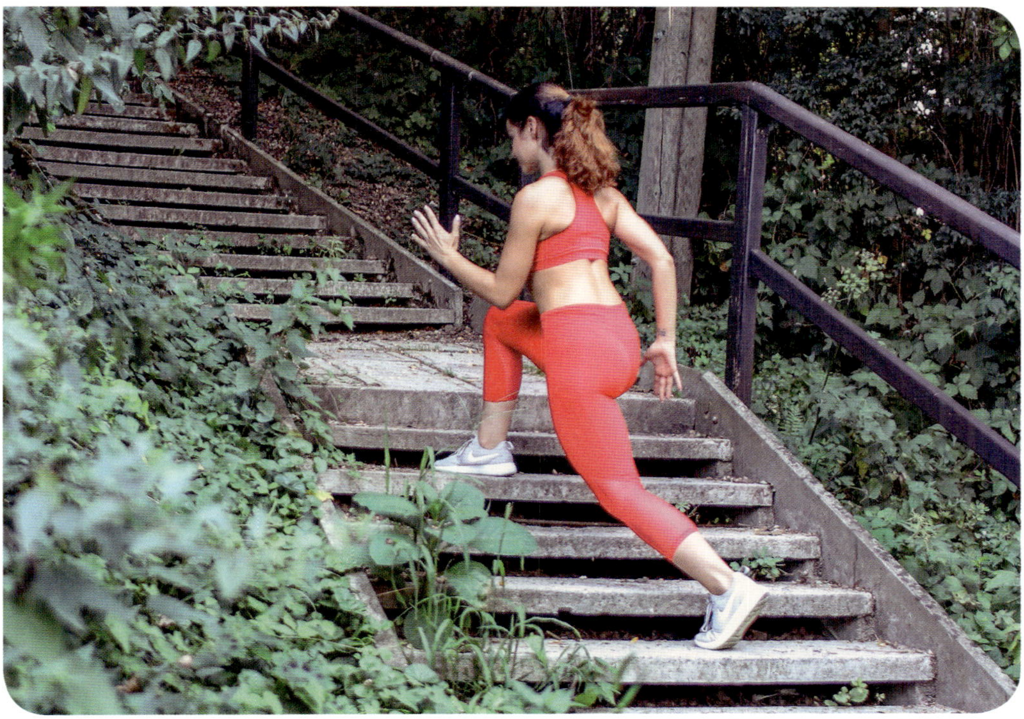

Stretch dich

Ausführung: Mach einen großen Ausfallschritt über mehrere Stufen nach oben. Ziel der Übung ist es, unser eigenes Fasziennetzwerk spüren zu lernen. Erzeuge eine Dehnung in deinem Hüftbeuger, indem du dein Becken nach vorn schiebst. Strecke auf derselben Seite den Arm hoch über den Kopf und zieh so deine Seite richtig lang. Jetzt nimm den zweiten Arm dazu. Streck dich und spüre dem Zug in deiner Hüfte nach. Du kannst den Oberkörper nun rotieren oder zur Seite neigen – spüre nach, wie sich das Spannungsgefühl ändert. Verweile entweder in den Positionen, bis du merkst, dass die Spannung weicht, oder wippe leicht bis zum Anschlag, um den Bewegungsausschlag zu erweitern. Du darfst eine kräftige Dehnung spüren, sie soll aber nicht schmerzhaft sein.

Führe die gleiche Übung mit dem Hüftbeuger der anderen Seite durch. Mach dann eine Gehpause.

Variationsmöglichkeiten: Du kannst die Dehnung und das Spiel mit den langen myofaszialen Ketten weiter steigern, indem du das Treppengeländer – so vorhanden – mit einbeziehst. Hierzu hältst du dich am Geländer fest, spannst deine Muskeln an und gehst mit angespannten Muskeln in die Dehnung hinein. Du kannst über beide oder nur einen Arm in die vordere, seitliche oder hintere Kette arbeiten. Spiele zusätzlich mit der Position deiner Beine: Auch ein zusätzliches Hineinwippen über die Achillesfedern ist möglich.

Trainingstipp

Die Übung ist gut geeignet nach einem Lauf oder einem Sprungtraining. Direkt vor solchen Einheiten sollte die Dehnposition nur kurz durchgeführt werden im Sinne einer Aktivierung. Wenn du zu lang dehnst und dadurch zu viel Spannung verlierst, steigt die Verletzungsgefahr bei intensiven Läufen oder Sprüngen.

» Intensives Strecken tut besonders nach langem Sitzen am Schreibtisch so richtig gut!

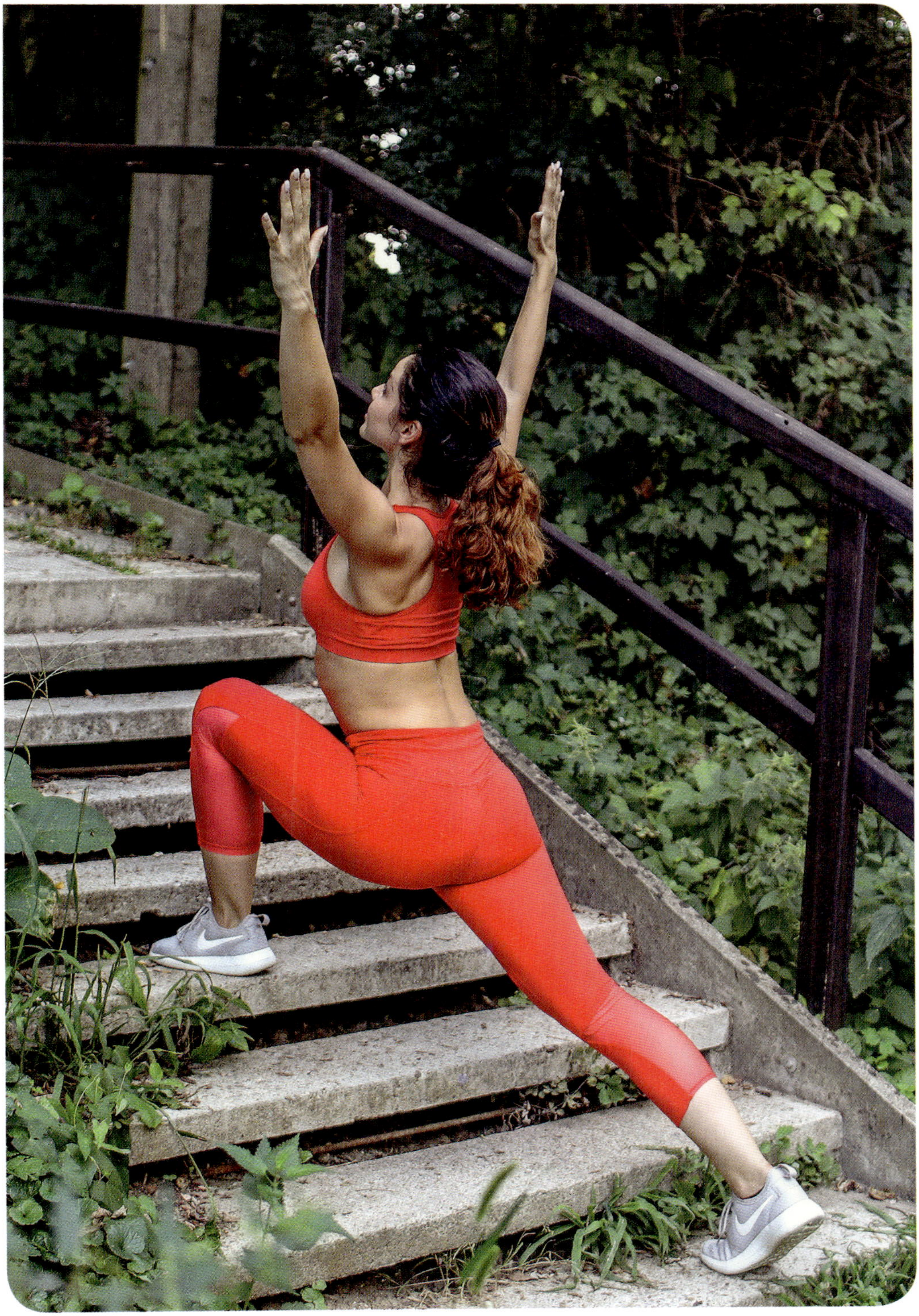

Animalischer Treppenwalk

Ausführung: Bei dieser Übung kannst du das Tier in dir entdecken. Beweg dich gleich einer Katze oder einem Tiger geschmeidig auf Händen und Füßen die Treppe hinauf. Zwischendurch kannst du in den Elefantenmodus gehen, laut und kräftig stampfend. Mach dir den Unterschied bewusst.

Auch im Rückwärts-Vierfüßer, also mit dem Bauch nach oben und dem Blick zum Himmel, kannst du dich über die Treppe bewegen. Die Zehenspitzen oder ganzen Füße haben Bodenkontakt, die Knie sind im rechten Winkel gebeugt, die Hüften gestreckt, die Hände werden nach hinten aufgestützt. Du kannst sie flach auf den Stufen aufsetzen, sodass die Fingerspitzen nach vorne schauen oder aber nach innen gedreht. Auch hier gilt es, sich möglichst leicht und leise zu bewegen. Zwischendurch kannst du dich in diese Position auch hineinstretchen und mit der Spannung in deinem Körpernetzwerk spielen.

Variationsmöglichkeiten: Lauf die Treppe wie ein Affe hinauf. Lass die Arme dabei baumeln oder nimm sie zwischendurch zu Hilfe. Du kannst seitlich, diagonal oder im Zickzack laufen. Zwischendurch in einer tiefen Hocke verweilen.

Für den Salamander gehst du auf alle viere und steigst jeweils mit Arm und Bein einer Seite eine Stufe höher, dann folgt die andere Seite nach.

Froschhüpfen stellt eine weitere Möglichkeit dar. Geh in eine tiefe Froschhocke, wippe kurz in die Position hinein und hüpfe ein bis zwei Stufen hinauf. Versuche, möglichst leise zu landen.

» Tiger, Rückwärts-Vierfüßer, Affe, Salamander, oder vielleicht etwas ganz anderes? Probiere alles aus, was dir einfällt.

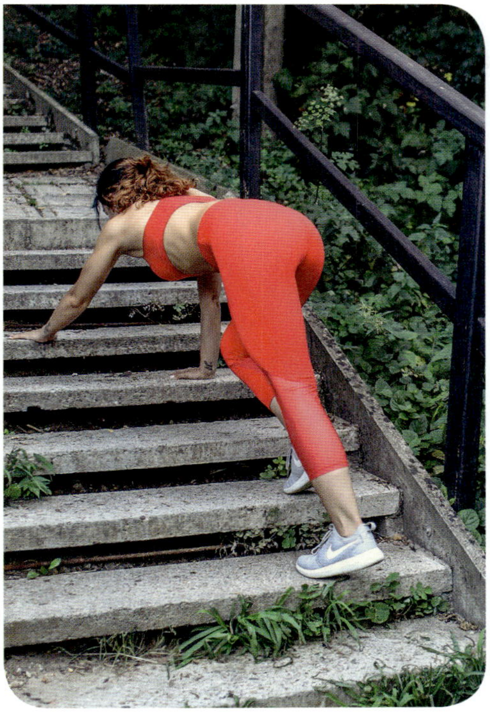

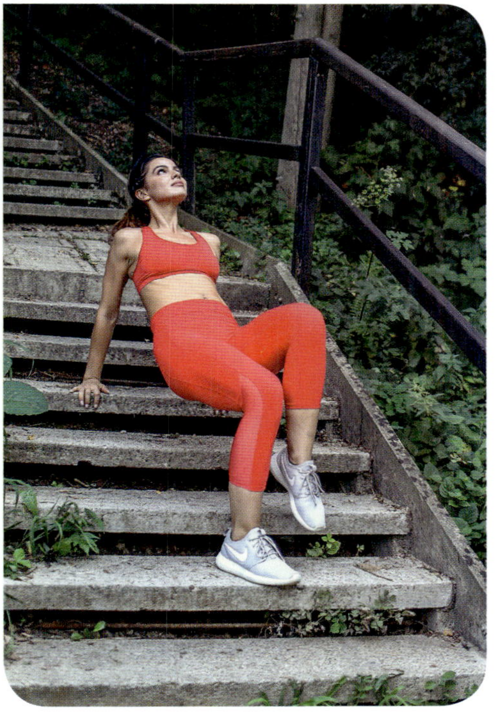

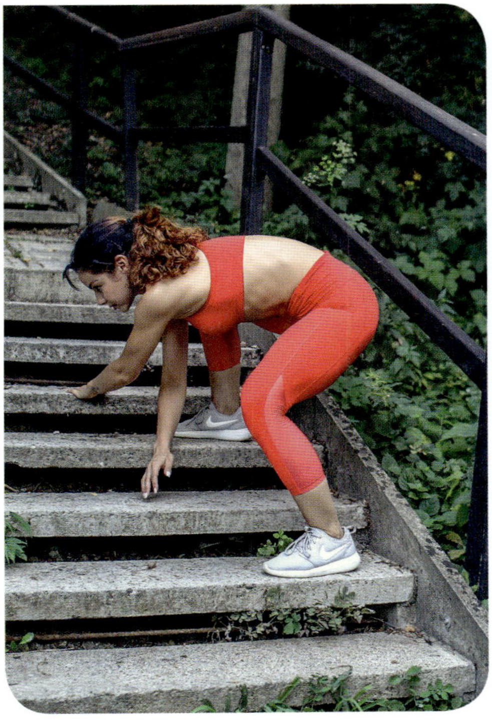

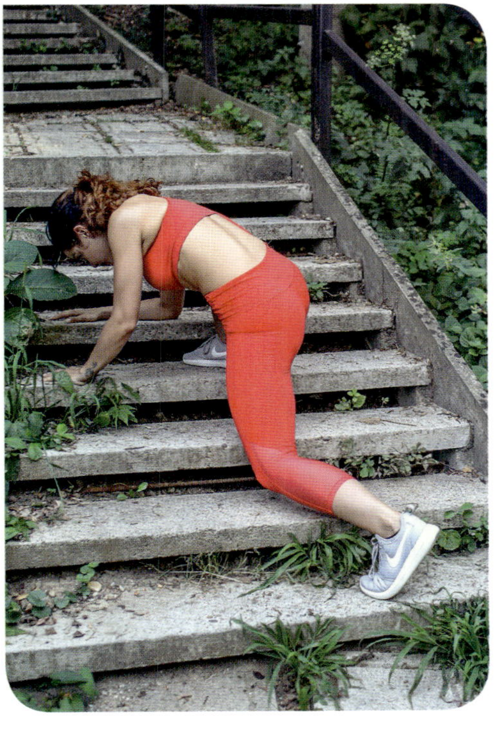

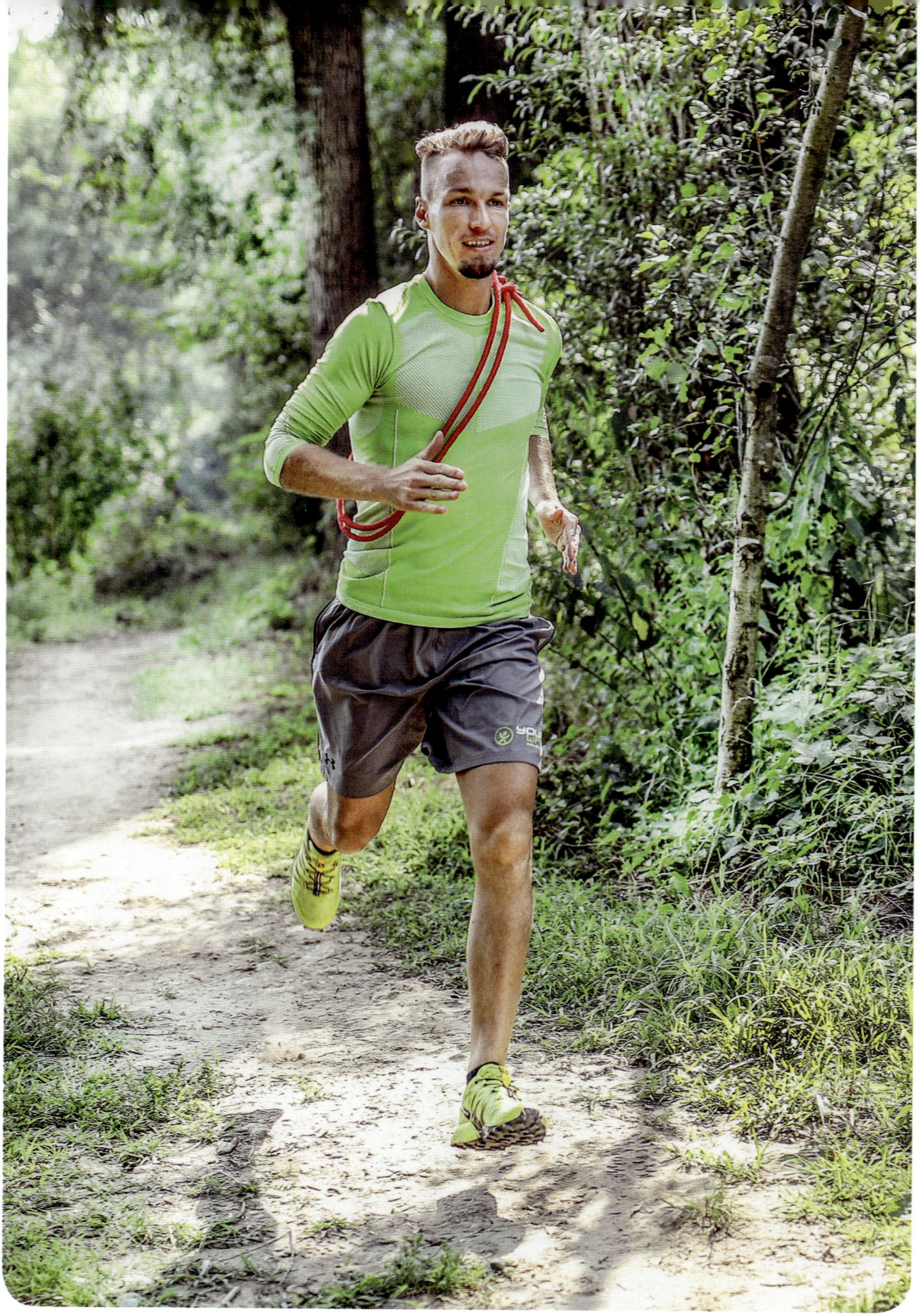

Üben mit dem Seil

Ein einfaches, aber doch sehr funktionelles Faszientrainingsgerät im Outdoorbereich kann ein Seil sein. Es ist billig, leicht zu beschaffen, einfach bei jeder Trainingseinheit mitzunehmen und macht Bäume, Laternen und Ähnliches zu deinem Trainingspartner.

Mit den Seilübungen bedienen wir die Faszientrainingssäule **Zug**. Durch diese Übungen bekommen deine Gelenke wieder Platz, dein Bewegungsradius erhöht sich. Dazu brauchst du nur ein gewöhnliches Seil mit 2,5–3 m Länge. Mache an den Seilenden einen Knoten, um es sicher im Griff zu haben, oder schlage dir das Seil bei den Übungen um die Hand. Beim Transport bindest du dir das Seil einfach um.

Generell sind alle Zugübungen eher für unbewegliche, verspannte und immobile Menschen geeignet. Hypermobile Menschen, also jene, die ohnedies einen großen Bewegungsradius haben, sollten bei Zugbelastungen eher vorsichtiger agieren. Wähle dann nur kurze Belastungszeiten, geh in der Ausführung nicht bis zum Anschlag und übe mit Variante 3.

Für Seilzugübungen gibt es drei mögliche Ausführungsvarianten. Alle sind auf fast alle Übungen anwendbar und richtig.

1. Statische Zugbelastung: Verweile in der gezeigten Endposition. Versuche dabei immer, die Bewegung bis zum Anschlag auszuführen. Zeitvorgabe gibt es keine. Spüre in dich hinein und halte die Übung, bis der Zug nachlässt. Lass kurz locker und geh noch einmal in die Bewegung, jetzt wird der Radius weiter sein.
2. Bewegung unter Zug: Nachdem du eine Zeitlang in der Endposition verweilt hast, beginnst du unter gleichbleibender Zugbelastung, Bewegungen auszuführen. Alle Richtungen und Varianten sind erlaubt und erwünscht
3. Leichtes Federn in der Endposition, Stichwort »Rebound Elasticity«. Spanne deine myofaszialen Züge auf, lade sie mit Energie und entlade sie.

Da Zug die Muskelspannung eher reduziert, ist diese Art des Trainings eher am Ende einer Einheit zu empfehlen, vor allem die Variante 1 und 2.
Die Variante 3 jedoch eignet sich auch gut zur Vorbereitung auf Belastungen.

Stolzer Oberkörper

Ausführung: Befestige dein Seil auf Schulterhöhe (z. B. an einem Baum, einer Straßenlaterne, einem Treppengeländer oder Ähnlichem). Nimm beide Seilenden in die Hand und dreh dich mit dem Rücken zur Befestigung. Die Handflächen zeigen nach oben, die Arme hebst du gestreckt über Schulterniveau zur Seite. Geh mit kleinen Schritten so weit du kannst nach vorne und bringe die Brust unter Spannung. Dabei werden deine Arme nach hinten gezogen. Nun spann das Gesäß an, drück das Becken nach vorne und lass dich vorsichtig ins Seil fallen.

Versuche bei allen Zugübungen, die Atmung einzubinden! Atme über die Nase in den Bauchraum ein und über den Mund wieder aus. Beim Ausatmen versuche, gedanklich den Zug im Gewebe »wegzuatmen«. Wer das gut übt und beherrscht, wird nach jedem Atmungszyklus ein wenig weiter in die Endposition kommen.

Variante 1: Versuche, mit deiner Körpervorderseite einen richtigen Bogen zu spannen, und verharre in dieser Position.

Variante 2: Führe unter Zug die Hände langsam ganz nach oben, bis die Oberarme die Ohren berühren. Nun neige deinen Oberkörper unter Zug bis zum Anschlag nach rechts und links.

Variante 3: Federe mit viel Gefühl in den beiden gezeigten Endpositionen (Hände seitlich und Hände oben) durch den Zug deines Körpergewichts nach vorne.

Trainingstipp

Diese Übung eignet sich in Variante 1 und 2 bestens zum »Cool-down« nach oberkörperlastigen Trainingseinheiten. Man kann sie aber auch während einer Nordic-Walking- oder Laufeinheit einbauen. Mit Sicherheit wird die Cardioeinheit dadurch in ihrer Qualität nicht gefährdet. Die Übung ist aber auch bestens geeignet, um nach einem langen Bürotag die eingefallene, verkürzte Brustseite aufzuspannen und sich aufzurichten.

» In Schulterhöhe eingehängt, bietet das Seil Bewegungmöglichkeiten in alle Richtungen.

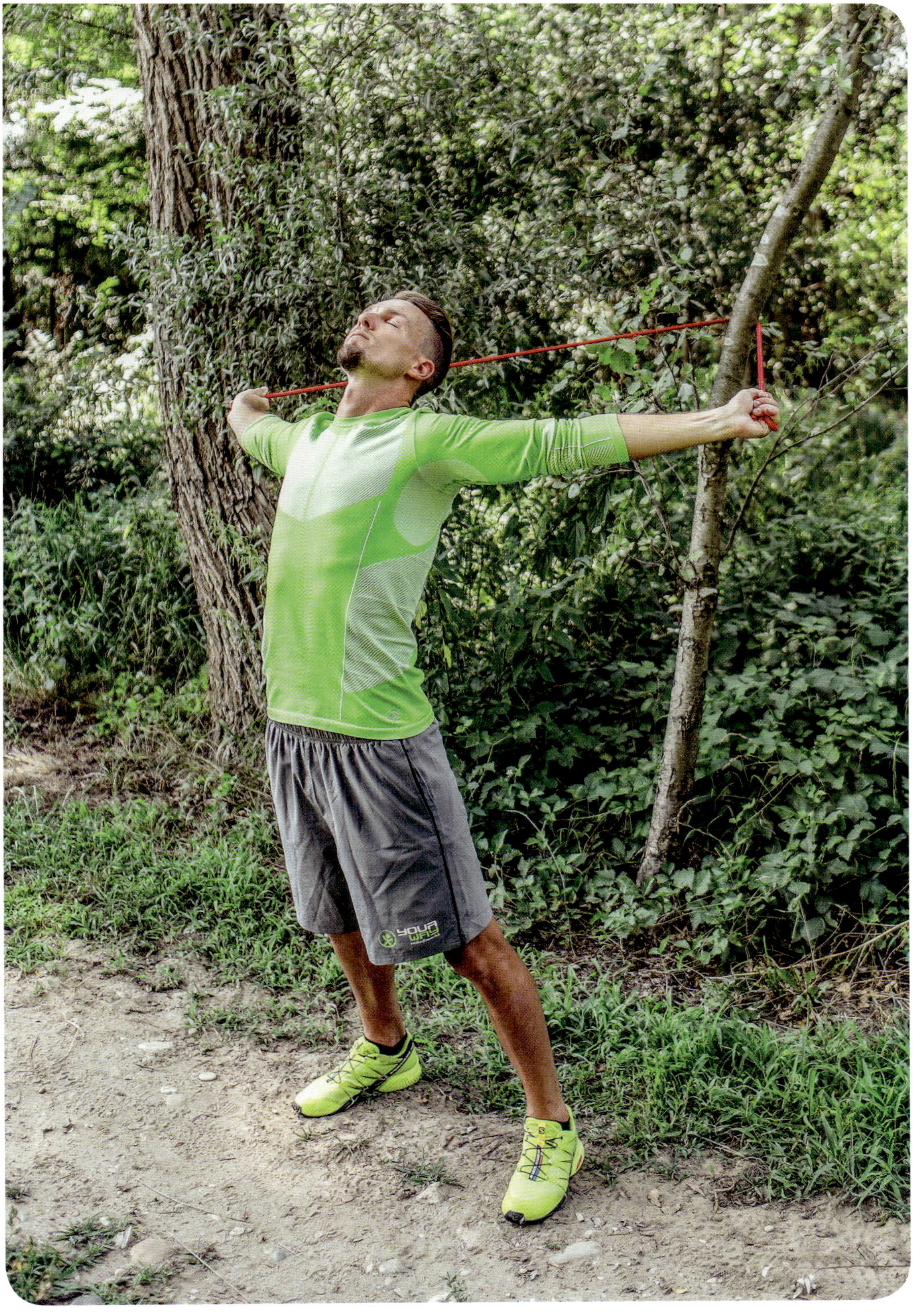

»Zieh dich wieder gleich«

Ausführung: Bei dieser Übung werden Dysbalancen im Körper ausgeglichen und »gradegezogen«. Befestige wieder das Seil an einem Baum, Geländer oder etwas Ähnlichem dieses Mal auf Bauchhöhe. Nimm wieder ein Seilende in jede Hand und richte dich mit Blick zur Seilbefestigung aus. Streck beide Arme nach oben aus, leg die Oberarme an die Ohren und geh nun mit den Beinen rückwärts, bis der ganze Oberkörper unter Zug ist. Drehe die Daumen zueinander und rotiere die Schulter nach innen. Nun streck dein Gesäß nach hinten, alles ist nun aufgespannt. In der zweiten Endposition ziehst du dein Kinn zur Brust und richtest Wirbel für Wirbel deines Rückens maximal nach oben auf: Mach einen »Katzenbuckel«.

Variante 1: Verharre in beiden Endpositionen

Variante 2: Drehe in beiden Endpositionen die Hände so, dass die Daumen nach außen zeigen. Spiele zusätzlich mit deinem Becken: Zieh abwechselnd einmal die rechte, dann die linke Gesäßhälfte nach hinten und spanne so noch mehr jede einzelne Seite auf.

Variante 3: Lass dich in der gestreckten Endposition federnd nach unten durchhängen.

Trainingstipp

Auch diese Übung wird dich nach einer harten Oberkörper-Trainingseinheit besser und schneller regenerieren lassen. Außerdem ist sie eine perfekte Mobilisations- und Entspannungsübung nach langen statischen sportlichen und Alltagsbelastungen

» Oben: Geh in der Streckung von einer Hohlkreuzposition in den Katzenbuckel über und zurück.
» Unten: Fühl dich frei, in der Streckung unterschiedliche Positionen auszuprobieren, alles ist erlaubt und nichts ist falsch ...

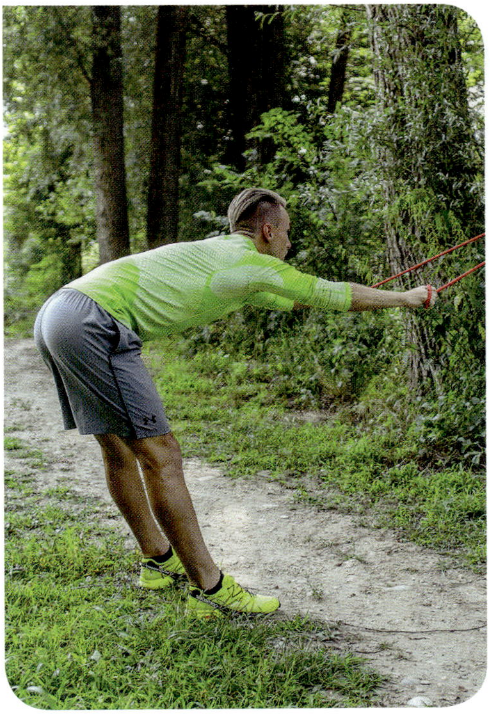

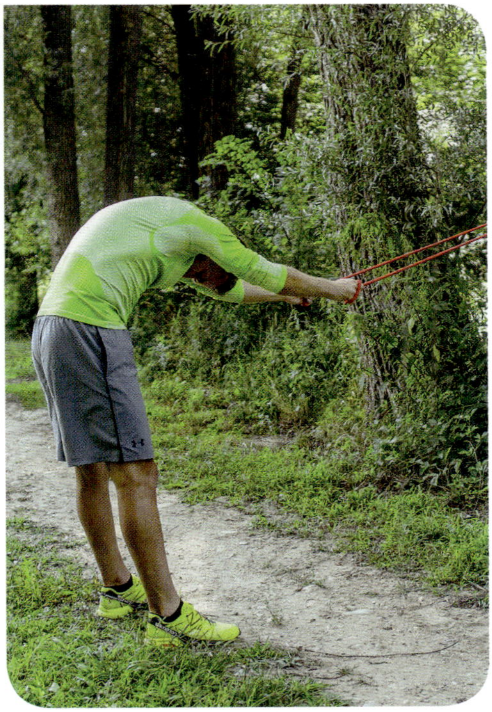

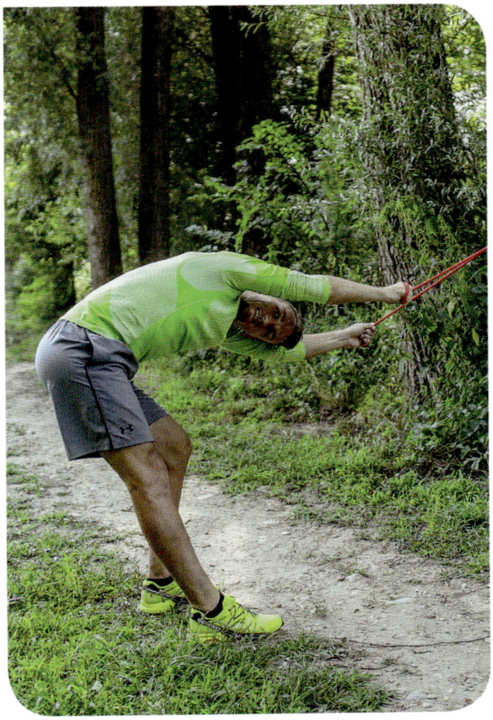

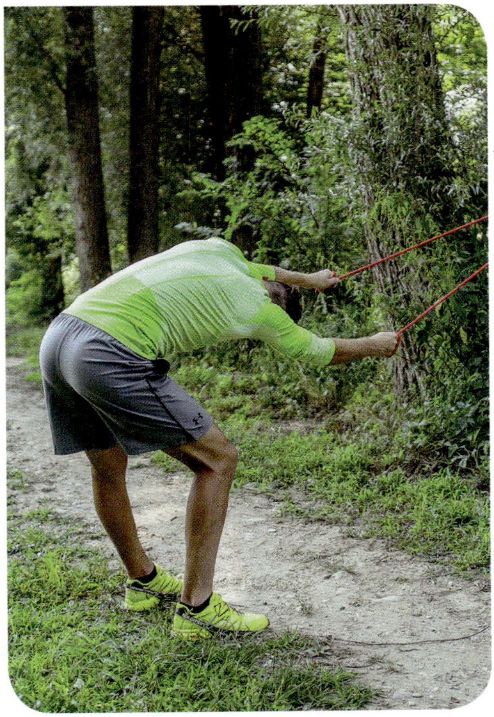

Spring dich gesund und fit

Training lebt von der Reizsetzung. Trainiert man fortwährend dasselbe, erreicht man schnell ein Plateau und bleibt auf diesem stehen. Um einen Umbau der Strukturen und dadurch eine Leistungsverbesserung zu erzielen, ist es notwendig, den Körper immer wieder neuen und unterschiedlichen Reizen auszusetzen. Springen ist so ein Reiz und, wie wir ja inzwischen wissen, eine der Grundbewegungsarten, denn auch Laufen ist nichts anderes als Springen. Mit dem Seil zur Hand lassen sich Sprünge schnell und einfach ins Training integrieren. Da wir die Faszie trainieren wollen, geht es bei diesen Sprüngen um federnde, lockere, kurze, weiche und leise Sprünge.

Ausführung: Nimm das Seil so, dass ca. 30–40 cm davon auf dem Boden aufliegen; die Unterarme bilden einen 90-Grad-Winkel zum Körper. Beim Seilspringen kannst du deiner Fantasie freien Lauf lassen: beidbeinig, einbeinig rechts oder links, laufend, zweimal rechts, zweimal links usw. – variiere, so viel du kannst.

Variationsmöglichkeiten: Du kannst das Seil auch zweimal pro Sprung durchziehen oder von vorne über den Kopf nach hinten schwingen; auch dabei kannst du wieder mit verschiedenen Sprungvarianten experimentieren. Wer sich anfangs mit dem Seil noch schwertut, lässt es weg und simuliert mit den Armen den Schwung des Seils.

Trainingstipp

Die Sprünge kannst du zwischen zwei Kraftübungen einschieben oder während eines lockeren Dauerlaufs oder einer Nordic-Walking-Einheit. Fasziale Strukturen erholen sich bei einer Pausensetzung sehr schnell. 30 Sekunden können schon ausreichend sein. Das Seilspringen kann bei einem längeren Dauerlauf so eine Pause sein.

Jeder ist als Kind einmal Seil gesprungen, viele haben es wieder verlernt. Versuch es doch einfach wieder einmal. Wenn es zu Beginn mit dem Seil zu schwer ist, mach die Sprünge einfach ohne Seil und schwinge mit den Händen mit.

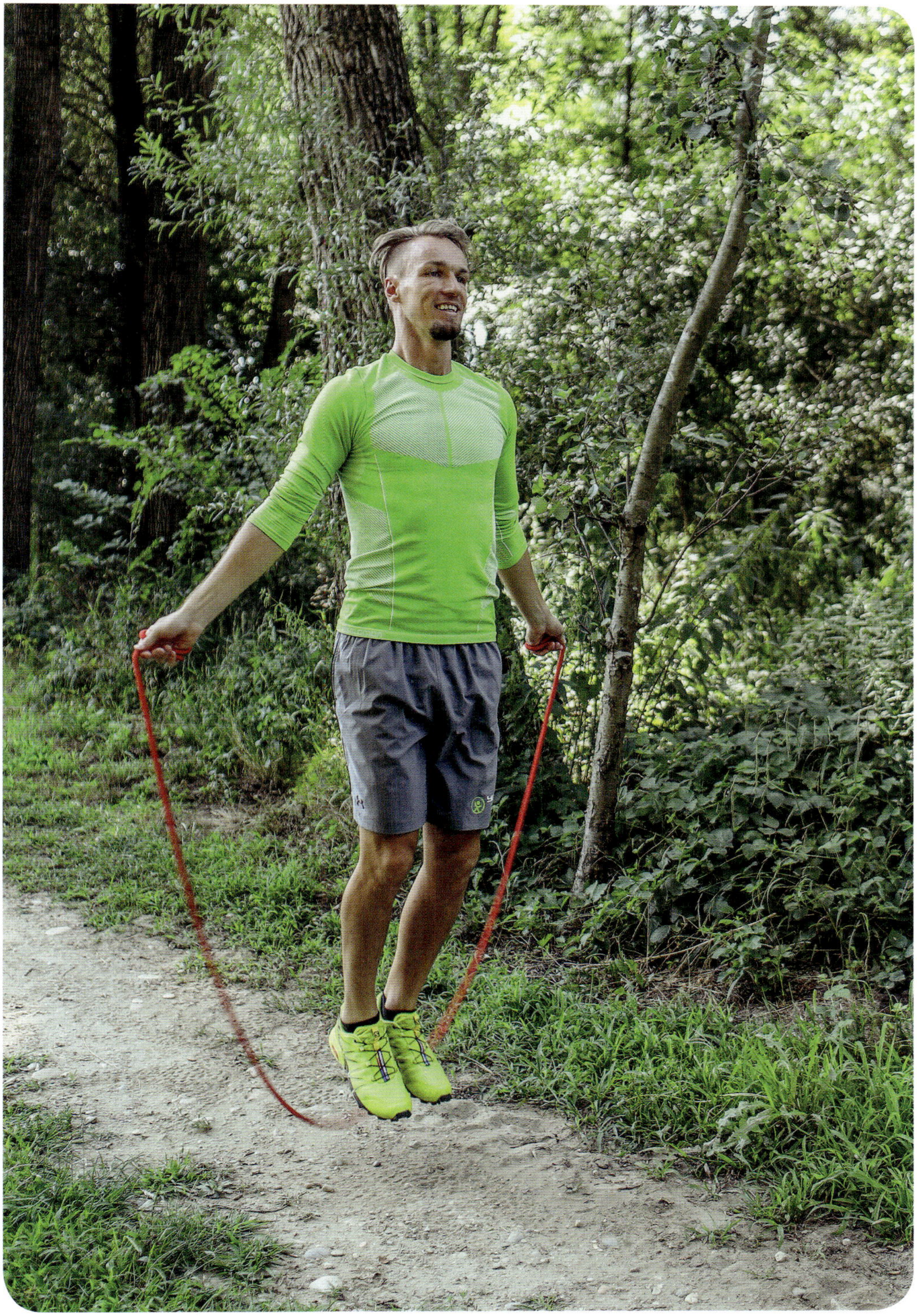

Verneige dich vor dir selbst

Ausführung: Leg das Seil viermal zusammen, nimm es hinter deinen Körper und halte es auf Zug. Zieh das Kinn zur Brust und roll dich langsam Wirbel für Wirbel nach vorne ein. Dabei bleiben beide Beine gestreckt. Gleichzeitig ziehen die Hände das Seil über den Rücken nach oben hin bis zum Anschlag. Es darf ruhig ein wenig ziehen, richtige Schmerzen sollten aber nicht entstehen. Immer an das »Wohlweh« denken.

Variante 1: Halte die Endposition.

Variante 2: Versuche, einmal die linke und einmal die rechte Hand höher zu ziehen. Gleichzeitig neige den Oberkörper in die gleiche Richtung. So erweiterst du deinen Bewegungsradius noch mehr.

Variante 3: Federe mit den Händen ganz locker hinter dem Rücken nach oben. Wippe im Rhythmus auch aus dem unteren Rücken heraus mit dem Oberkörper auf und ab.

Trainingstipp

Auch diese Übung ist perfekt geeignet, um nach dem Training oder nach langen Sitzbelastungen Dysbalancen auszugleichen. Gerade für Büroarbeiter ist sie darum ideal. Besonders gut ist diese Übung bei Belastungen des vorderen Schulterbereichs z. B. beim Schwimmen, Radfahren und Ähnlichem.

» Durch den Zug am Seil erhältst du einen anderen Kraftmoment als ohne und kannst dich noch weiter in die Endposition ziehen.

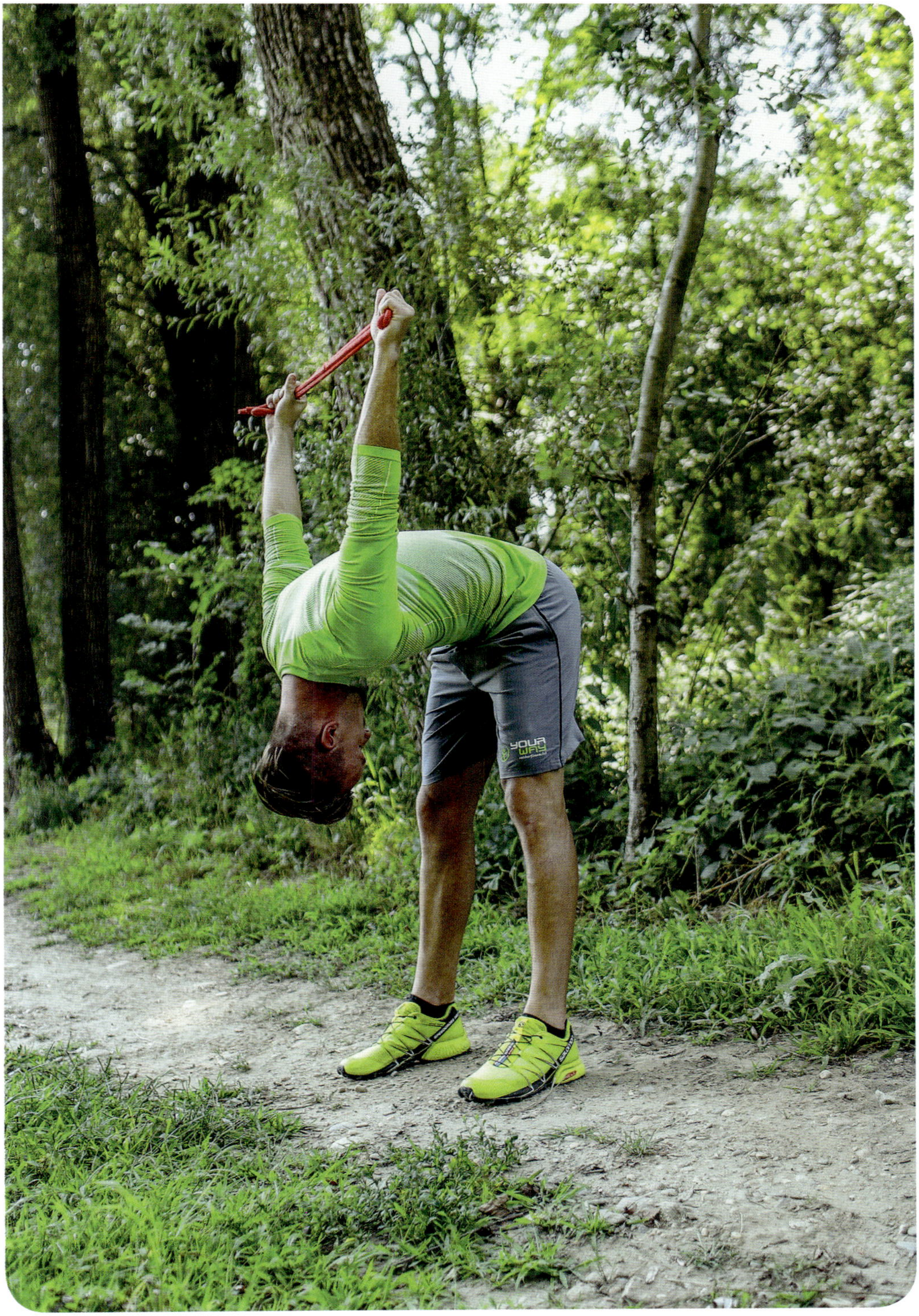

Streckerkette aufspannen

Ausführung: Such dir während deiner Outdooreinheit eine Sitzgelegenheit. Es kann eine Wiese, der Waldboden, ein liegender Baumstamm oder etwas Vergleichbares sein. Der direkte Kontakt zur Natur ist hier gewünscht. Sollte es nass sein, geht beispielsweise auch eine Parkbank. Geh in den Langsitz: Beide Beine werden gestreckt, das Seil wird einmal zusammengelegt und um die Fußsohlen geschlungen. Zieh das Kinn zur Brust und den Oberkörper langsam Richtung Knie in die Endposition, so weit du kannst. Die Knie bleiben dabei gestreckt.

Variante 1: Verharre in der Endposition, bis der Zug nachlässt. Lass kurz locker und setze noch einmal nach. Nun solltest du noch ein Stück weiter nach vorne kommen.

Variante 2: In der Endposition versuche, abwechselnd die rechte und die linke Schulter nach vorne in Richtung Knie zu ziehen. Dabei darf sich auch der Oberkörper leicht seitlich krümmen.

Variante 3: Federe aus dem unteren Rücken heraus in Richtung Beine.

Variante 4: Versuche, in der maximal aufgespannten Position ein Bein gestreckt weiter als das andere gegen das Seil zu schieben (siehe unteres Foto). Dadurch kippt das Becken in der Längsachse und die Lendenwirbelsäule wir seitwärts mobilisiert.

Trainingstipp

Hier handelt es sich um eine eher regenerative Übung nach allgemeiner körperlicher oder statischer Belastung. Wie schon erwähnt, dürfen solche Übungen aber auch während einer sanfteren Trainingseinheit als kurze Pausensetzung gemacht werden.

Oben: Durch das Ziehen am Seil und die Oberkörperneigung bringst du die Streckerkette unter Zug.

Unten: Versuche, durch das Vorschieben eines Beins eine Beckenkippung und damit Lendenwirbelsäulenmobilisation zu erreichen.

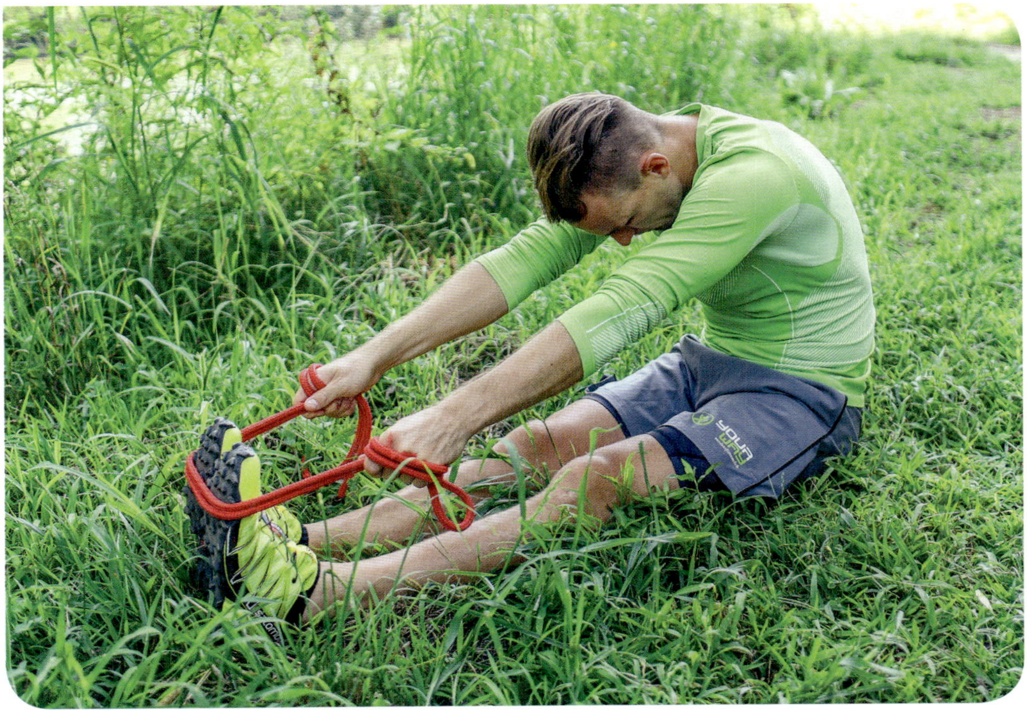

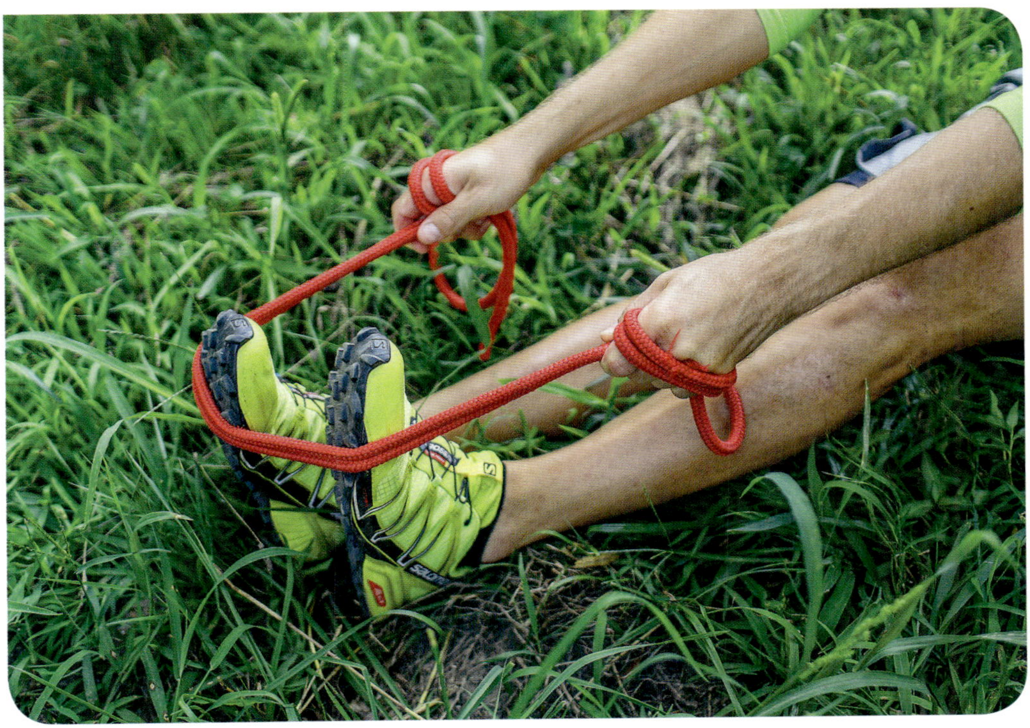

Zug Oberschenkelrückseite

Ausführung: Begib dich in Rückenlage – wenn es geht, auf Naturgrund. Nimm das Seil doppelt und schlinge es um einen Vorfuß. Halte das Bein gestreckt Richtung Himmel, so gerade wie nur möglich. Das zweite Bein bleibt gestreckt am Boden liegen. Nun zieh das angehobene Bein in Richtung Oberkörper, bis es nicht mehr geht. Ein leichter »Wohlfühlschmerz« darf sein.

Variante 1: Verharre, bis der Dehnungsschmerz in dieser Bewegungsamplitude nachlässt. Lass dann kurz locker und zieh dann noch einmal. Du solltest dann das Bein noch ein wenig mehr Richtung Oberkörper bewegen können.

Variante 2: Zieh unter dieser Zugbelastung langsam das Knie in Beugung Richtung Brust. Achte dabei darauf, dass der Zug auf den Vorfuß von oben kommt. Geh wieder in die Endposition mit gestrecktem Bein und verweile kurz darin.

Variante 3: Federe in der zweiten Endposition das Knie zum Oberkörper.

Trainingstipp

Diese Übung eignet sich gut nach Trainingsbelastungen, die vor allem den hinteren Oberschenkelbereich betreffen. Das sind viele Sportarten mit »Stop and Go«-Belastungen wie Tennis, Badminton, Fußball, Handball, aber auch lange Lauf- und Radeinheiten. Auch nach langem »Nichtbewegen« kann diese Übung gut sein – sie hilft, sich selbst wieder zu spüren.

» Oben: Zuerst zieh das Bein gestreckt so weit wie möglich Richtung Kopf.

» Unten: Bring mit dem Seil Zug auf die Fußsohle und ziehe das Knie in Richtung Brust. Nun kommt Zug auf die Oberschenkelrückseite.

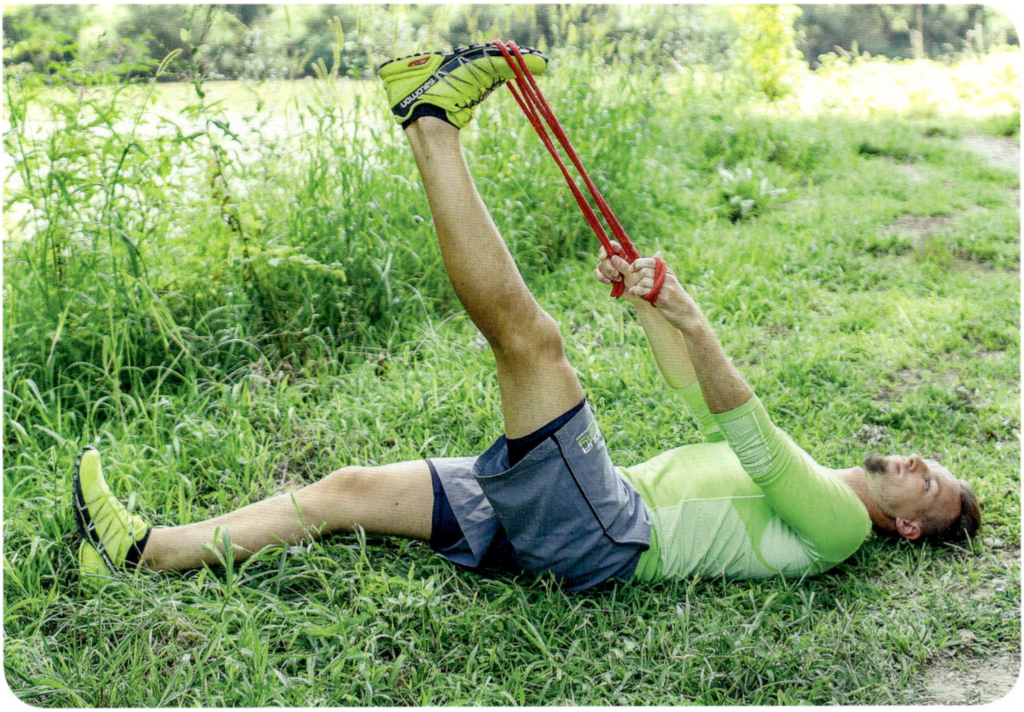

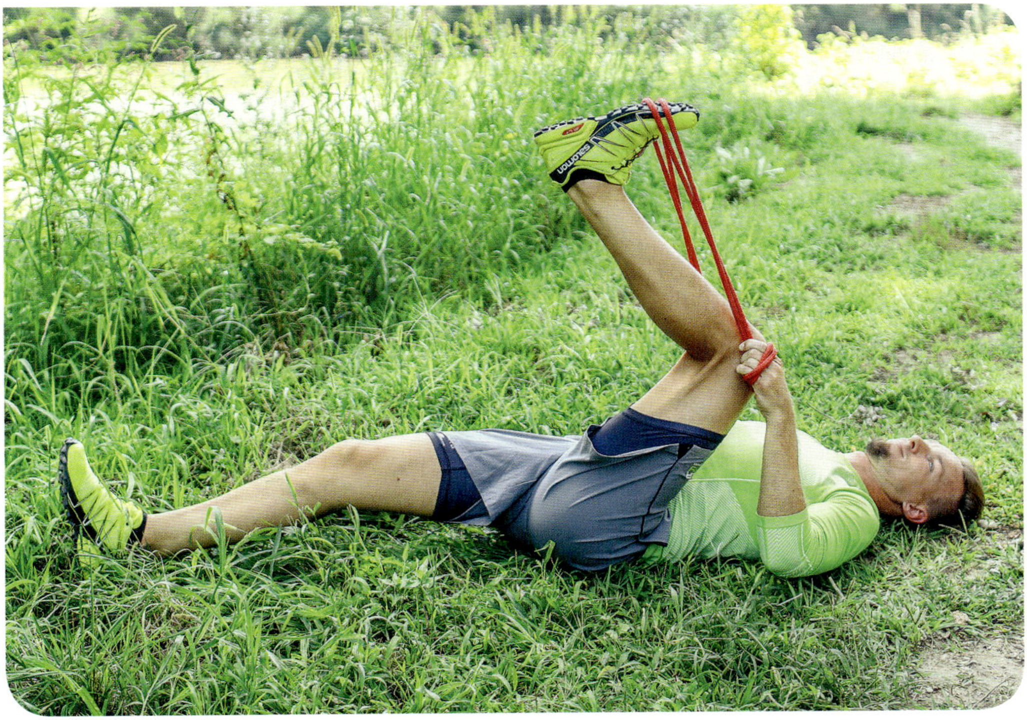

Beinzug nach außen

Ausführung: Bei dieser Übung agierst du in Rückenlage, am besten in der Natur – spüre, rieche und genieße die Umgebung. Das Seil nimmst du doppelt und legst es um einen Vorfuß. Beide Beine sind gestreckt, das Seil hältst du auf derselben Seite in der Hand, auf der es um den Fuß gelegt ist. Schultern und Kopf bleiben am Boden. In dieser Position ziehst du den Fuß bodennah seitlich am Körper entlang kopfwärts, so weit es geht. Das ist die Endposition. Nun nimm die freie Hand und ziehe sie gestreckt über den Kopf bis zum Erreichen der maximalen Bewegungsfreiheit. Im Anschluss daran nimm das Seil in die andere Hand und zieh das Bein über das andere hinweg auf die andere Seite und nimm die andere Hand gestreckt über den Kopf.

Variante 1: Verweile in beiden Endpositionen, bis der Zug nachlässt, lass kurz locker und zieh dann noch einmal zum maximalen Bewegungsanschlag nach.

Variante 2: Federe in der Endposition.

Variante 3: Falls sich die freie Hand in der Luft befindet und in der Endposition nicht den Boden berührt, federe mit dieser Richtung Boden und spüre die kettige Verbindung bis in den Gesäßbereich hinein.

Trainingstipp

Dies ist eine wunderbare Übung für aktive Regeneration oder als Zwischenstation bei sanften Trainingseinheiten. Du wirst deine myofaszialen Verbindungen spüren und somit ein Verständnis für deren kettiges Zusammenspiel entwickeln. Probiere es einfach aus.

» Oben: Achte darauf, dass beide Schultern am Boden bleiben.
» Unten: Die Übung wird zu beiden Seiten ausgeführt.

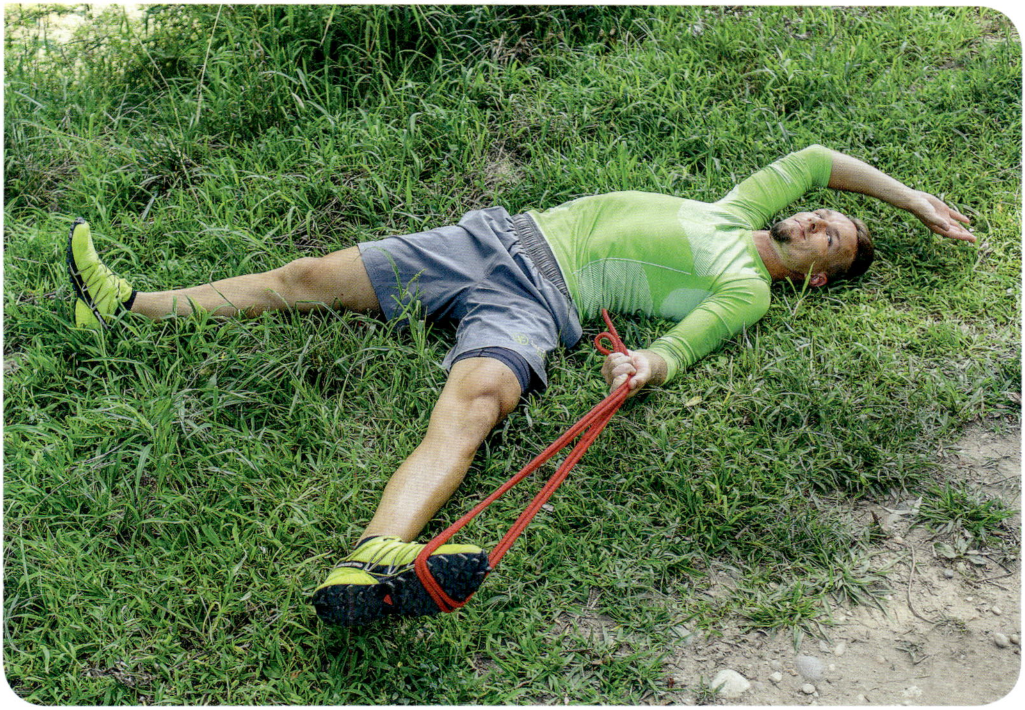

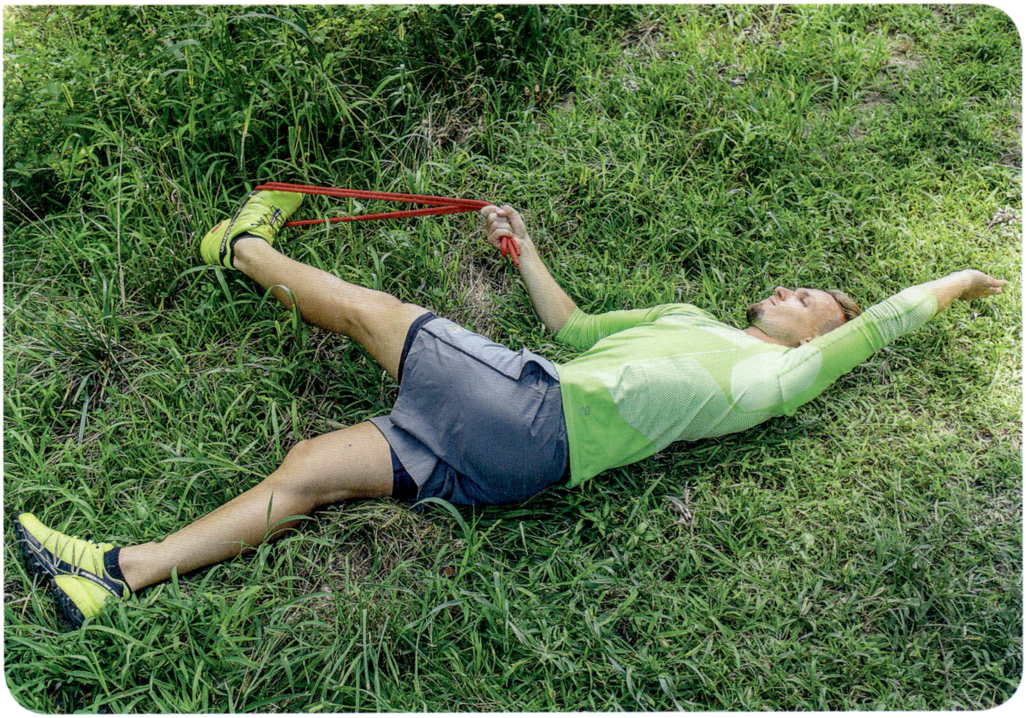

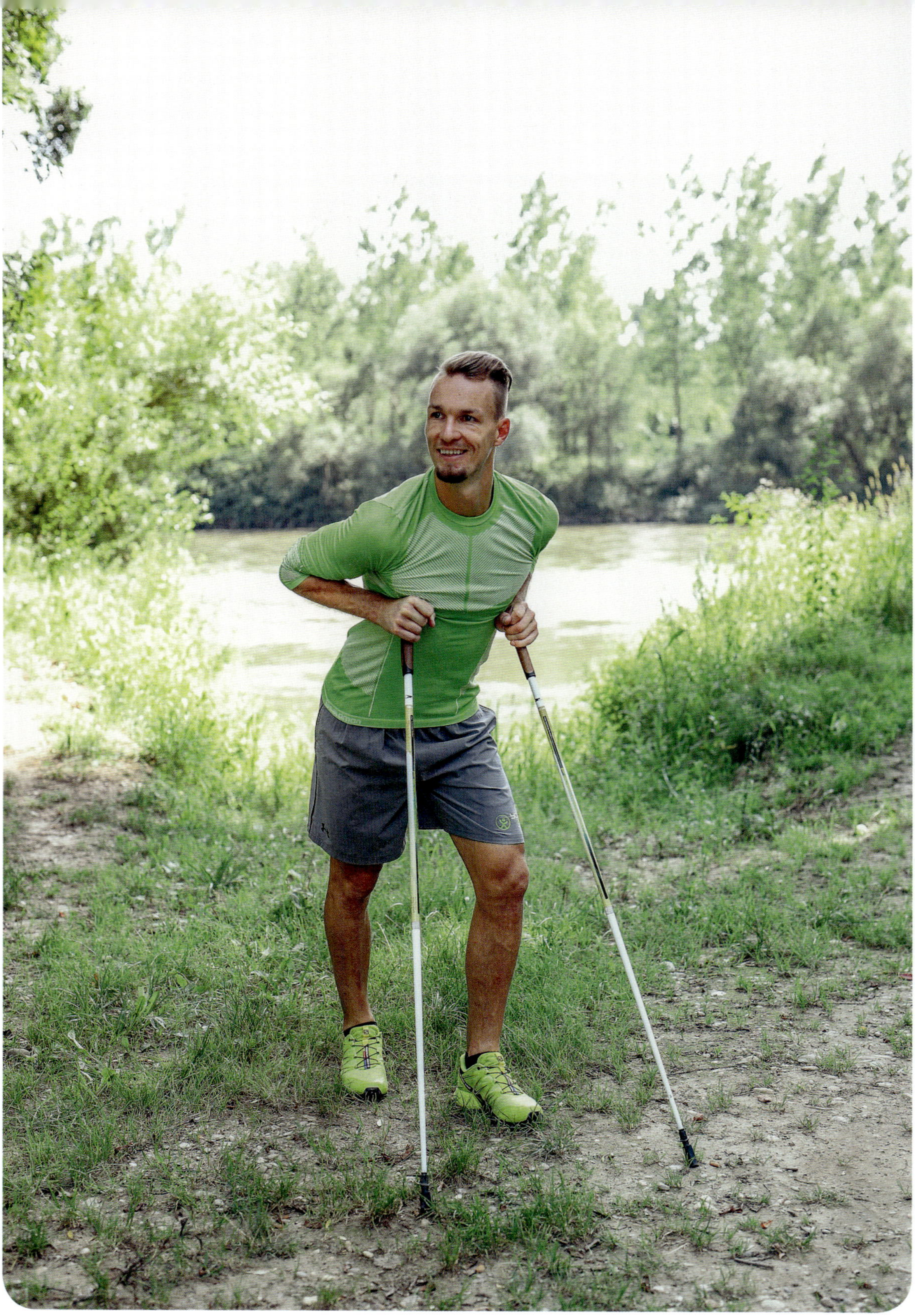

Üben mit dem Stab

Ein weiteres einfaches Trainingshilfsgerät für das Faszientraining im Freien ist ein Stock (z.B. Nordic-Walking-Stock), Stab oder ähnliches. Er ermöglicht dir durch die starre Verbindung beider Hände neue Bewegungsradien für Zug- und Druckübungen. So einfach, so effizient ist das Training – spüre es selbst!

Ähnlich wie mit dem Seil können wir durch den Einsatz eines Gymnastikstabs Strukturen besser aktivieren, Vorspannung erzeugen und zusätzlich den Körper passiv noch weiter in einen Bewegungsanschlag führen, als ohne Gerät möglich wäre.

Du fragst dich vielleicht, ob du hier spezielles Equipment kaufen musst. Keine Sorge, du brauchst hier keine teure Spezialanfertigung. Du darfst getrost in die Trickkiste greifen. Wir sprechen von Outdoor-Einheiten, und hier kannst du beispielsweise den Nordic-Walking-Stock, einen Schi- oder Tourenstock bestens zweckentfremden. Ist man ohne solch ein Gerät unterwegs, z. B. läuferisch, findet man in jedem Waldstück einen Holzstock, der sich eignet.

Bei den Stabübungen handelt es sich wieder um Mobilisierungsübungen, die sich bestens vor, während oder nach einer Einheit ins Training integrieren lassen. Auch bei diesen Übungen sind Varianten 1–3 möglich (siehe Variante 1–3 bei den Seilübungen auf Seite 49).

Die Ausführungsdauer und Wiederholungszahl bestimmst du selbst. Versuche, auf deinen Körper zu hören – er wird dir sagen, was ihm und damit dir guttut. Ein kleiner Tipp noch zu den Stab- und Seilübungen. Wähle einen Ort aus, der für dich Ruhe, Ausgleich, Schönheit und Wohlbefinden bedeutet. Das kann ein schöner Platz im Wald auf einer Lichtung sein, aber auch z. B. ein Ort mit einer Aussicht von oben auf die Landschaft. Automatisch wird die Einheit neben einem körperlichen auch einen geistigen Trainingseffekt erzeugen. Du wirst energiegeladen mit einer inneren Balance nach Hause kommen. Es tut gut, einen Blick und ein Gefühl für die Schönheit deiner Umgebung zu entwickeln.

Begrüße den Tag

Ausführung: Stell dich stabil und aufrecht hin und nimm den Stab in beide Hände. Die Hände sind etwa eine Schulterbreite voneinander entfernt. Baue Druck auf, indem du so tust, als wolltest du den Stab zusammenschieben. So aktivierst du die Streckerkette. Behalte diese Spannung während der gesamten Übung bei.

Nun führe den Stab in dieser Position Richtung Boden. Rolle den Rücken Wirbel für Wirbel beginnend von unten nach oben ein; ganz zuletzt zieh das Kinn Richtung Brust. Nun lass dich in der Endposition hängen – erlaube deinem eigenen Körpergewicht, dich nach vorn zu ziehen. Danach roll dich wieder langsam auf, der Stab wird dabei körpernah nach oben geführt. Streck die Arme nun nach oben hinten. Dabei aktivierest du deine Mitte: Zieh den Bauchnabel ein und spanne das Gesäß an; den Druck der Hände am Stab erhältst du aufrecht. Schieb das Becken nach vorne und spanne deine Vorderseite bogenartig auf: Das ist die zweite Endposition.

Bei der zweiten Wiederholung versuche, dich aktiv noch weiter in die Endpositionen »hineinzuziehen« und noch ein wenig mehr Bewegungsumfang zu erreichen. Bei der dritten Wiederholung federst du in die Endposition hinein. Dabei kommt in der unteren Position die Bewegung aus dem unteren Rücken, in der aufrechten Position aus dem Becken.

Trainingstipp

Die Stabübungen sind im Allgemeinen für alle Alters- und Leistungsklassen sowie Sportarten eine geeignete Variante zur Mobilisation, als Warm-up oder Cool-down ... Natürlich eignen sie sich auch als Ausgleichsübungen für »Nichtbeweger«.

Oben: Versuche immer, den Stab leicht zusammenzuschieben. Dadurch kommt es automatisch zu einer myofaszialen Vorspannung im Schulter- und Rückenbereich.

Unten: Richte deinen Blick immer dorthin wo der Stab ist, denn wo die Augen hinsehen, geht der Kopf hin und in Richtung der Kopfneigung erhöht sich automatisch auch die Körperspannung.

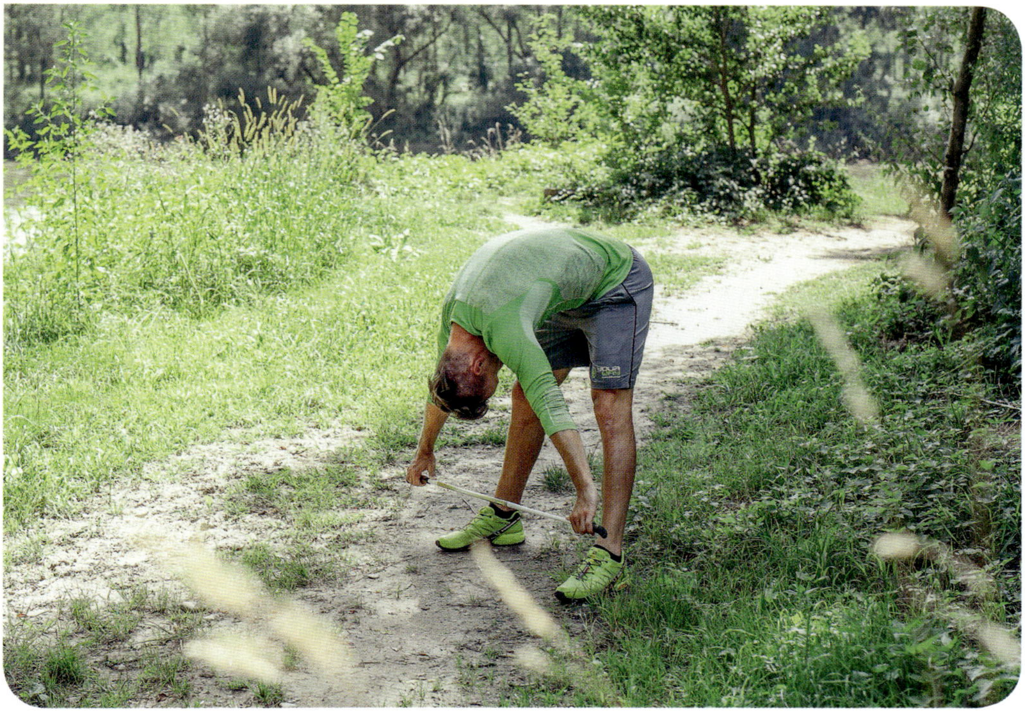

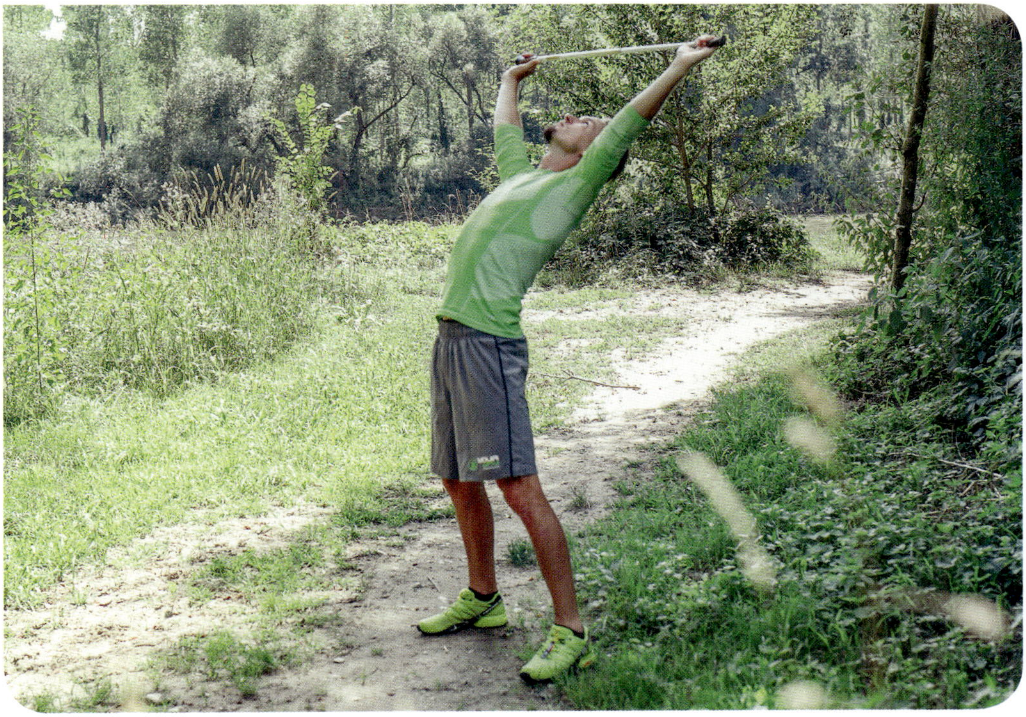

Dreh dich wieder grade

Ausführung: Stell dich stabil und aufrecht hin. Nimm den Stab in beide Hände, den Griff etwa schulterbreit, und schiebe ihn mit leichtem Druck zusammen. Aktiviere deine Mitte, indem du den Bauchnabel einziehst und das Gesäß anspannst. Jetzt dreh deinen Oberkörper zur Seite und lass ihn und die Arme mit dem Stab nach unten hängen. Aus dieser Position drehst du dich nun langsam auf die gegenüberliegende Seite und richtest dich dabei auf. Dabei streckst du die Arme wieder in den Himmel und so weit wie möglich hinter den Kopf. Aus dieser Position heraus richtest du deinen Blick in Richtung der hinteren Hand und lässt dann den Kopf und den Körper in die Rotation bis zum Anschlag folgen. Verweile in der Position und mache dann dieselbe Bewegung nach links zur anderen Seite. Nach 2–3 Wiederholungen führst du die Bewegung mit kleinen federnden Drehungen in die Endposition aus. Versuche beim ersten Mal, dich eher passiv nach unten hängen zu lassen. Beim erneuten Üben versuche dann, aktiv so weit wie möglich in Richtung Boden und in die Drehposition im Stehen zu kommen. Es verbessert sich auch der Radius, wenn du versuchst, mit der Hand, die sich vor dem Körper befindet, die andere Hand mit dem Stab nach hinten zu schieben.

Trainingstipp

Auch diese Übung ist ein Allrounder und eignet sich für Nicht-Sportler ebenso wie für Sportler aller Leistungsklassen und Niveaus.

» Oben: Wieder solltest du versuchen, den Stab leicht zusammenzuschieben. Lass dich seitlich nach unten hängen, später übe aktiven Zug nach unten aus.

» Unten: Hier schiebt die rechte Hand die linke aktiv nach hinten. Der Blick ist wieder dahin gerichtet, wo der Oberkörper hin möchte.

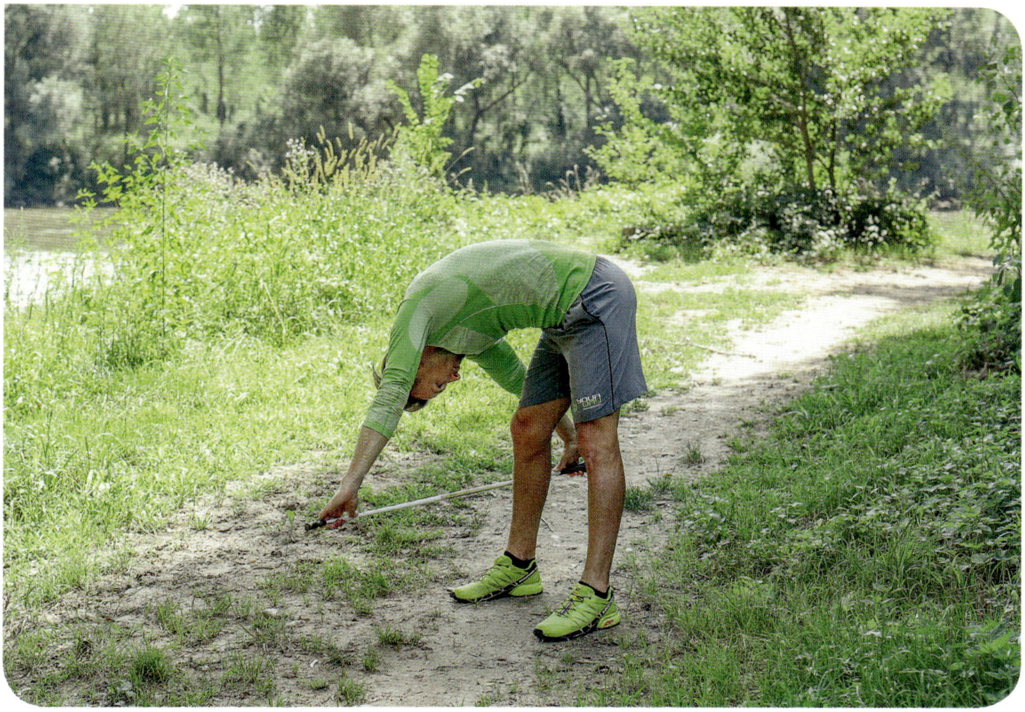

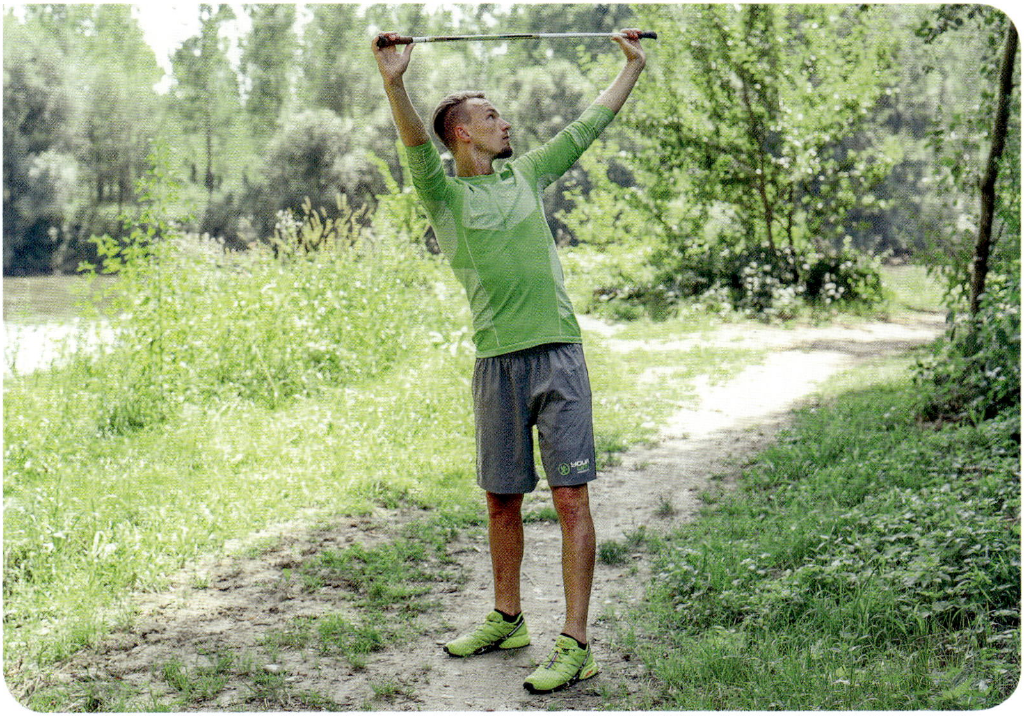

Krümm dich wieder aufrecht

Ausführung: Stell dich stabil und aufrecht hin, zieh den Bauchnabel ein und spann das Gesäß an. Nimm den Stab in beide Hände, mit etwa einer Schulterbreite Abstand zwischen den Händen, und baue Druck auf, als wolltest du den Stab zusammenschieben. Streck die Arme nach oben über den Kopf. Führe nun langsam den Oberkörper nach links bis zum Bewegungsanschlag. Versuche ganz bewusst, den Brustkorb seitlich nach außen zu strecken. Bleibe in dieser Position, solange du das Bedürfnis danach hast.

Führe dann die Übung zur anderen Seite aus. Nach ein paar Wiederholungen – die Anzahl bestimmst du selbst – versuchst du, in kleinen Amplituden in die Endposition hineinzuwippen. Es ist wichtig, die Spannung im Zentrum zu halten (Bauchnabel einziehen und Gesäß anspannen). So ist die Wirbelsäule in der Seitbewegung gesichert und Verletzungen können vermieden werden.

Trainingstipp

Mit den ersten drei Stabübungen hast du die Wirbelsäule um alle Achsen bewegt: Beugen-Strecken, Rotation und Seitneigung. Alle gelenkigen Verbindungen wurden so in der vollen Bewegungsamplitude durchmobilisiert. Die Wirbelsäule hat 150 gelenkige Verbindungen und diese »ernähren« sich von Bewegung – es empfiehlt sich also, diese drei Übungen regelmäßig zu machen, um den Garanten unserer aufrechten Haltung gesund zu erhalten.

» Der Stab wird wieder von beiden Händen »zusammengeschoben« und durch das Drücken der oberen Hand auf die untere wird der Bewegungsradius vergrößert.

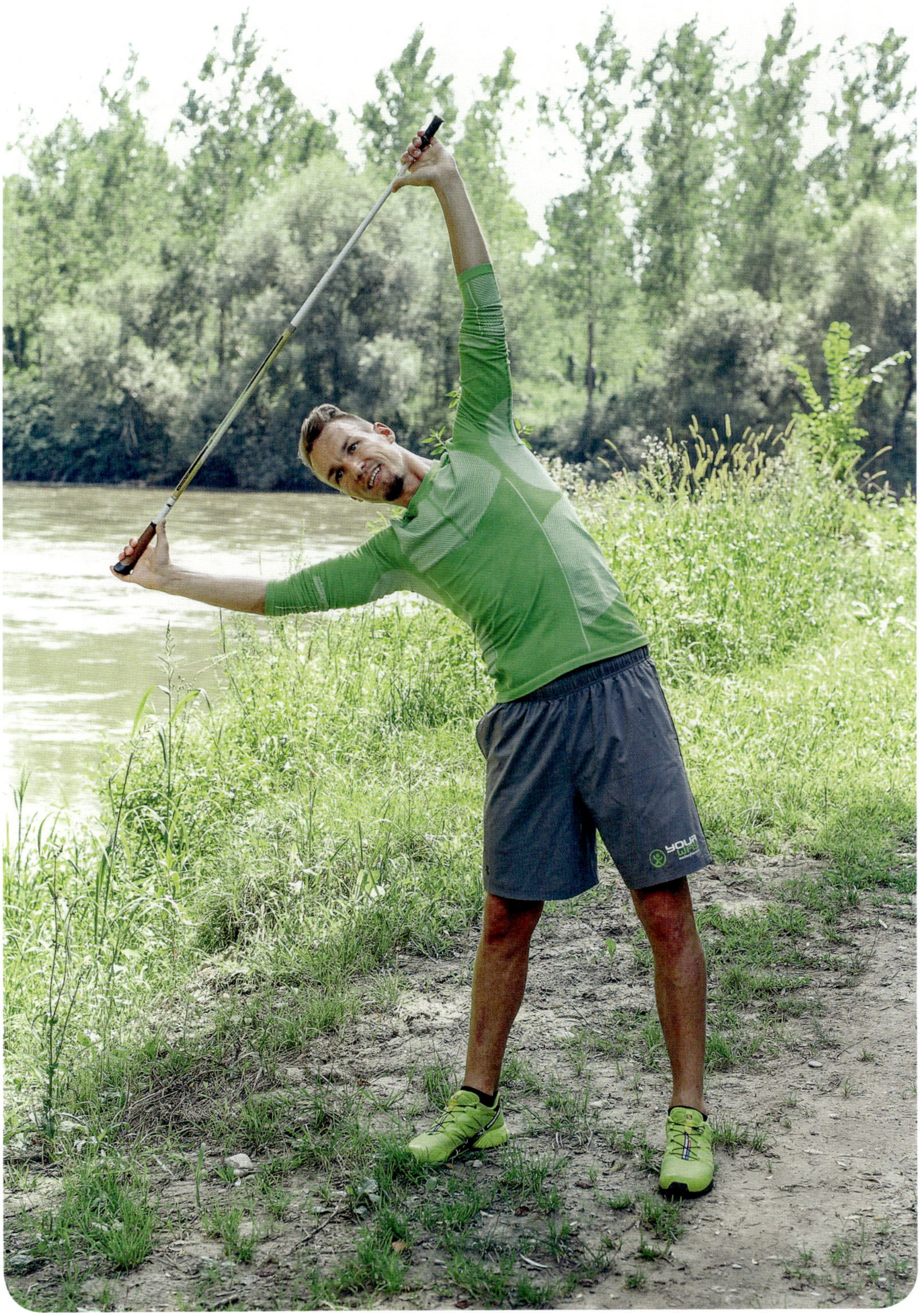

Schulterblätter-Date

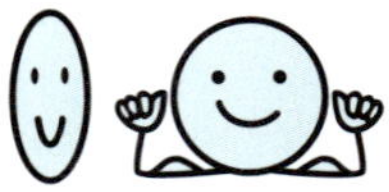

Ausführung: Bei dieser Übung ist die Ausgangsposition eine Kniebeuge. Strebe eine Kniebeugung von 90 Grad an. Der Rücken bleibt gestreckt. Das erreichest du am besten durch eine Beckenkippung nach vorne, gleichzeitig streckst du das Gesäß weit nach hinten, als ob du dich auf einen Sessel setzen wolltest. Lehne den Oberkörper mit gestrecktem Rücken nach vorne. Die Arme hängen gerade nach unten, die Hände umfassen den Stab wieder etwa schulterbreit fest und schieben ihn leicht zusammen. Nun ziehst du in dieser Position den Stab zur Brust. Beide Ellbogen zeigen weit nach außen und die Schulterblätter werden dabei zusammengeführt. Die Schulter selbst bleibt dabei in neutraler Position – nicht hochziehen!

Solltest du mit der Ausgangsposition Schwierigkeiten haben und nach hinten fallen, stell die Fersen erhöht auf, z. B. auf eine leichte Hanglage. Wer zusätzlich die Beine kräftigen möchte, geht in eine tiefe Kniebeuge und hält die Position dort.

Trainingstipp

Diese Übung hat nicht nur mobilisierende Wirkung, sondern auch kräftigende. Richte daher auch die Aufmerksamkeit auf die Atmung. Beim Hochziehen des Stabes solltest du ausatmen. Für jede Kraftübung hat Gültigkeit: Beim Überwinden eines Widerstandes ausatmen, beim Nachgeben einatmen. Zusätzlich kannst du die myofasziale Rückenkette mittrainieren, wenn du in der Endposition (Stab vor der Brust) den Oberkörper hebst und wieder senkst. Achtung: dabei in der Hocke bleiben!

- Oben: Um die richtige Anfangsposition zu erreichen, ist es wichtig, mit dem Gesäß weit nach hinten zu gehen. Dadurch kommt es zu einer Streckung im Rücken. Erleichtern kannst du das, indem du eine Stelle suchst, wo die Fersen leicht erhöht stehen.
- Versuche die Ellbogen seitlich und hoch zu halten. In der Endposition sollten sich die Schulterblätter treffen.

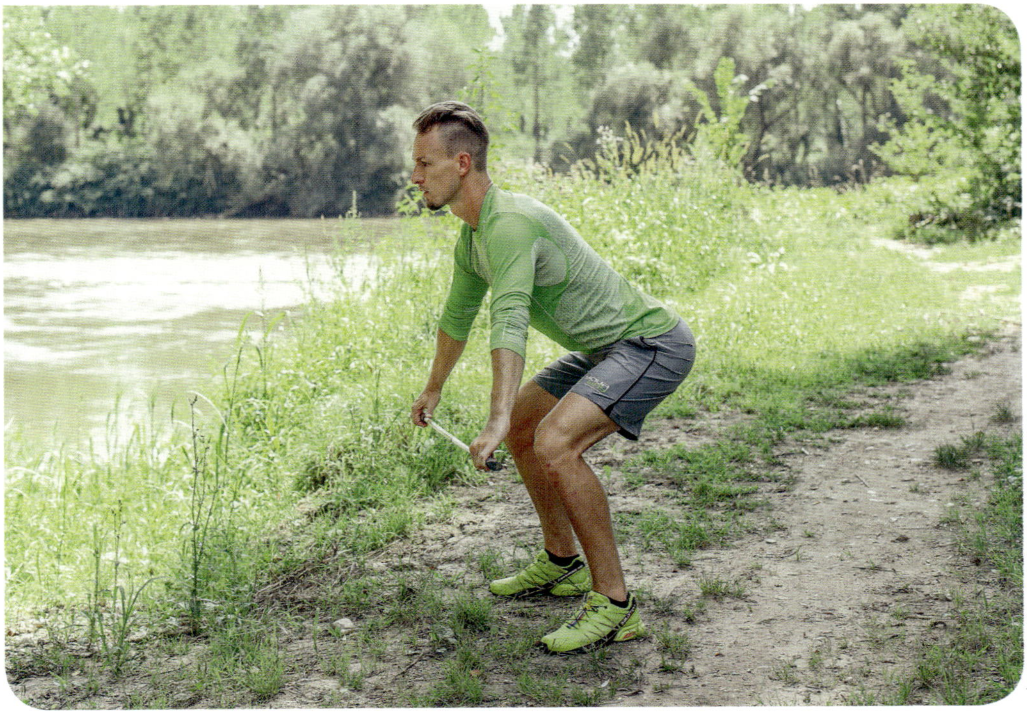

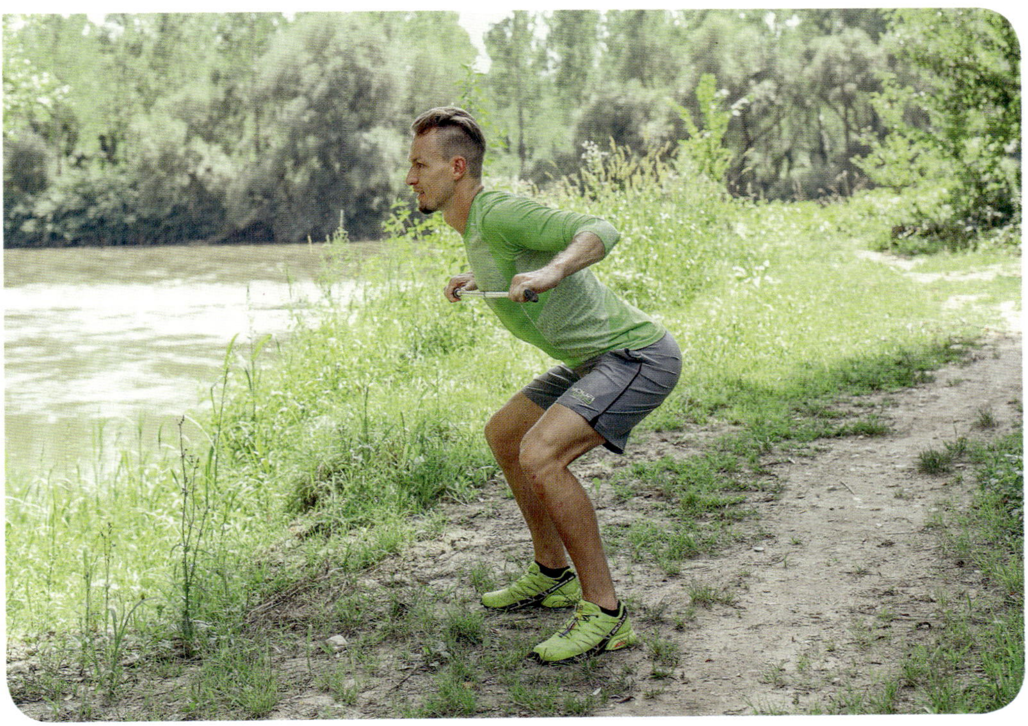

Schulterblätter-Lift

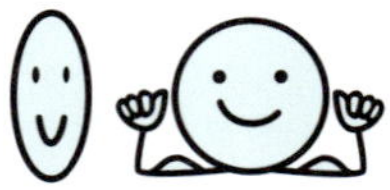

Ausführung: Stell dich stabil und gerade hin und spann die Bauchmuskeln und das Gesäß an. Streck die Arme nach oben über den Kopf und halte den Stab in beiden Händen. Baue Druck auf, indem du versuchst, den Stab zusammenzuschieben. Versuche in dieser Position, die Schulterblätter so weit wie möglich aktiv nach unten zu ziehen; das ist die eine Endposition. Danach ziehst du die Schulterblätter so weit wie möglich nach oben (zweite Endposition) Achte darauf, die Arme gestreckt zu lassen. Bei dieser Übung geht es darum, die Schulterblätter zu mobilisieren und die myofaszialen Züge, welche sie bewegen, gezielt anzusteuern und zu kräftigen.

Zusätzlich kannst du beim Hochschieben der Arme auch auf die Zehenspitzen gehen und die Position kurz halten, beim Runterziehen der Arme stelle die Füße wieder ab. So kommt es zu einer Spannungssituation in der gesamten Rückenkette.

Trainingstipp

Beim modernen Menschen sind die meisten Schulterblattstabilisatoren abgeschwächt und werden wenig mit Bewegung bedient. Vor allem durch langes Sitzen fallen die Schulterblätter nach vorne und haben kaum Spannung nach hinten und unten. Rückenschmerzen im Brustwirbelsäulenbereich sind häufig die Konsequenz. Für »Vielsitzer« sind diese und das Schulterblätter-Date ein Muss.

- Oben: Schiebe die Hände soweit möglich in die Höhe und über den Kopf. Den Stab halte dabei unter Druck nach innen.
- Unten: Zieh nur mit den Schulterblättern die Arme soweit wie möglich nach unten. Achte auf die Aktivierung in der Mitte – Bauchnabel und Gesäß sind angespannt!

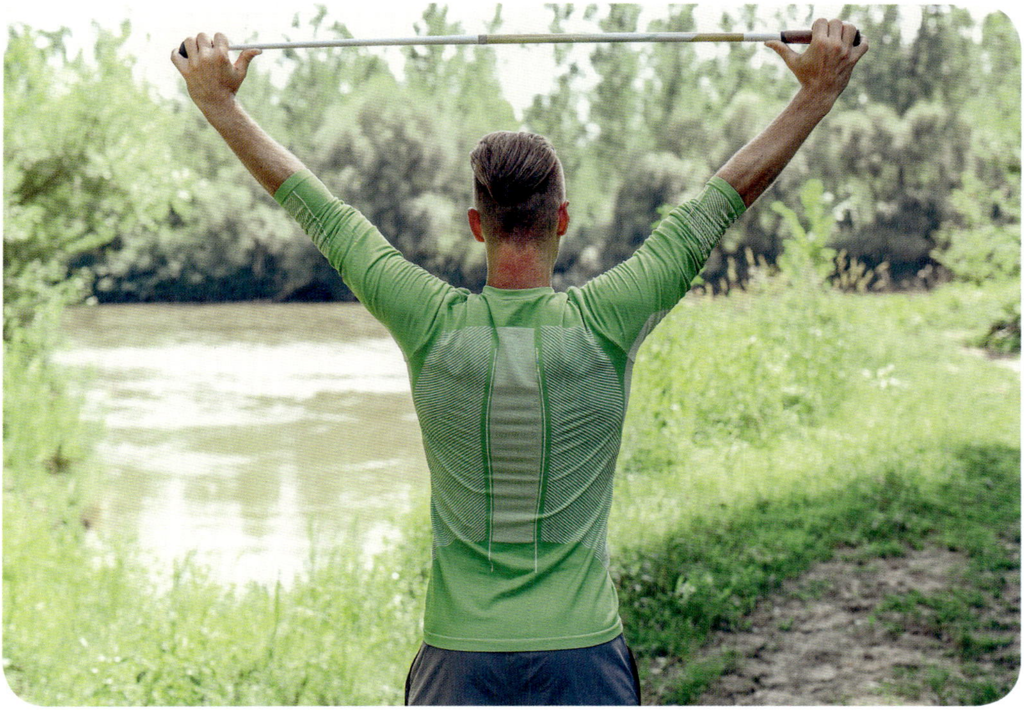

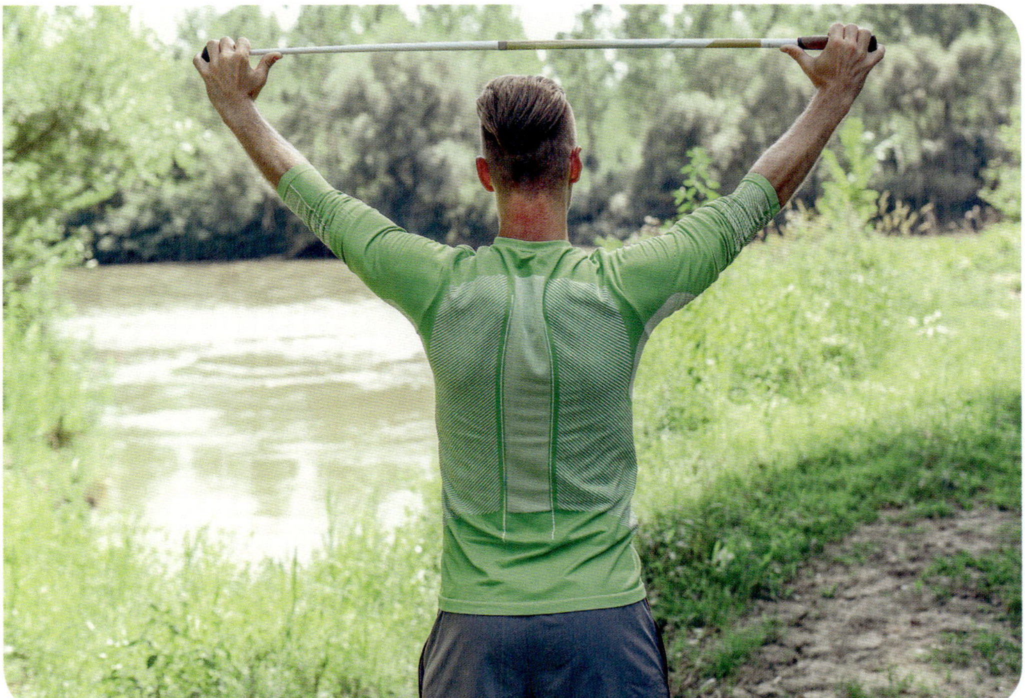

Scharniere schmieren in Arm und Schultergürtel

Ausführung: Geh in den aufrechten Stand. Fasse den Stab mit beiden Händen und baue leichten Druck auf, indem du versuchst, ihn zusammenzuschieben. Spanne Bauch- und Gesäßmuskulatur an. Führe langsam den Stab wie einen Satelliten um den Kopf. Tu dies zu Anfang ganz langsam, bis du die Bewegung sauber ausführen kannst, ohne den Oberkörper mitzubewegen oder die Arme zu weit vom Kopf zu entfernen – dann kannst du schneller werden. Führe die Bewegung in beide Richtungen aus. Achte darauf, dass der Kopf keine Ausweichbewegungen macht. Dabei wird das Schultergelenk in alle Achsen durchbewegt und somit mobilisiert.

Trainingstipp

Bei dieser Übung geht es um Mobilisation und somit die innere Ernährung von nicht durchbluteten Strukturen wie Gelenkskapsel, Bändern und Knorpel. Es ist eine perfekte Übung zum Aufwärmen für schulterlastige Sportarten mit Über-Kopf-Belastungen wie Schwimmen, Handball, Volleyball, Tennis, aber auch Gewichtheben u. Ä.

Der Stab wird gegen den Uhrzeigersinn um den Kopf rotiert. Dabei ist es wichtig, mit dem Oberkörper und Kopf keine Ausweichbewegungen zu machen.
Die Bewegung sollte ausschließlich aus dem Schultergürtel kommen.

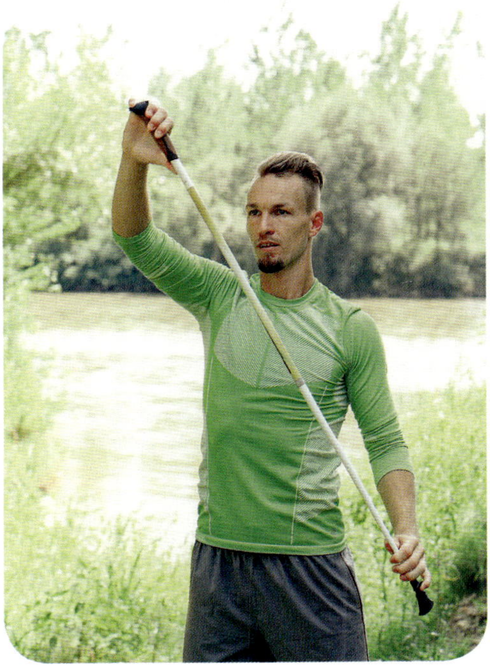

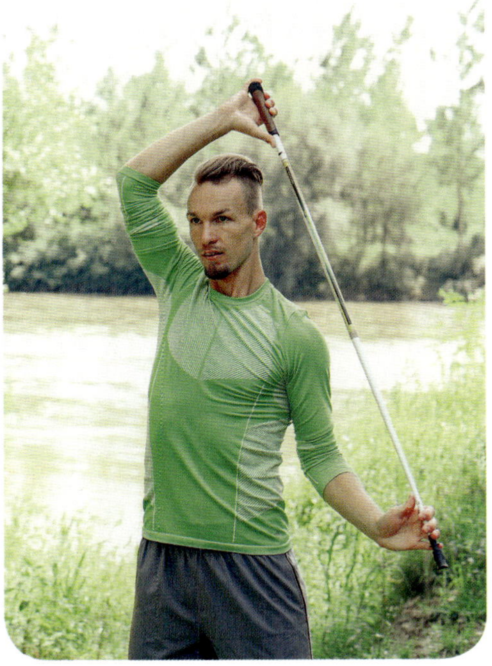

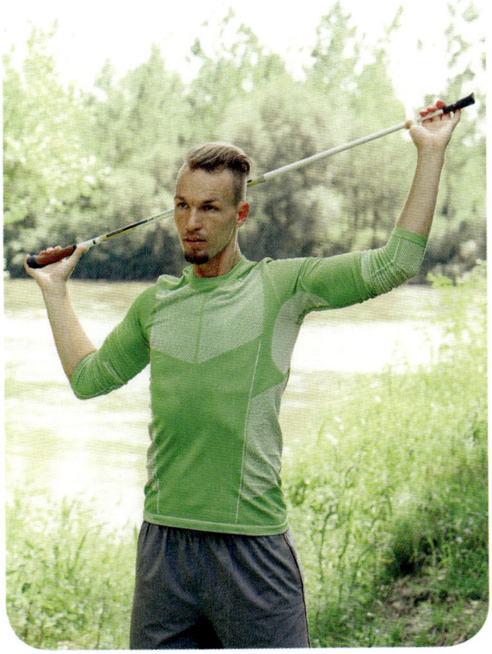

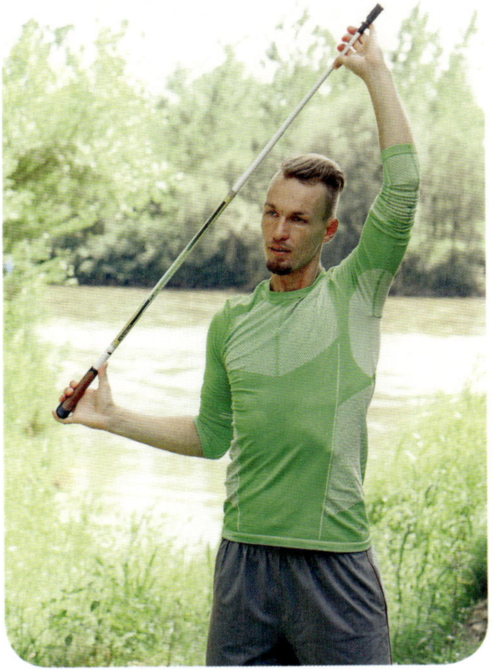

Urposition finden

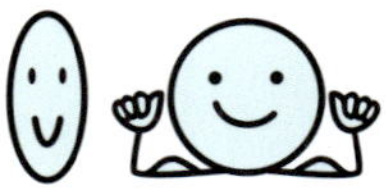

Ausführung: Du stehst aufrecht, Bauchmuskulatur und Gesäß sind angespannt. Den Stab hältst du in beiden Händen; baue Druck auf, indem du ihn leicht zusammenschiebst. Die Arme hängen am Körper herunter. Die Füße stehen etwas über Hüftbreite auseinander, die Zehenspitzen zeigen leicht nach außen. Geh nun in eine Tiefkniebeuge (archaische Hocke). Gleichzeitig führst du die Arme mit dem Stab nach oben – erhalte dabei den Druck in den Händen aufrecht. Richte dich dann aus der Hocke wieder in den geraden Stand auf und nimm die Arme währenddessen wieder nach unten.

Durch die Tiefkniebeuge bringst du die Kniegelenke in eine maximale aufgeklappte Position. Somit werden die Knorpel in Bereichen mit Druck versorgt, wo sonst so gut wie nie welcher stattfindet – das ist sehr wichtig, schließlich lebt der Knorpel von Druck. Alle Gelenkbänder kommen auf Zug und der Beckenboden wird maximal aufgespannt. Gleichzeitig muss die Streckerkette (Körperrückseite) myofasziale Arbeite leisten. Du wirst selbst spüren, an wie vielen Stellen die Übung ansetzt.

Trainingstipp

Falls du bei der Tiefkniebeuge Probleme hast, das Gleichgewicht zu halten, und nach hinten fällst, stell dich im Gelände so auf, dass deine Fersen erhöht stehen, z. B. auf einer Wurzel, bergauf, auf einer Bordsteinkante oder Ähnlichem.

» In der tiefen Hocke ist der Oberkörper in einer maximal gestreckten Position, der Unterkörper ist in allen Gelenken in einer endgradigen Beugung.

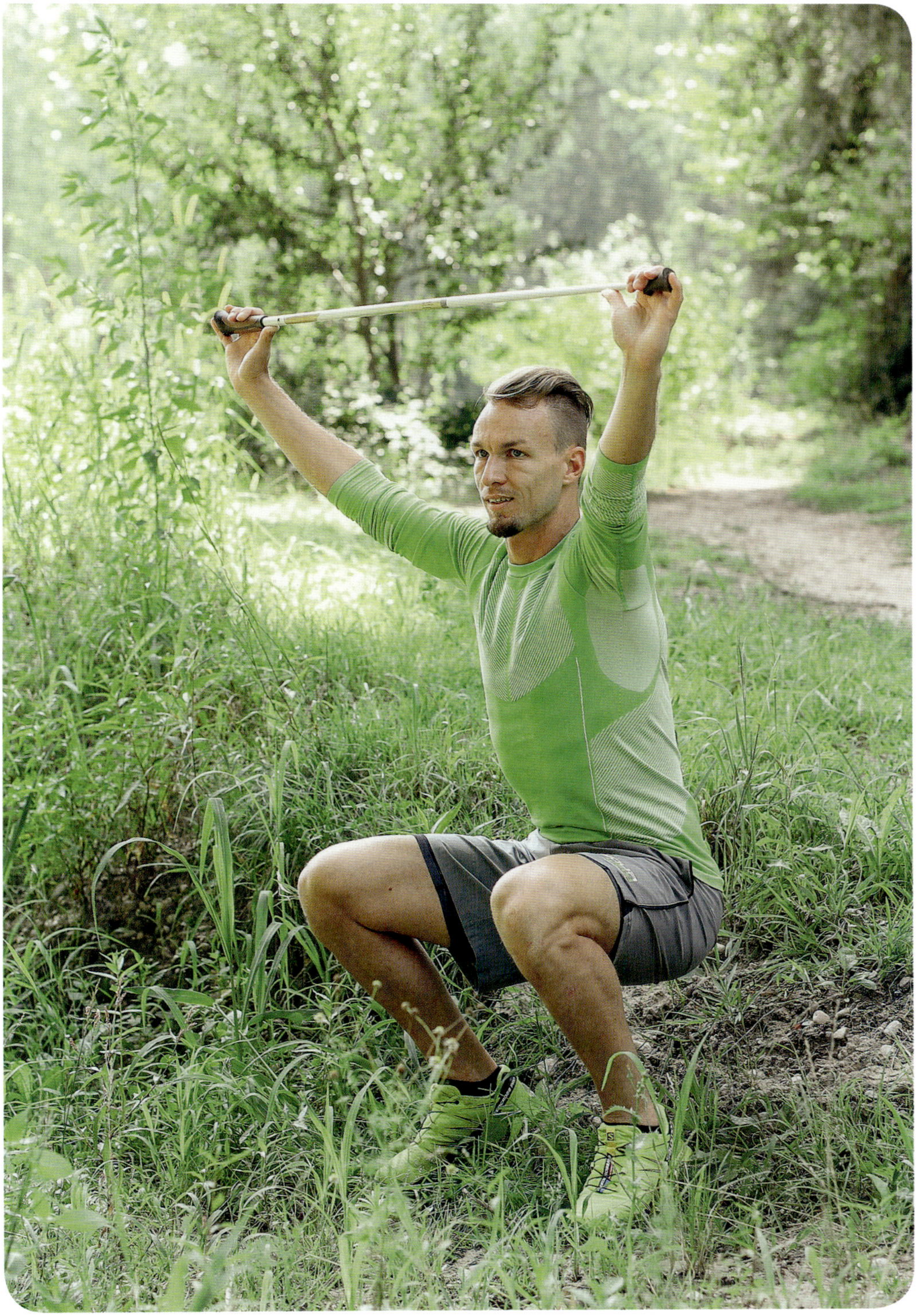

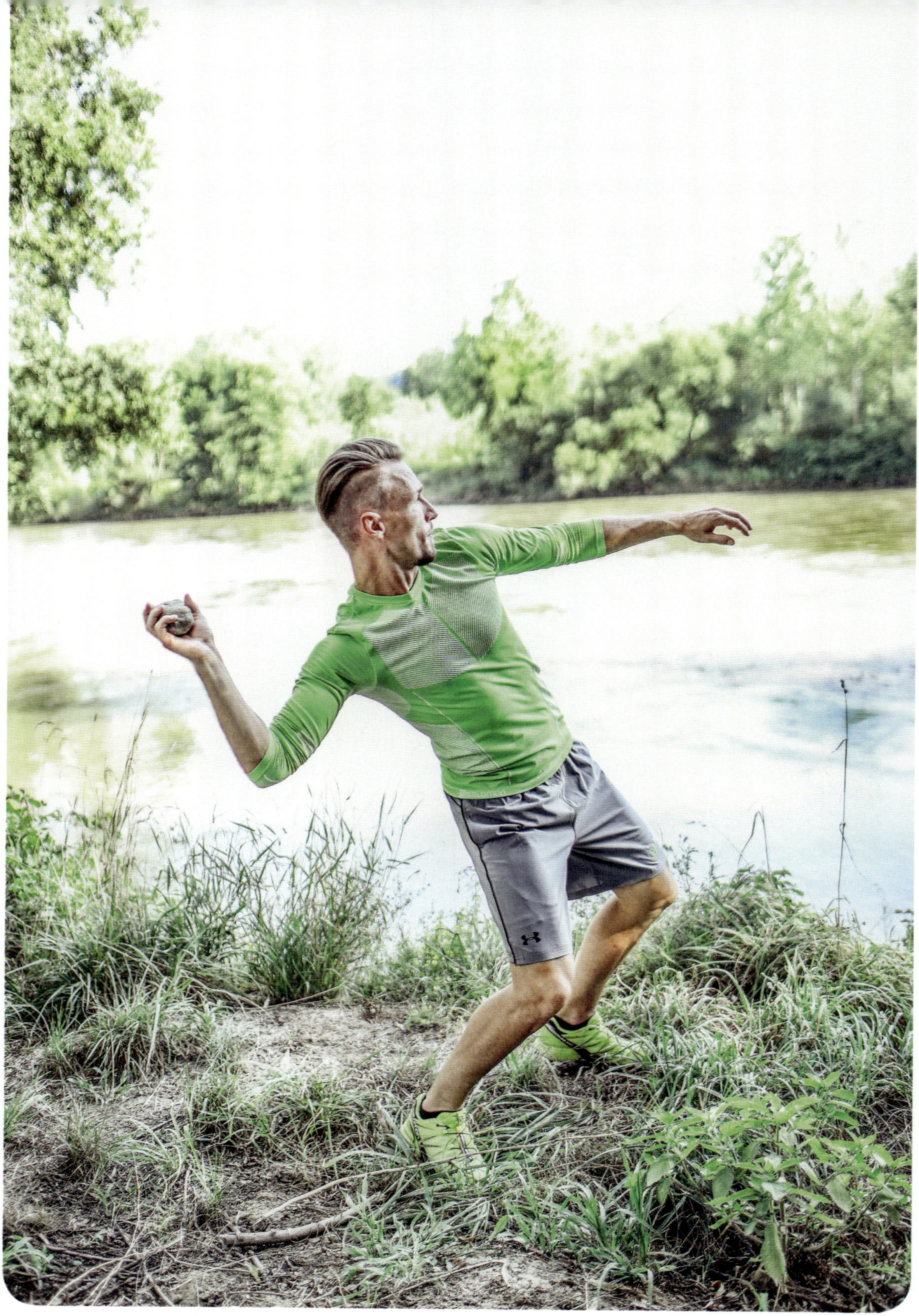

Üben mit dem Stein

Auch unser nächstes »Fitnessgerät« ist fast überall zu finden. Es kostet nichts und man braucht es nicht einmal mitzunehmen. Ein Stein bietet dasselbe wie Hanteln und Kettlebell: Gewicht und somit Widerstand. Einziger Unterschied ist ist die Griffmöglichkeit, und hier gibt es in der »Steinwelt« für jeden etwas passendes.

Es muss nicht immer Fitnessstudio sein, wenn das eigene Körpergewicht für diverse Trainingsübungen nicht mehr ausreicht. Mit diesem Kapitel wollen wir zeigen, dass man auch bei Zusatzgewichten kreativ sein darf. Es ist nicht notwendig, sich ins Fitnesscenter zu quälen, wenn man für diese Art Training nichts übrighat. Es gibt viele Möglichkeiten, zusätzlich Widerstand oder auch Beschleunigung zu erzeugen. Eine davon ist simpel und lässt sich sehr gut im Outdoor-Bereich umsetzen: das Training mit Steinen.

Dazu verwenden wir entweder Steine, die klein genug sind, um in einer Hand gehalten zu werden, oder größer und schwerer, so dass du beide Hände benötigst. Praktischerweise gibt es Steine fast überall – es sollte kein Problem sein, die richtigen Exemplare für dein Training zu finden.

Die Übungen fallen in den Faszientrainingsbereich des Federns (Laden und Entladen). Man kann sie sowohl in eine Ausdauereinheit integrieren wie auch als eigene Trainingseinheit durchführen.

Durch das Gewicht der Steine ist es möglich, die Winkelstellungen der Gelenke in die maximale Endposition zu führen.

Ein Stein ist ein Naturprodukt, speichert Wärme und somit Energie, die er an dich weitergibt. Ein Steintraining ist eine weitere Möglichkeit, sich wieder mit der Natur zu verbinden. Obendrein macht das Training auch großen Spaß – lass dich überraschen!

Wurfradius erweitern

Ausführung: Für diese Übung brauchst du einen Stein, der gut in einer Hand zu halten ist. Er sollte etwa die Größe einer Orange haben. Nimm ihn in eine Hand und mach mit dem diagonal entgegengesetzten Bein einen Ausfallschritt nach vorne, das Knie ist leicht gebeugt. Beginne nun, die Hand mit dem Stein nach hinten zu pendeln; gleichzeitig schiebst du das Becken nach vorn und streckst die Brust nach vorn. Das heißt: Auf der Seite, auf der du den Stein hältst, hast du über den gesamten Körper von Kopf bis Fuß eine Bogenspannung. Stell dir deinen Körper als Steinschleuder vor. Spanne deine Bänder, Sehnen und Muskeln vor.

Nun schwingst du mit der Steinhand kräftig nach hinten und lässt dich vom Gewicht des Steines in die maximale Endposition ziehen. Beim Schwingen nach vorne entlädst du die aufgebaute Vorspannung und atmest gleichzeitig aus. Fang den Schwung durch Federn im vorderen Bein ab, indem du ins Knie gehst. Danach lässt du die Steinhand durch das Gewicht nach hinten schwingen, streckst das vordere Bein durch und machst die nächste Wiederholung.

Wichtig ist es, beim Zurückschwingen wirklich das Gewicht des Steins arbeiten zu lassen und zusätzlich die Brust in die Gegenrichtung aufzuspannen, um den maximalen Katapulteffekt zu erreichen.

Trainingstipp

Diese Übung kann bei richtiger Ausführung einen tollen »Faszienkater« erzeugen. Lass dich davon nicht irritieren, er zeigt nur, dass du gut und richtig trainiert hast. Wir empfehlen, diese Übung nicht öfter als einmal pro Woche mit einer Wiederholungszahl zwischen 10 und 20 zu machen.

- Oben: Wenn die Hand nach hinten pendelt, versuche zusätzlich noch das Brustbein nach vorne zu drücken und spüre das mit der Hand auf der Brust. Damit erreichst du maximale Vorspannung
- Entlade die »Steinschleuder«, ohne den Stein loszulassen. Fang den Schwung mit einer Kniebeuge ab. Wichtig: Atme beim Entladen aus!

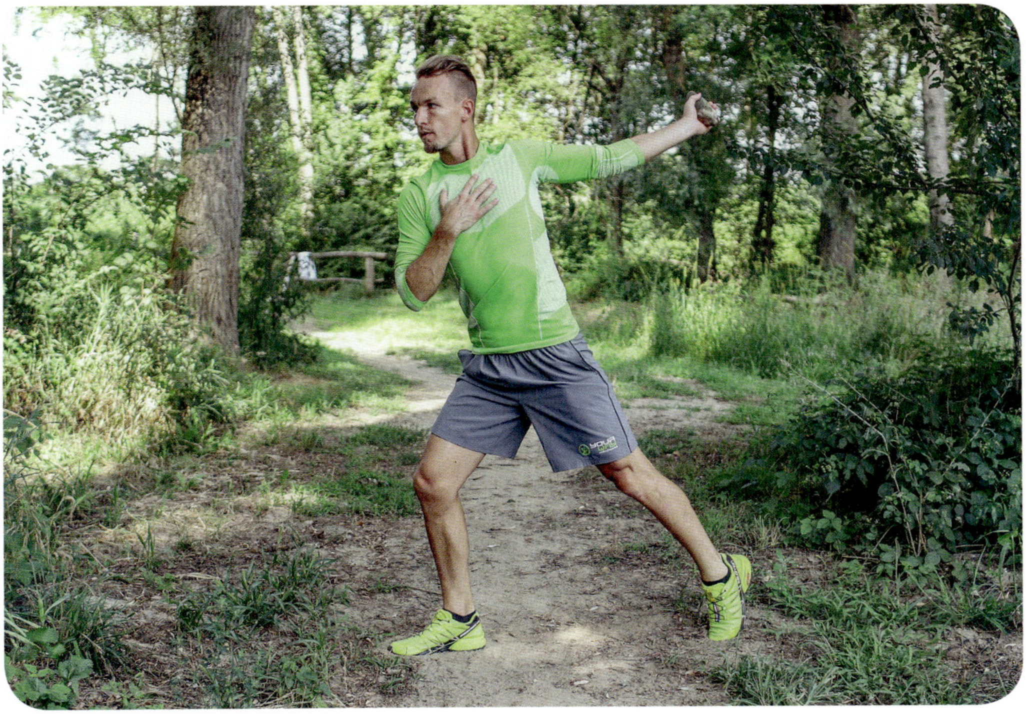

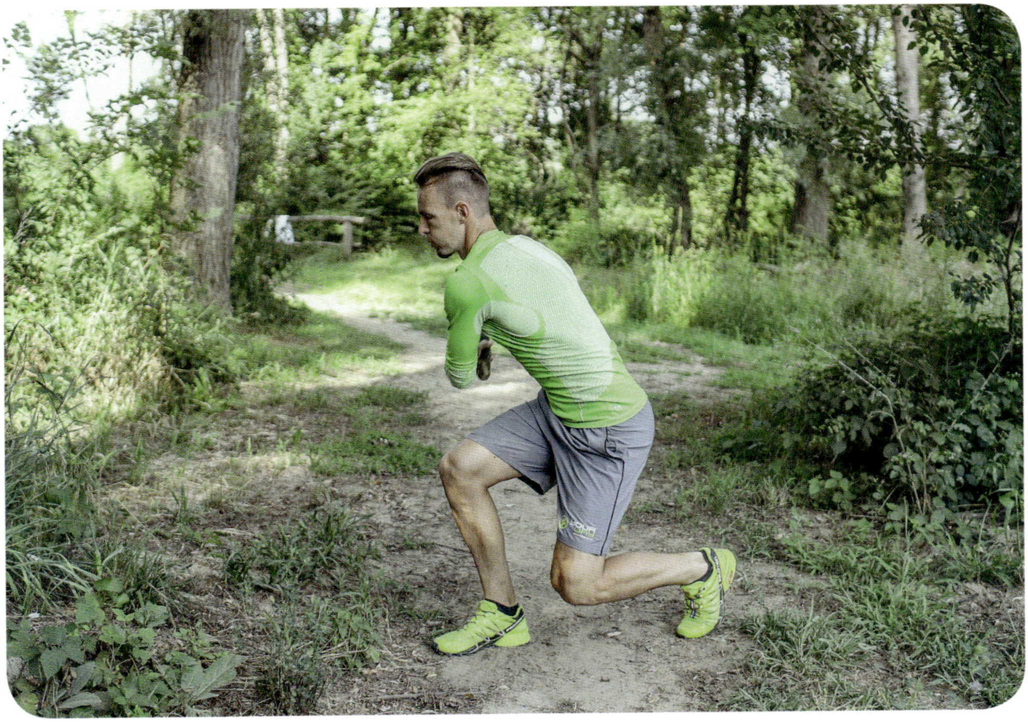

Schwing deine Flügel

Ausführung: Bei dieser Übung arbeitest du mit zwei kleinen Steinen, in jeder Hand hältst du einen. Die Füße stehen etwas mehr als hüftbreit auseinander, der Oberkörper ist nach vorne gelehnt, Rücken auf Zug und gebeugt (Katzenbuckel). Die Arme baumeln nach unten wie zwei Seile, an denen die Steine befestigt sind. Nun umarme dich selbst und überkreuze dabei die Arme vor der Brust. Dann schwingst du die Hände gestreckt nach hinten oben; dabei gehst du in den Zehenstand und streckst zusätzlich die Brust Richtung Boden. Nun schnellen die Hände wieder nach unten, die Fußsohlen bekommen wieder Bodenkontakt. Lass die Hände überkreuz ausschwingen und geh in die nächste Wiederholung. Du wirst beim Hochschwingen der Arme das Gefühl bekommen, dass du jetzt springen musst. Versuche aber, mit den Zehenspitzen den Kontakt zum Boden zu halten, und lass die Beine in jeder Phase der Bewegung gestreckt.

Trainingstipp

Diese Übung gehört in den Bereich der Mobilisation. Wiederholungen sind nach dem eigenen Körperempfinden zu wählen. Sie ist außerdem eine gute Aufwärmübung für Sportarten, bei denen Schulterbeweglichkeit gefragt ist, z. B. Ballsportarten. Sie erhöht aber auch den Bewegungsradius nach hinten und bringt Zug auf die Brust und den vorderen Schulteranteil. Somit ist sie bestens für den »Homo sitzicus« geeignet.

» Oben links: Überkreuze die Arme vor dem Körper, als würdest du dich selber umarmen.
» Oben rechts: Jetzt nimm den Schwung in Richtung Rücken mit, Arme und Beine gestreckt lassen.
» Schwing deine Arme wie die Flügel eines Adlers. Lass dich vom Gewicht der Steine in eine maximale Endposition ziehen. Halte mit den Zehen den Kontakt zum Boden.

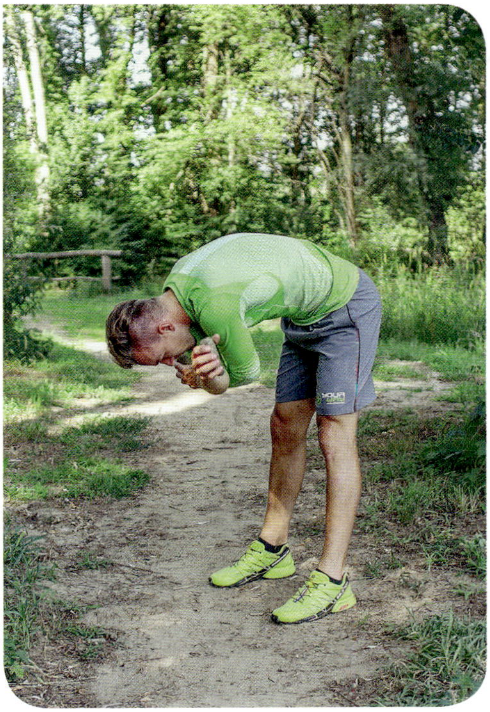

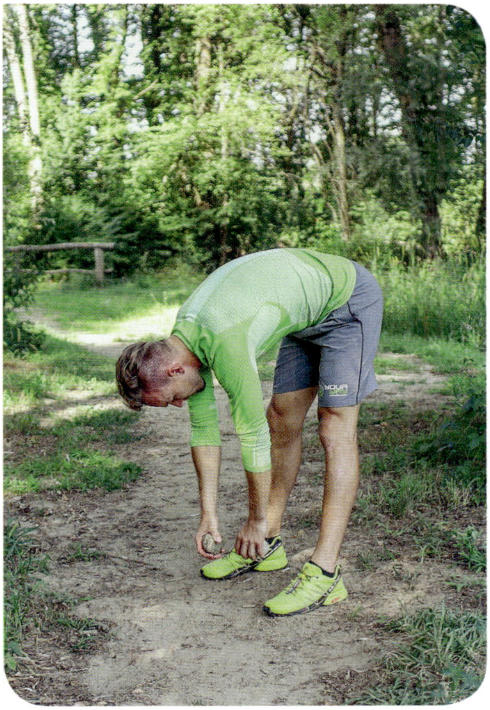

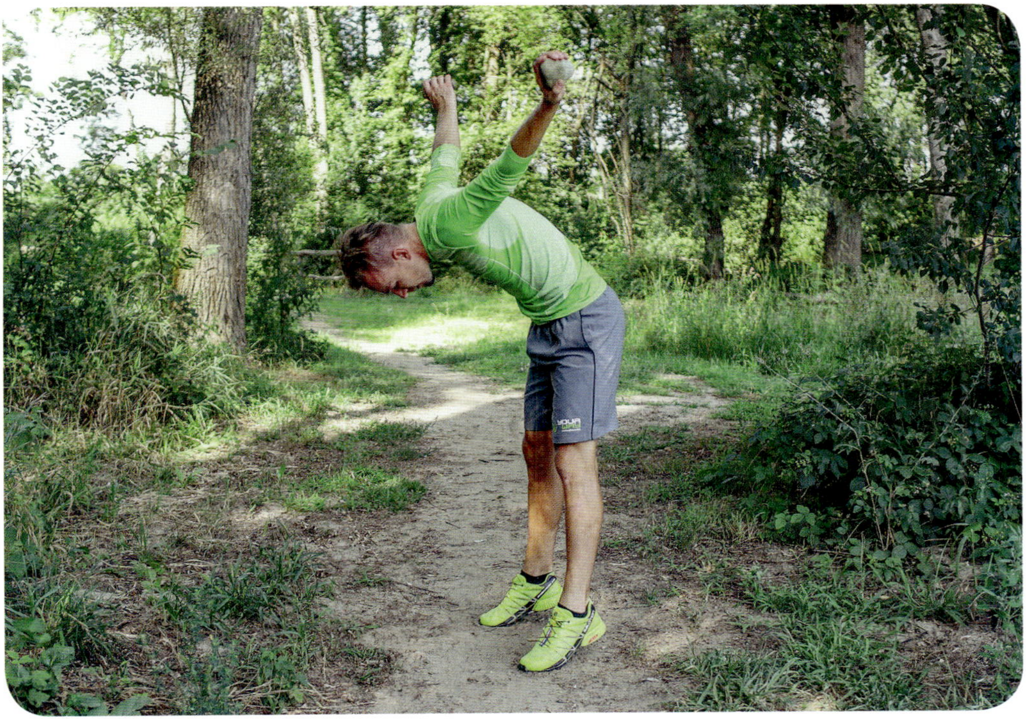

Power Back and Front Stretch

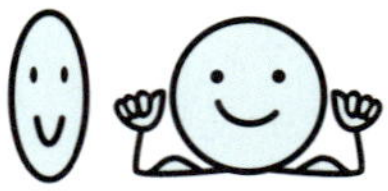

Ausführung: Nimm einen kleinen Stein in jede Hand. Die Füße stehen etwas mehr als hüftbreit auseinander, die Beine sind gestreckt, der Oberkörper ist im 90-Grad-Winkel nach vorne gelehnt. Die Arme lässt du unter den Schultern baumeln. Der Rücken ist aufgespannt, d.h. rund. Nun beginnst du, von der Lendenwirbelsäule an in Richtung Brustwirbelsäule den Rücken Wirbel für Wirbel zu strecken, bis sich der gesamte Rücken in einer gestreckten Position befindet. Der Oberkörper bleibt nach vorne geneigt.

In dieser Position streckst du nun die Arme gerade nach vorne. Nun richte den Oberkörper auf und streck dich so weit wie möglich nach hinten, mit den Händen hinter dem Kopf. Runter geht es dann in der umgekehrten Reihenfolge: Neige den Oberkörper nach vorne, senke langsam die Hände nach unten und rolle die Wirbelsäule beginnend von oben aus ein. Versuche, jeden einzelnen Wirbelkörper beim Beugen und Strecken anzusteuern und zu spüren. Das ist nicht ganz einfach, die Übung schult aber so deine Sensomotorik.

Trainingstipp

Es handelt sich um eine Mobilisations- und Kräftigungsübung zugleich. Auf der Körperrückseite wirkt sie eher kräftigend, auf der Vorderseite wird mehr Zug ausgeübt. Sie ist als Aufwärmübung, aber auch als Kräftigungsübung während einer Trainingseinheit geeignet.

- Oben links: Lass das Gewicht der Steine die Hände nach unten ziehen und spanne so deine Rückenkette auf.
- Oben rechts: Rolle nun Wirbel für Wirbel den Rücken in eine gestreckte Position.
- Unten links: Wenn der Rücken gestreckt ist, zieh die Arme gestreckt nach vorn, der Rücken bleibt gerade!
- Unten links: Nun zieh die Arme langsam gestreckt nach oben hinten und spanne deine Vorderseite maximal auf.

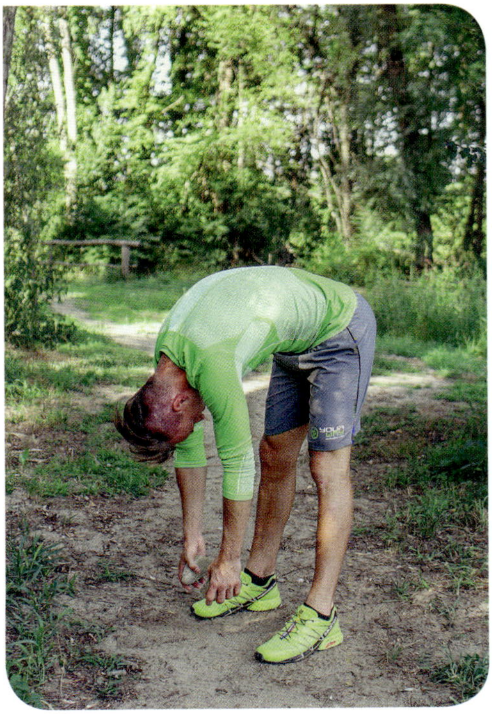

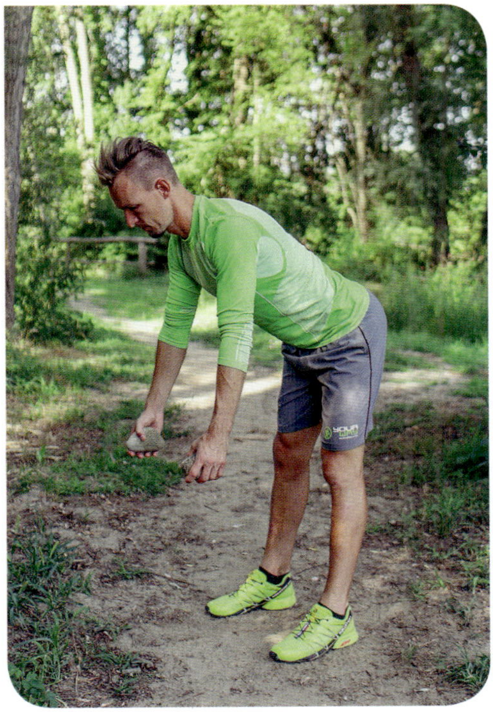

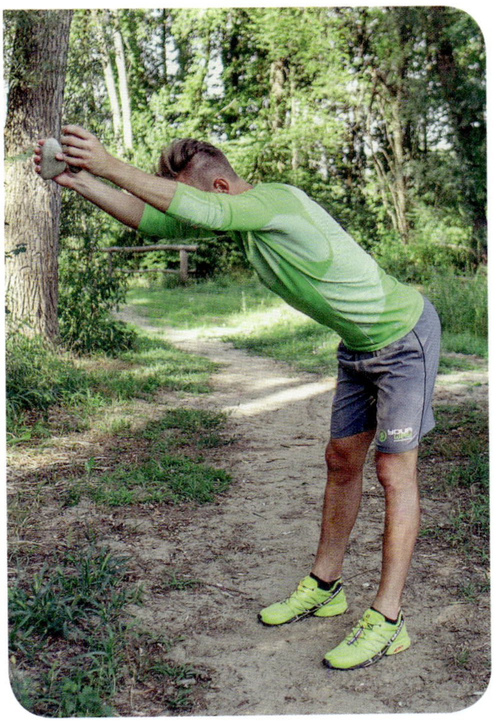

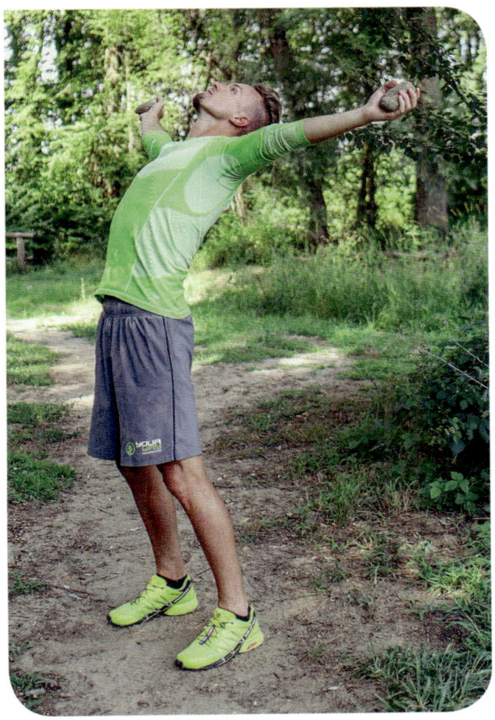

Der schwingende Stein

Ausführung: Bei dieser Übung stehst du mit gestreckten Beinen da, die Füße etwas über hüftbreit auseinander. Du brauchst einen etwas größeren und schwereren Stein. Beginne mit wenig Gewicht und arbeite zunächst daran, die Übung sauber auszuführen, bevor du das Gewicht steigerst. Der Oberkörper ist nach vorne gebeugt und die Arme sind zwischen den Beinen nach hinten gestreckt. In den Händen hältst du den Stein. Zieh das Kinn zur Brust, der Blick geht durch die Beine hindurch. Beginne mit lockeren, federnden Bewegungen und zieh dabei die Hände so weit wie möglich durch die Beine nach hinten. Spanne dabei den Rücken auf.

Die zweite Endposition ist der aufrechte Stand mit über den Kopf gestreckten und zusammengeführten Armen. Mach auch hier zu Beginn ein paar federnde Bewegungen in die Endposition maximal nach hinten und spanne so die Vorderseite deines Körpers.

Führe jetzt beide Bewegungen zusammen: Lade die Vorderseite durch Streckung der Hände nach oben und entlade das Katapult, indem du mit den Händen durch die Beine schnellst, spanne gleichzeitig wieder die Rückseite und entlade wieder nach oben – und so weiter.

Variationsmöglichkeiten: Alternativ kannst du auf dem Weg in die zweite Endposition dich auch schräg seitlich nach links und rechts aufspannen.

Trainingstipp

Wenn du dich vom Gewicht des Steins nach hinten oben ziehen lässt, ist es sehr wichtig, das Gesäß anzuspannen, da es sonst zu einer Überstreckung im unteren Rückenbereich kommen kann und damit zu einer Zwangshaltung. Wenn du die Übung sehr schnell ausführst, kann es durch die Kopfneigung nach unten zu Schwindel kommen. Arbeite daher zu Beginn eher langsam, um die Bewegung sauber abzuspeichern.

» Oben: Zieh die Arme gestreckt durch deine ebenfalls gestreckten Beine und lade so deine myofaszialen Züge in der Streckerkette auf.
» Unten links: Nun entlade die Vorspannung und schwing deine Hände nach oben.
» Unten rechts: Schwing den Stein über den Kopf, bis du deine Vorderseite in einem maximalen Bogen aufgespannt hast und somit wieder einen Vorspann erzeugst.

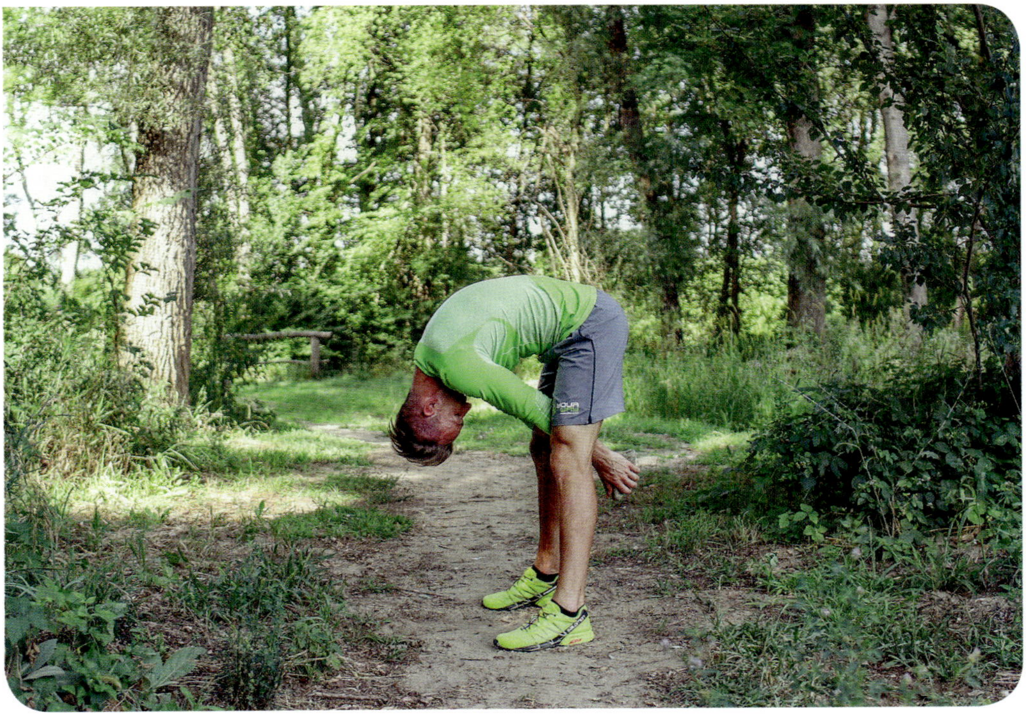

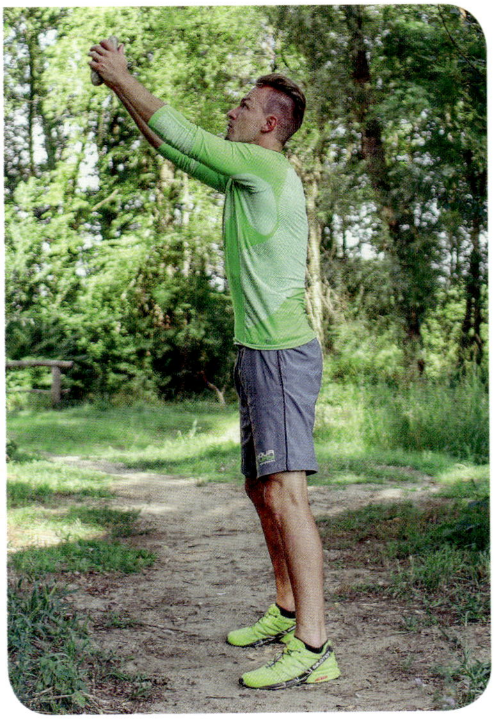

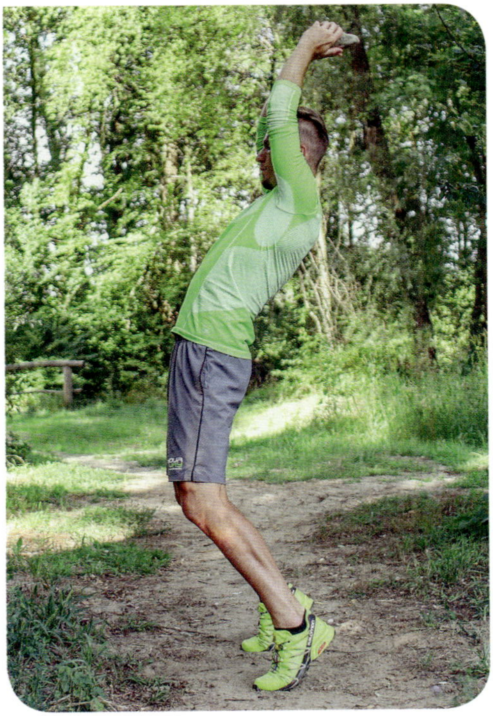

Mach dich groß

Ausführung: Stell dich in eine leichte Grätsche. In beiden Händen hältst du einen Stein. Verlagere den Körperschwerpunkt (der beim Stehen in der Mitte des Hüftgelenks liegt) nach hinten: Dazu streckst du das Gesäß nach hinten. Dabei rollst du mit den Füßen auf die Ferse. Dann rollst du von der Ferse nach vorn auf die Zehenspitze und verlagerst den Körperschwerpunkt nach vorne, indem du die Hüfte nach vorn drückst und das Gesäß dabei anspannst. Geh in die Knie, wenn der Körperschwerpunkt nach hinten wandert, und richte dich auf, wenn der Körperschwerpunkt nach vorn wandert. Führe diese Bewegung ein paar Mal durch, bis du ein Gefühl dafür bekommst. Die Arme spielen dabei vorerst nur eine gewichtsausgleichende Rolle.

Wenn die Bewegung gut klappt, verbinde das Rollen der Füße mit einer schwingenden Bewegung der Arme in Richtung Körperschwerpunkt. Dabei sollen die Endpositionen immer höher bzw. tiefer werden, d. h., auf der Ferse stehst du in einer tiefen Kniebeuge, wenn die Hände nach vorne und oben schwingen, bist du maximal gestreckt.

Trainingstipp

Vergleichen kann man die Übung mit Langlaufen oder Schifahren beim Anschieben nur aus den Armen heraus, jedoch natürlich ohne die Zusatzkomponente Koordination beim Rollen der Füße!

- Oben links: Zuerst verlagere deinen Körperschwerpunkt nach hinten und balanciere den Stand aus.
- Oben rechts: Geh nun langsam auf die Zehenspitzen und verlagere den Körperschwerpunkt nach vorne. Verharre kurz in dieser Position.
- Unten links: Wenn du die Bewegung langsam machen kannst, ohne die Balance zu verlieren, nimm die Hände hinzu, um Schwung zu holen.
- Unten rechts: Nun schwinge in beiden Richtung in die maximale Endposition und rolle dabei von der Ferse auf die Zehenspitze und zurück.

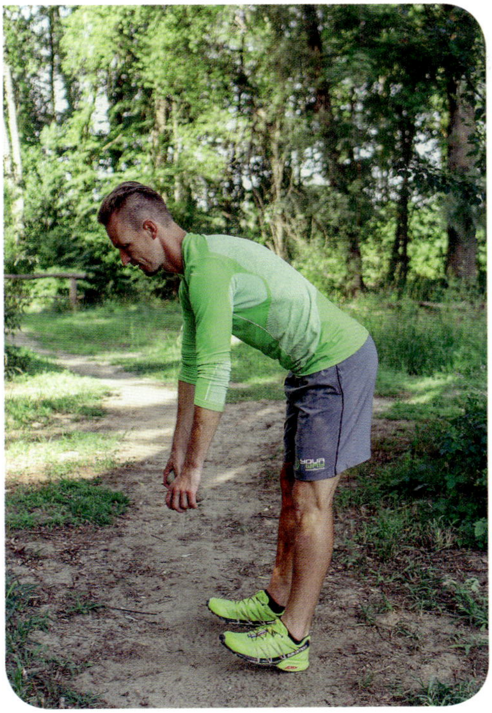

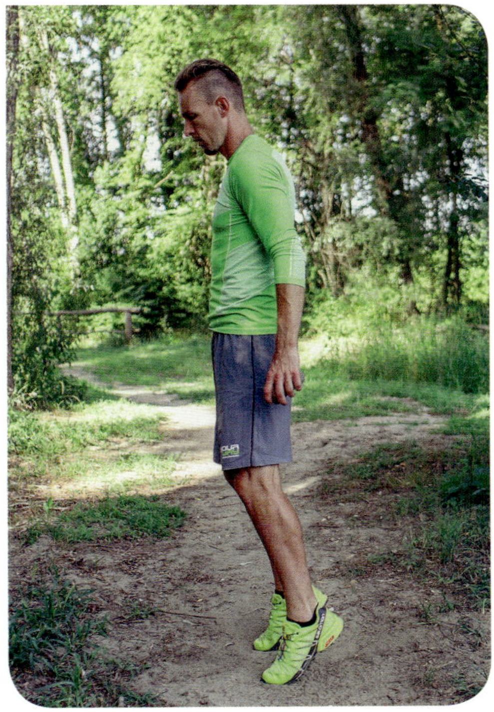

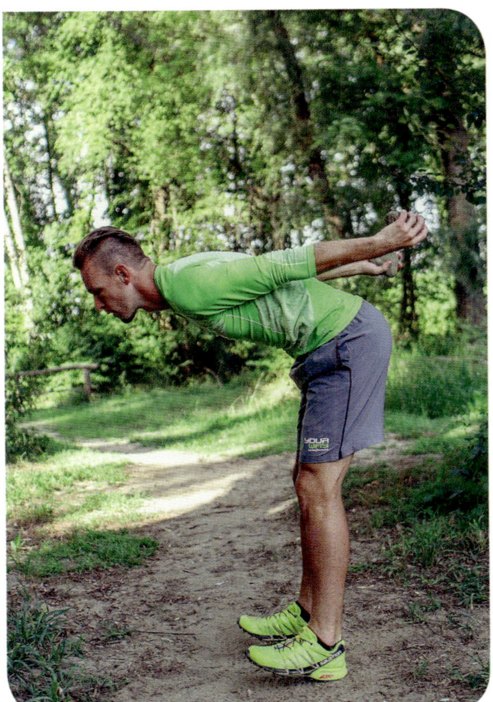

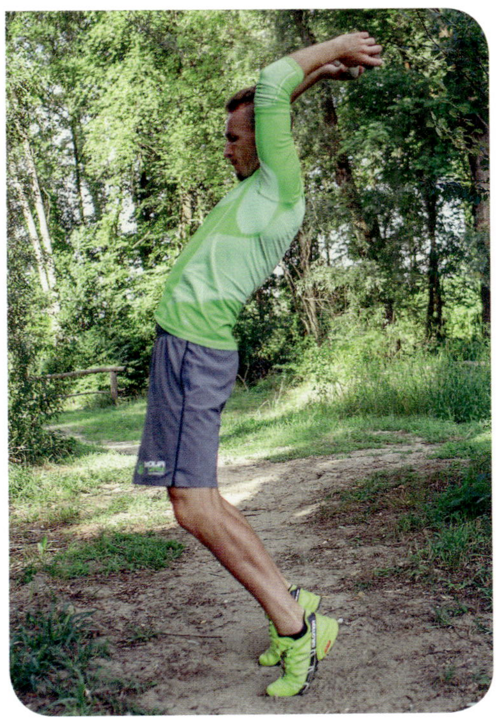

Achterzeichnen

Ausführung: Du beginnst im aufrechten Stand und hältst in einer Hand einen kleinen Stein. Schwinge den gestreckten Arm im Kreis, abwechselnd auf der Seite der Hand und auf der anderen Körperseite. So zeichnest du mit dem Stein eine Acht, der Kreuzungspunkt der Linien liegt vor dem Oberkörper. Versuche dich dabei vom Gewicht des Steins in Schwung bringen zu lassen. Du gibst quasi nur die Richtung vor, den Rest erledigt die Fliehkraft. Nach einigen Wiederholungen führst du die Übung mit dem anderen Arm aus.

Führe auch hier die Bewegungen zuerst einmal langsam aus und erhöhe die Frequenz nach eigenem Ermessen. Der Kreis soll parallel zur Körperachse erfolgen, so kommt es auch zu einer Rotation im Oberkörper. Wenn die Hand den höchsten Punkt erreicht, versuche dich so weit wie möglich durchzustrecken und auch auf die Zehenspitzen zu gehen.

Trainingstipp

Dies ist eine schöne Mobilisations- und Aufwärmübung für den gesamten Schultergürtel. Durch den Schwung und das Gewicht des Steins wird der Arm in die Länge gezogen. Die Gelenke bekommen wieder Platz und der Bewegungsradius wird erweitert.

» Von vorne betrachtet zeichnen die Hände zwei Räder, die parallel zur Körperachse stehen. Versuche, dich auf beiden Seiten von dem Gewicht des Steines bis in den Zehenstand hochziehen zu lassen.

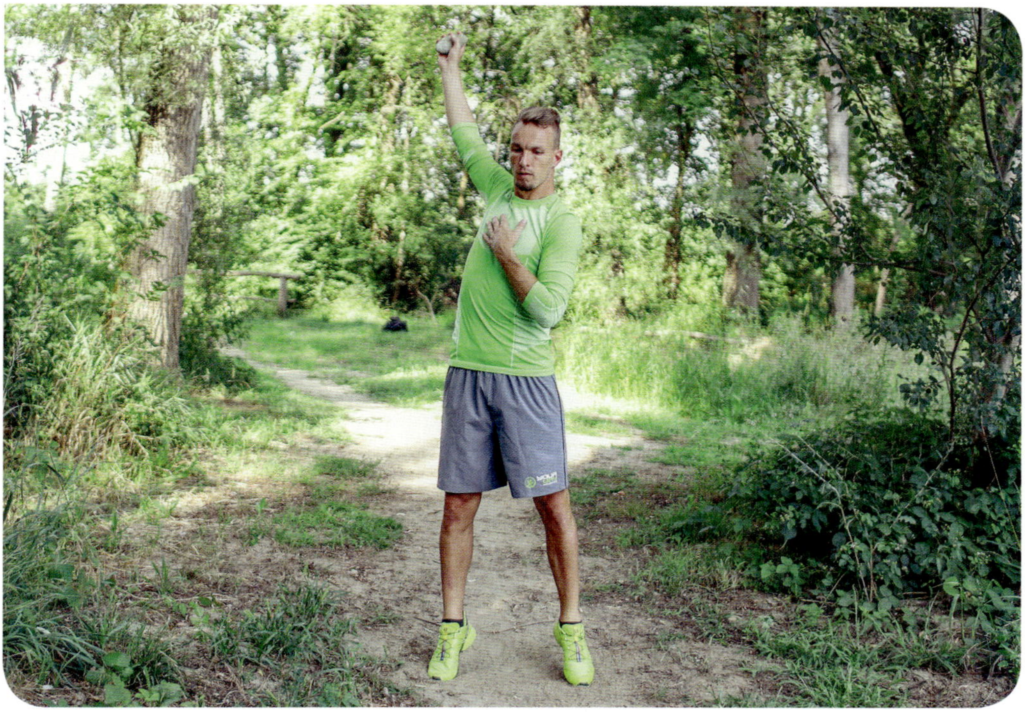

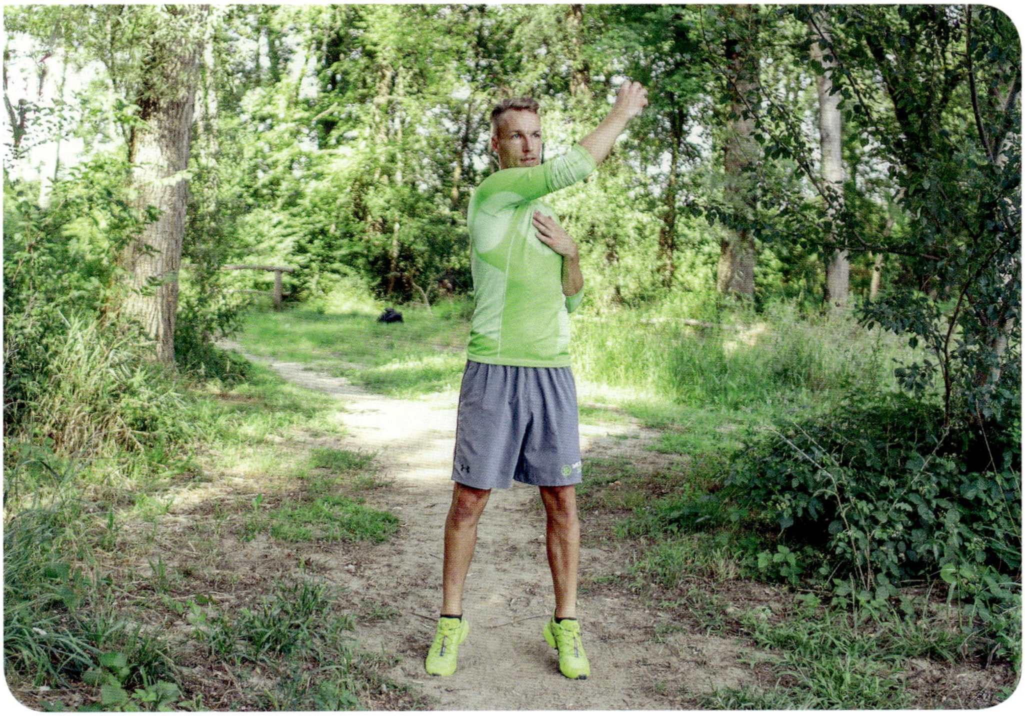

Spiraldynamik laden

Bei dieser Übung nimmst du einen größeren Stein als Zusatzgewicht. Auch hier gilt: Qualität vor Quantität. Fang also mit weniger Gewicht an und konzentrier dich auf saubere Bewegungsausführung. Besonders wenn mehr Gewicht im Spiel ist, können unkontrollierte Bewegungen schlecht für die Gelenke sein.

Ausführung: Im Stehen nimmst du den Stein in beide Hände und streckst die Arme nach vorne (90 Grad zur Körperachse). Nun zieh die Schulterblätter nach hinten. Aus dieser Grundstellung heraus schwingst du die Arme mit dem Stein zu einer Seite. Federe 3–4-mal in die Endposition und entlade dann die Energie katapultartig auf die andere Seite. Achte wie auch bei allen anderen Übungen auf eine gute Core-Spannung, d. h.: Bauchnabel einziehen und Po anspannen! Wenn du in die Endposition schwingst, hebe den entgegengesetzten Fuß bis zu den Zehenspitzen vom Boden ab, um die Hüfte zu öffnen und den größtmöglichen Bewegungsradius zu bekommen.

Trainingstipp

Die Übung eignet sich perfekt zum Erweitern des Bewegungsradius für Wurfsportarten – Handball, Volleyball, Golf, Schwimmen – und Bewegungsformen, bei denen Rotation aus der Körpermitte gefragt ist.

» Katapultartig entlädt sich bei dieser Übung die Spannung.

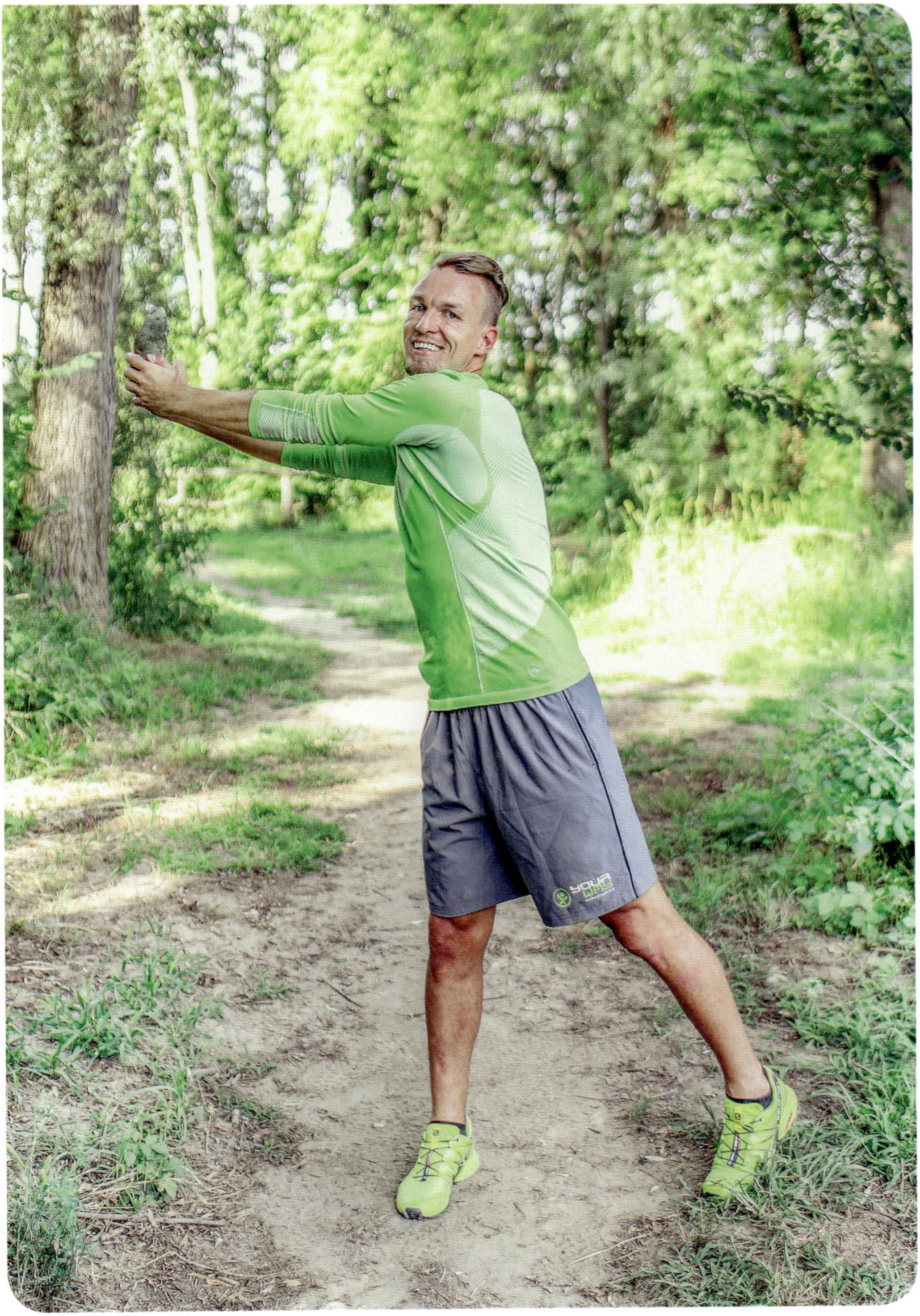

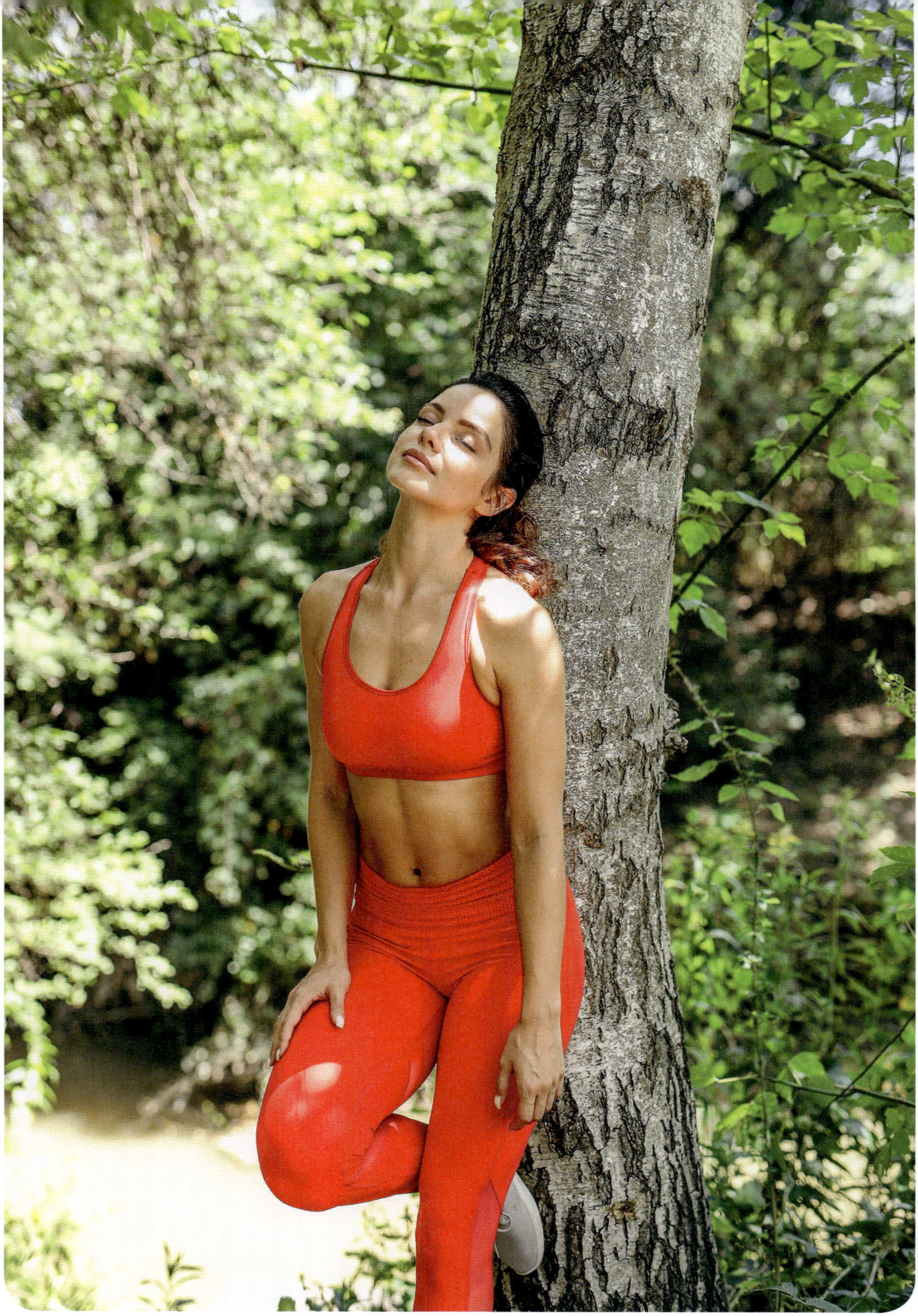

Üben mit dem Baum

Unsere Übungen mit dem Baum erinnern weniger an Training als an Spielen, Naturgenuss und auch an unsere Kindheit. Es ist wissenschaftlich bewiesen: Bäume senden Hormone aus, welche bei uns Glücksgefühle wecken, und die möchte doch jeder von uns haben ...

Wer trainiert nicht gerne im Wald? Bäume sind etwas Wunderbares – ihr Geruch, das Rauschen der Blätter im Wind, die angenehme Kühle. Bäume sind Lebensspender, da sie Sauerstoff produzieren und obendrein die Wohnhäuser unzähliger Tiere sind. Auf die meisten Menschen haben Bäume eine sehr beruhigende Wirkung, und in ihrem Schatten fühlt man sich auch bei Sommerhitze noch wohl. Das Schöne ist: Bäume findet man wirklich überall, selbst im urbanen Raum. Sie sind daher ein perfektes Trainingsmittel im Outdoorbereich.

Wenn du einen Wald oder großen Park in deiner Nähe hast, ist das optimal - dort wirst du für jede Übung den passenden Baum finden. Wälder sind ohnehin sehr geeignete Trainingsorte - sie sind willkommene Zufluchten vor der täglichen Hektik, bieten Rückzug und Ruhe. In großen Städten hat aber nicht jeder so etwas vor der Tür. Schau dich um - mit etwas Aufmerksamkeit wirst du sicher einen geeigneten Baum finden können.

Ob liegend oder stehend, beide Varianten können vielseitig genutzt werde. Grundbewegungsformen des Hängens und Springens, aber auch alle Säulen der Faszienfitness lassen sich am Baum umsetzen. Also, auf geht's in die Natur. Bäume sind fürs Faszientraining wirklich perfekt geeignet und noch dazu kostenlos.

Bei den Übungen mit dem Baum steht neben dem Trainingseffekt auch der Spaßfaktor hoch im Kurs. Alle Übungen können vor, nach oder während einer Trainingseinheit integriert werden, egal welcher. Sie können aber auch bei einem Spaziergang einfach ausprobiert werden.

Wir hoffen, dass du Lust bekommst, den großen Naturspielplatz Wald auf eine andere Art kennen zu lernen ...

Bär am Baum

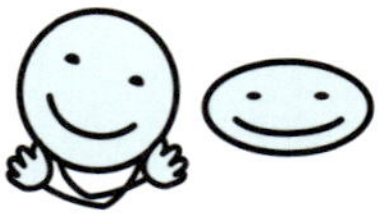

Bären reiben und drücken sich an Bäumen – sie kratzen sich zum Beispiel juckende Stellen oder reiben schmerzende Muskeln. Es gibt aber noch viele andere Beispiele in der Natur, bei denen sich Tiere mit diesen Bewegungsformen mit der Natur verbinden, z. B. Schweine suhlen sich im Schlamm, Pferde wälzen sich im Sand oder Matsch und Wale reiben sich am Meeresboden. In dieser Übung machen wir es den Tieren nach – es trägt erstaunlich zum körperlichen Wohlbefinden bei.

Ausführung: Suche dir einen stehenden oder liegenden Baum und reibe und drücke dich in allen Varianten und Achsen an ihn. Die Oberfläche des Baumes sollte natürlich möglichst harz- und astfrei sein, damit du dir nicht die Kleidung irreparabel versaust, zerreißt oder dich verletzt oder aufscheuerst. Schließe die Augen und spüre den Baum, dich selbst und wie die Energie fließt. Jede Bewegung ist richtig. Die Faszie ist unser sechster Sinn, er lebt davon, mit Reizen bedient zu werden, denn sonst verlieren wir ihn.

Du kannst am liegenden, aber auch am stehenden Baum üben, je nachdem, was du an Bäumen finden kannst. Probiere aus, was gut funktioniert. Vermutlich hast du schon bald deinen Lieblingskratzbaum.

Trainingstipp

Wenn du diese Übung in ein Training einplanst, achte darauf, vielleicht nicht dein funkelnagelneues Outfit anzuziehen, denn ganz sauber wirst du vermutlich nicht bleiben. Eventuell kann auch ein altes Handtuch als Dreckschutz mitgenommen werden.

» Etwaige Unebenheiten am Baum können auch als Druck- und Triggerstelle genutzt werden und die sehr geliebte Faszienrolle natürlich ersetzen.

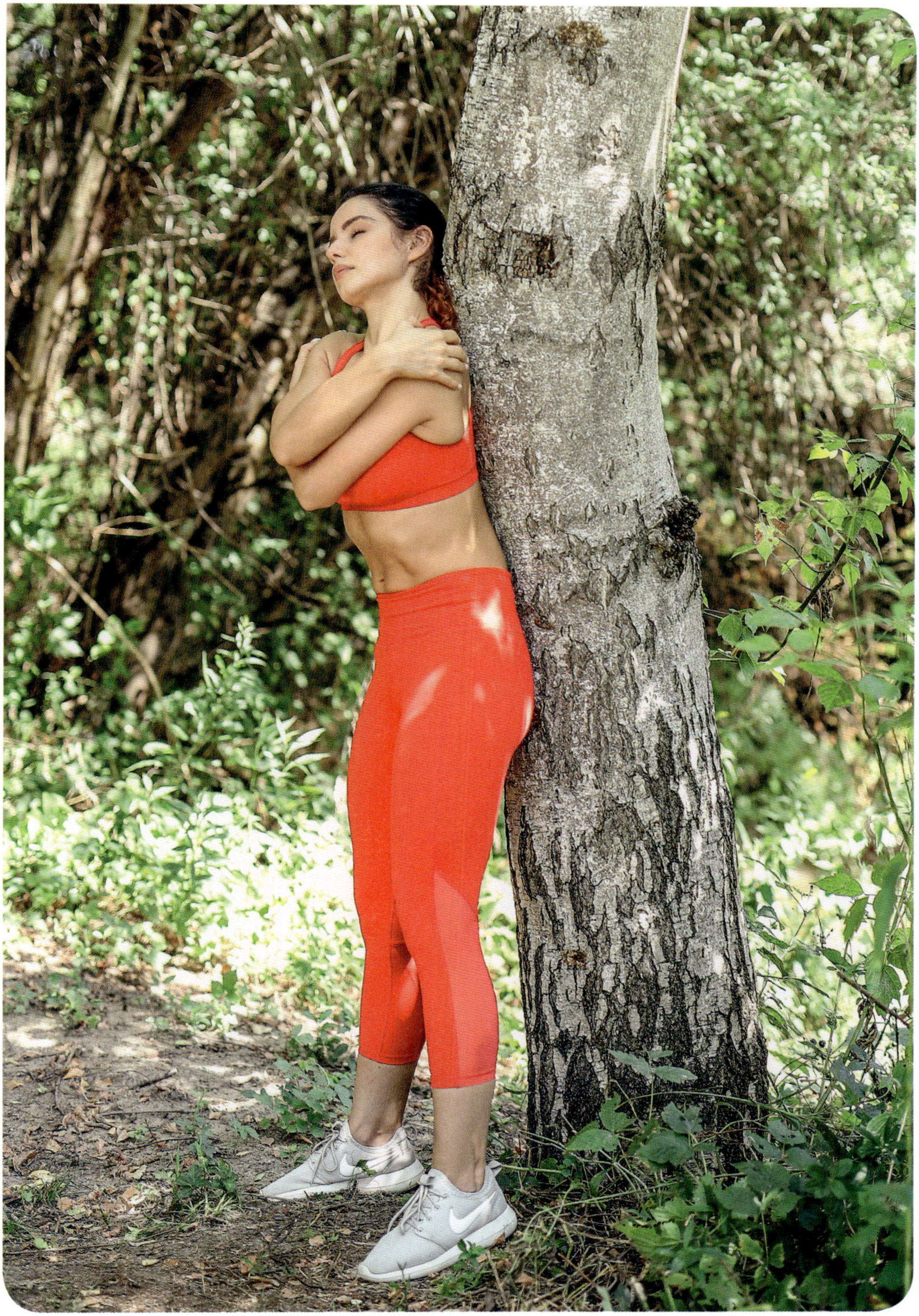

Zurechtlegen

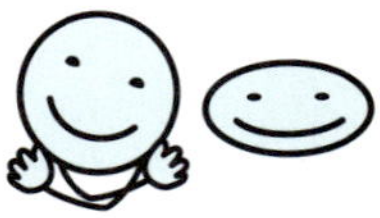

Ausführung: Auch hier geht es auf Tuchfühlung mit dem Baum – trage also entsprechende Kleidung und wähle den Baum passend aus. Nimm einen liegenden Baum mit etwas größerem Umfang und achte darauf, dass es keine vorstehenden Astlöcher, abgebrochenen Zweige oder kantige vorstehende Rindenstücke gibt, an denen du dir wehtun kannst. Gehe mit dem Rücken zum Baumstamm in die Hocke, strecke die Arme in die Höhe und lege den Rücken über die Rundung des Baumes. Richte den Blick nach oben in den Himmel und spanne deine gesamte Vorderseite auf.

Aus dieser Position heraus drehst du deine Füße seitwärts und lässt den Oberkörper folgen. Dabei hebt deine eine Körperseite etwas vom Baum ab, während die andere sich weiter an die Rundung des Stammes schmiegt. Auf der offenen Körperseite solltest du einen angenehmen Zug spüren. Nun zieh die Hand auf der nun nach oben gewandten Seite weit Richtung Kopf. So öffnest du deine Körperseite. Mach das Gleiche auch auf der anderen Seite. Wiederhole die Übung, so oft du willst, folge hier deinem Gefühl. Du kannst die Spannung auch kurz auflösen und dann ein zweites Mal noch etwas aktiver in die Endposition ziehen.

Trainingstipp

Eine wunderbare Dehnvariante, die für alle Lebenslagen, Leistungsklassen und Menschentypen geeignet ist.

» Oben: Für diese Übung muss der Baum einen entsprechenden Umfang besitzen oder in einer etwas erhöhten Position liegen.
» Unten: Auch in der seitlichen Position kann der Baum eine Faszienrolle oder einen Peziball ersetzen.

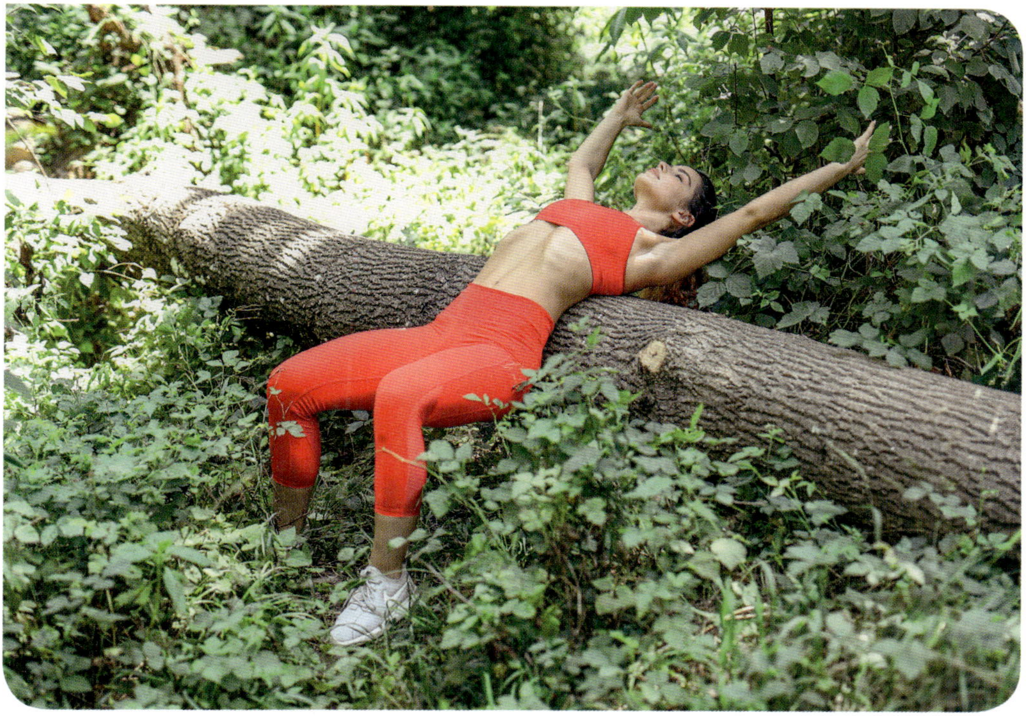

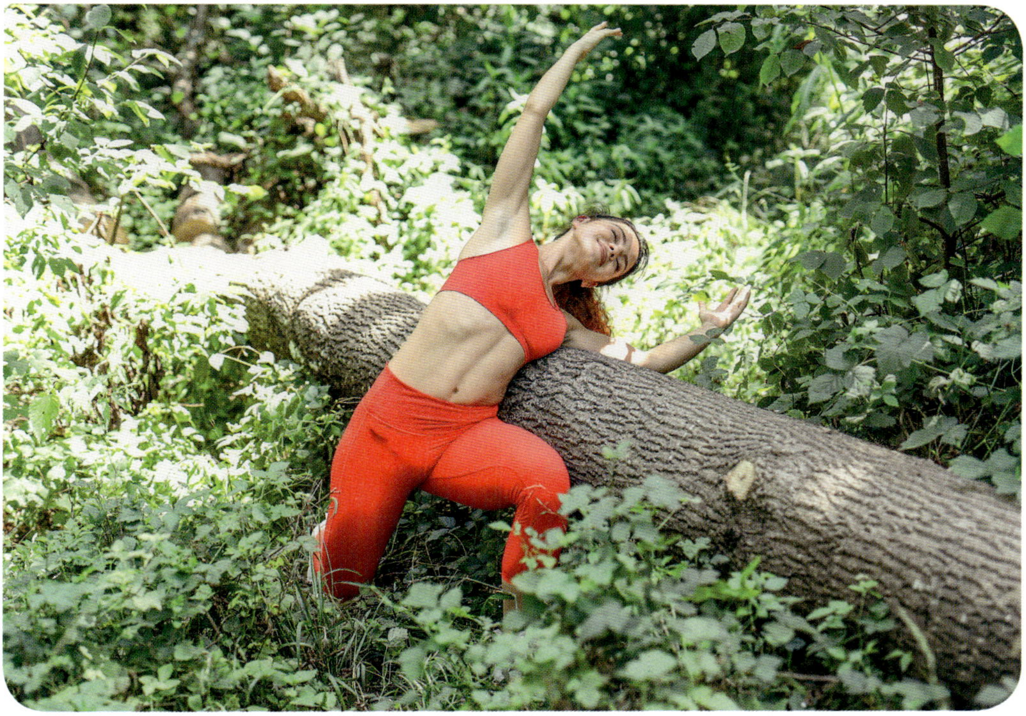

Kick in die Luft

Ausführung: Für diese Übung brauchst du wieder einen liegenden Baum, der möglichst nicht zu schmal ist, damit du sicher stehen kannst. Diesmal stehst du auf dem Baum, und zwar auf einem Bein. Das bedeutet, dass bei dieser Übung auch noch die koordinativen Fähigkeiten trainiert werden. In der Ausgangsposition streckst du ein Bein in der Luft nach hinten. Dabei kann die Ferse des Standbeins abheben. Gleichzeitig ziehst du beide Arme gestreckt in Schulterhöhe nach hinten und drückst das Brustbein nach vorne. Die Vorderseite ist nun geladen. Nun entlädst du das Katapult nach vorne und schwingst das gestreckte Bein so hoch wie möglich zu den gestreckten Händen, die ebenfalls nach vorne schwingen. Gleichzeitig atmest du aus. Mach so viele Wiederholungen, wie du willst. Als erschwerte Variante kannst du es den Naturvölkern nachmachen und die Schuhe ausziehen. Nicht nur werden deine Fußsohlen wunderbare Reize erfahren, auch der Schwierigkeitsgrad der Koordination hebt sich um eine ganze Stufe.

Trainingstipp

Sei bei den ersten Wiederholungen bitte vorsichtig und tariere das Gleichgewicht sorgfältig aus. Der erhöhte Stand auf dem Baum ist perfekt für die Übung, da der Fuß durchschwingen kann, ohne den Boden zu berühren. Diese Kickübung ist optimal für Kampfsportler, Fußballer und andere Sportler, die Beinbeweglichkeit brauchen.

» Oben: Bei diesem Bild sieht man wunderbar, wie die gesamte Vorderseite eine Bogenspannung macht. Durch den Zehenstand ist das gesamte Faszienkorset maximal vorgespannt.

» Unten: Nahezu von selbst schnellen nun Hände und Bein nach vorne.

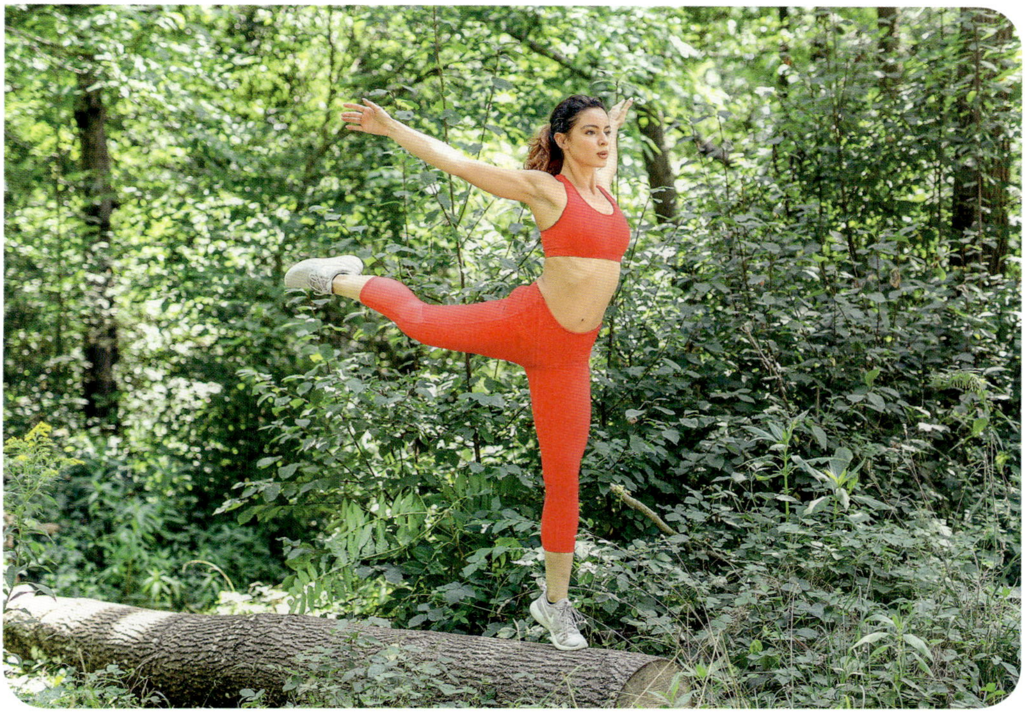

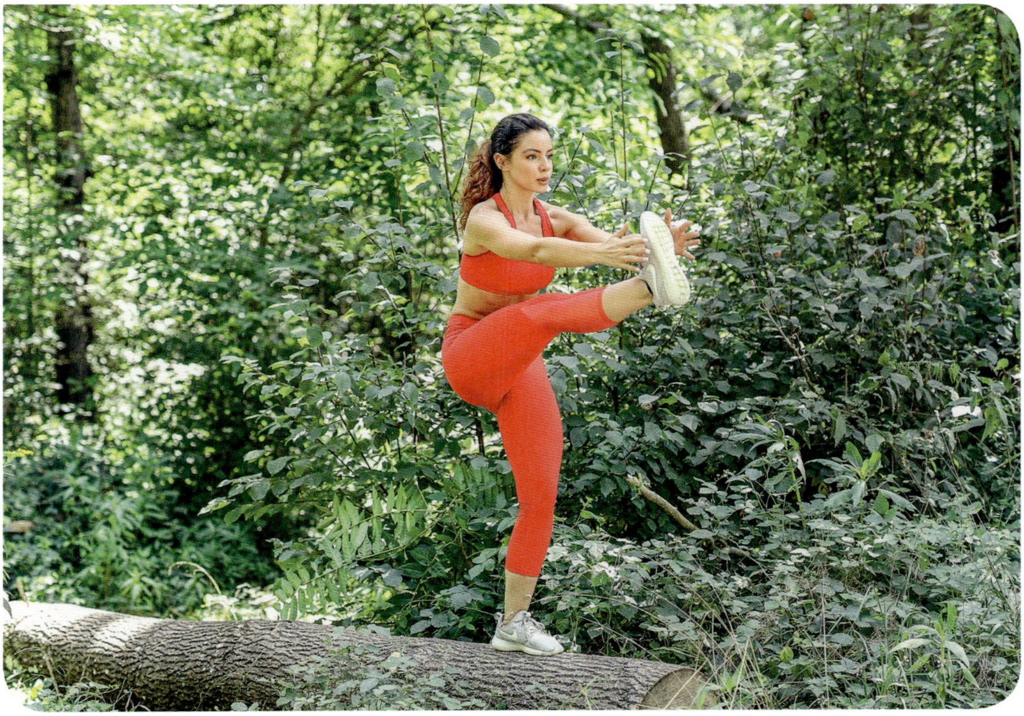

Pendeluhr

Ausführung: Stell dich auf einem liegenden Baum auf ein Bein und zwar diesmal quer zum Stamm. Die Arme streckst du zur Seite, sie helfen dir beim Balancieren. Die Brust streckst du heraus und bringst den Oberkörper in eine gute Vorspannung. Nun kreuzt du mit dem Spielbein vor das stehende Bein auf die andere Seite und lädst dabei die seitlichen Strukturen. Du entlädst sie, indem du das Bein auf die andere Seite nach oben schwingst. Achte darauf, dass der Baum nicht zu schmal oder rutschig ist und du rundherum Platz zum Abspringen hast, wenn es wacklig wird. Such dir am besten in der Ferne einen Punkt, auf den du dich konzentrieren kannst - so ist es leichter, das Gleichgewicht zu halten. Führe die Übung kontrolliert aus, so stehst du sicherer.

Auch bei dieser Übung können Fortgeschrittene die Schuhe ausziehen. Durch die Rundung des Baumes wird die Plantarfaszie der Fußsohle trainiert und das natürliche Gewölbe aufgespannt – das macht die Übung perfekt geeignet für Menschen mit Platt-, Senk- und Spreizfüßen.

Trainingstipp

Bei dieser Übung schlägst du zwei Fliegen mit einer Klappe: Das schwingende Bein wird mit Fasziengymnastik bedient, dass stehende Bein muss ausgleichen und stabilisieren. Jeder Sport, der mit laufender Bewegung zu tun hat, sollte solche dynamischen und stabilisierenden Beinübungen in alle Achsen einbauen, denn die Laufbewegung ist letztlich genau das.

» Oben: Du wirst dir beim Halten des Gleichgewichts wesentlich leichter tun, wenn der Oberkörper und die Hände als Einheit unter Spannung sind.

» Unten: Lass das Bein nach oben schnellen und verliere dabei nicht die Spannung in Rumpf und Oberkörper.

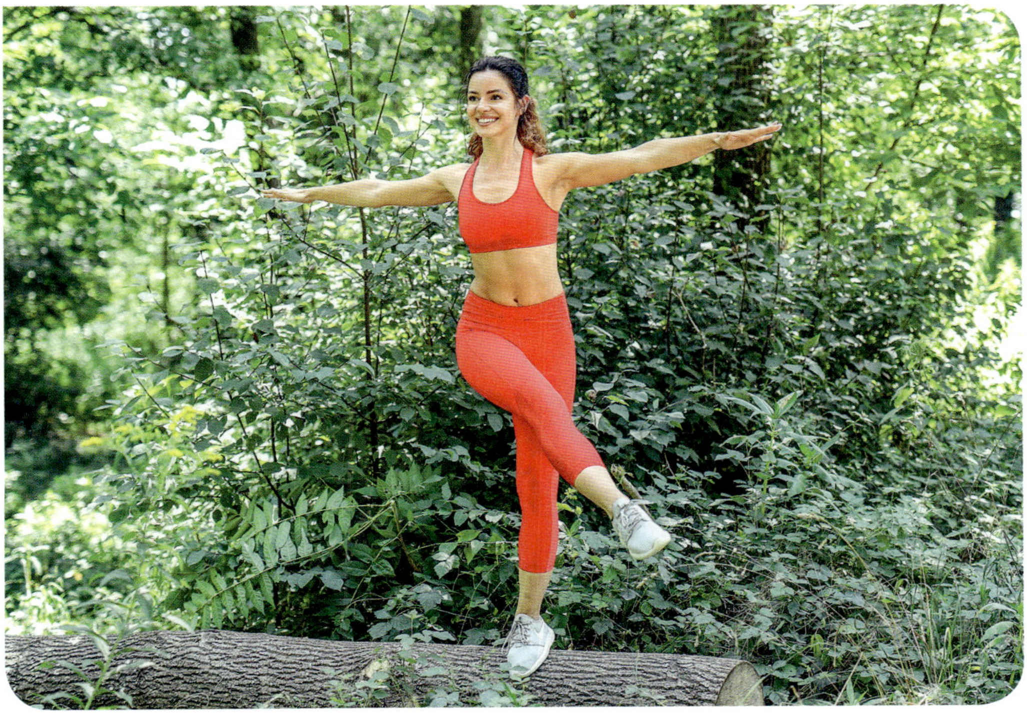

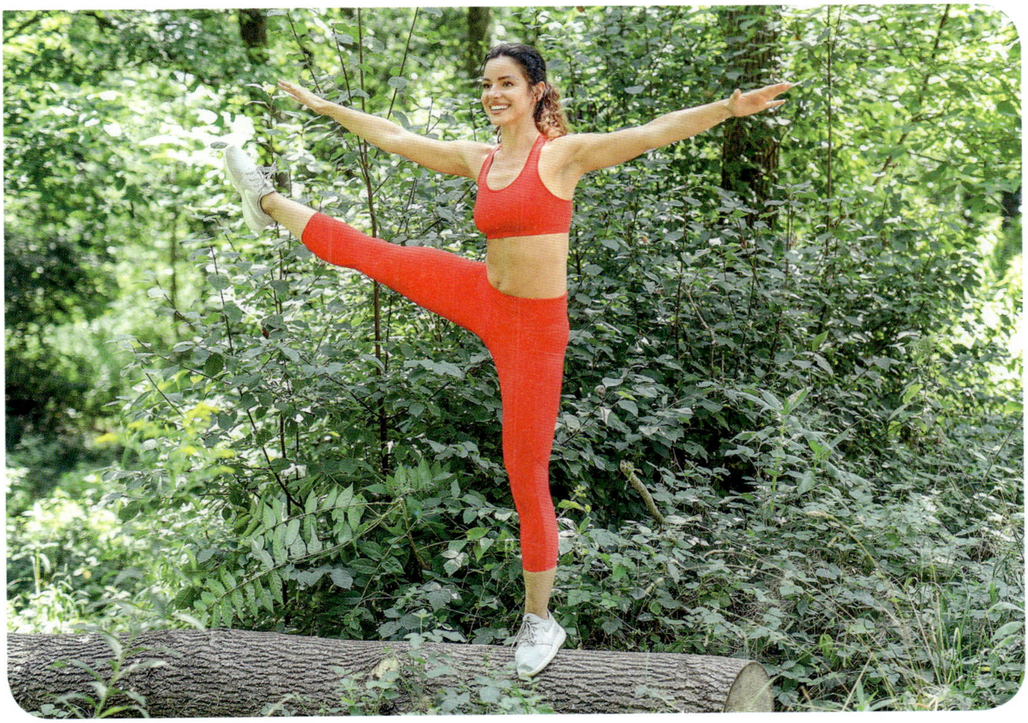

Aushängen am Baum

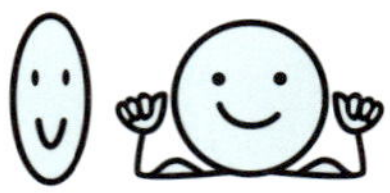

Mit dieser Übung gehst du in eine Zeit zurück, als es noch selbstverständlich war, auf Bäume zu klettern und sich von Ast zu Ast zu hangeln. Heute macht das kaum ein Kind noch. Es ist höchste Zeit, wieder damit anzufangen – unserem Körper zuliebe.

Ausführung: Such dir einen Baum mit tiefhängenden Ästen, die vom Boden aus gut erreichbar sind. Teste die Haltefestigkeit, indem du dich an dem gewählten Ast festhältst und langsam dein Gewicht daranhängst. Scheint er sicher genug, winkele die Knie an und zieh die Beine an. Nun hängst du mit dem ganzen Körper an dem Ast. Alle Gelenke werden nun unter Zug gebracht und bekommen so Raum und Platz.

Variationsmöglichkeiten: Wenn du die Position kraftmäßig gut halten kannst, fang an, die die Position zu verändern. Verdreh den Oberkörper, zieh die Beine vorn oder seitlich hoch oder hänge vielleicht nur an einer Hand am Baum.

Trainingstipp

Immer wieder kommen wir in diesem Buch auf das Problem unseres statischen Alltags zu sprechen. Im Sitzen werden wir klein, alles hängt und verliert Spannung. Sich wie bei dieser Übung durch das eigene Körpergewicht wieder in die Länge ziehen zu lassen, erscheint so als logisches »Must-have« zum Ausgleich im Alltag. Die Übung lässt sich natürlich auch sehr gut auf Spielplätzen, an einer Teppichstange oder Ähnlichem realisieren.

» Oben: In der Grundposition zieh die Beine an und baue Bogenspannung auf der Körpervorderseite auf.

» Unten links: Wenn du wie oben gezeigt gut vorspannst, werden sich auch die Beine leichter nach vorn anziehen lassen – gleichzeitig eine gute Kräftigungsübung für die Beugerkette.

» Unten rechts: Zieh die Beine wieder nach hinten und dreh dich um die eigene Achse, so weit du kannst.

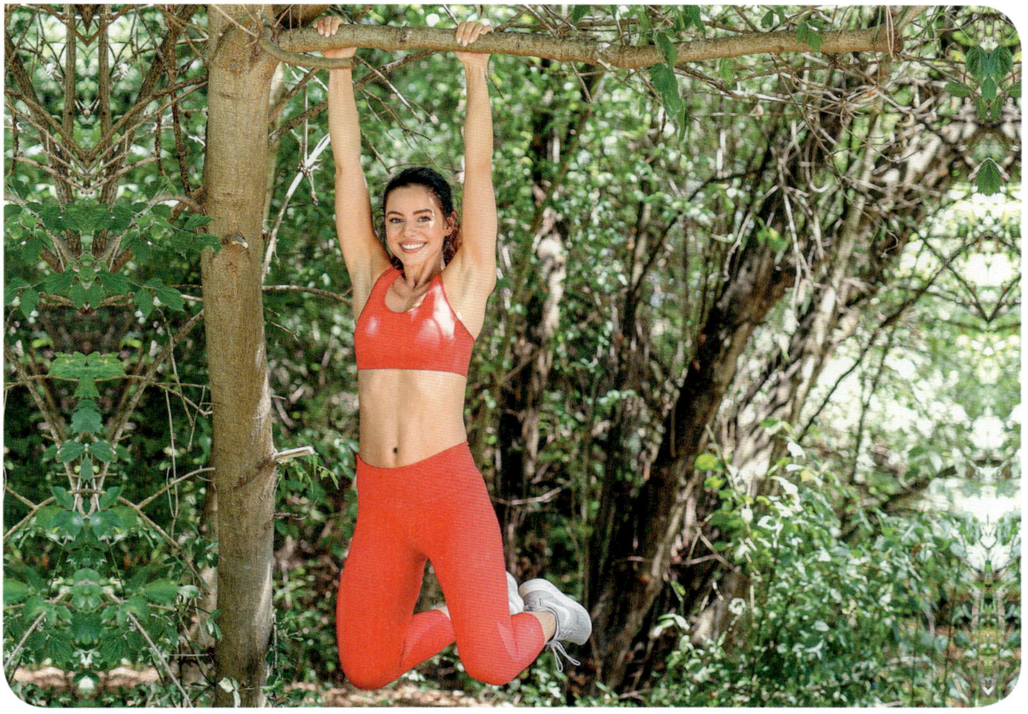

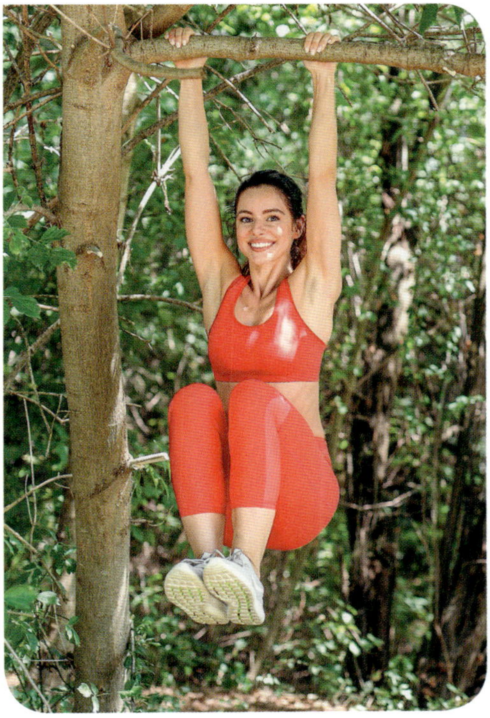

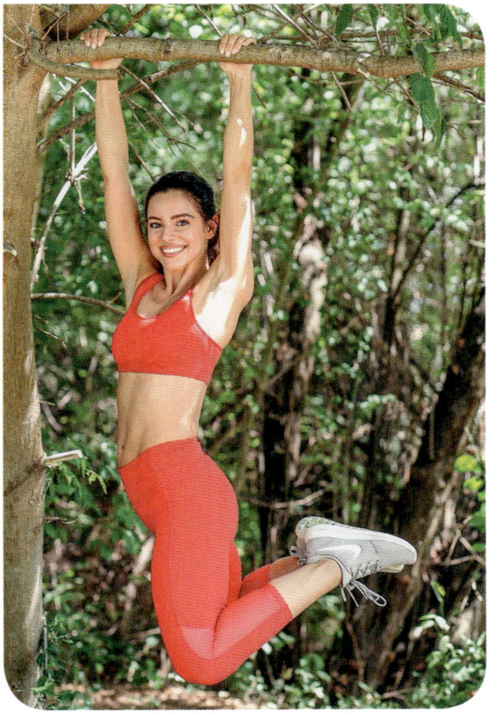

Pippi Langstrumpf

Diese Übung erscheint im ersten Moment unrealistisch und wird schnell als viel zu schwer eingestuft. Vielen Menschen macht sie auch Angst. Tatsächlich haben sie aber die meisten von uns irgendwann, wahrscheinlich im Kindesalter, bereits einmal gemacht: kopfüber an einer Stange, an Turnringen oder am Ast eines Baumes mit den Beinen eingehängt zu baumeln. Es kostet vielleicht am Anfang ein wenig Überwindung, lohnt sich aber. Sei mutig und probier es aus.

Ausführung: Ideal für die Übung ist natürlich ein weicher Untergrund wie eine Wiese oder Rindenmulch, Sand auf einem Spielplatz oder ähnliche Weichböden, die zur Sicherheit solcher Einrichtungen verwendet werden. Die Höhe der Stange ist ideal, wenn du in hängender Position mit dem Kopf circa 20–30 cm vom Boden entfernt bist. So haben auch die Hände Kontakt zum Untergrund. In die Position gelangst du am besten, indem du dich mit den Händen an dem Ast oder der Stange aufhängst, die Beine langsam von vorn nach hinten durch die gestreckten Arme hindurchführst, sie nach oben streckst und auf dem Ast ablegst. Bei den ersten Malen hilft es, wenn eine zweite Person dabei ist, die Hilfestellung geben kann und die Position sichert. Mit zunehmender Übung wirst du es aber locker allein schaffen und es wird dir überhaupt nicht mehr problematisch vorkommen.

Trainingstipp

Bei dieser Übung werden wunderbar alle Gelenke der Wirbelsäule und des gesamten Beckenapparats durch das eigene Körpergewicht auseinandergezogen. Auch bei dieser Übung bekommen deine Gelenke Platz, können Wasser und Nährstoffe aufnehmen und der gesamte Bandapparat wird unter Zug gebracht – und den brauchen sie.

Der Gesichtsausdruck sagt alles – es macht Spaß. Achtung: Wer lange hängt, bekommt natürlich einen erhöhten Blutdruck. Wenn du wieder auf dem Boden stehst, kann es kurz zu Schwindel kommen.

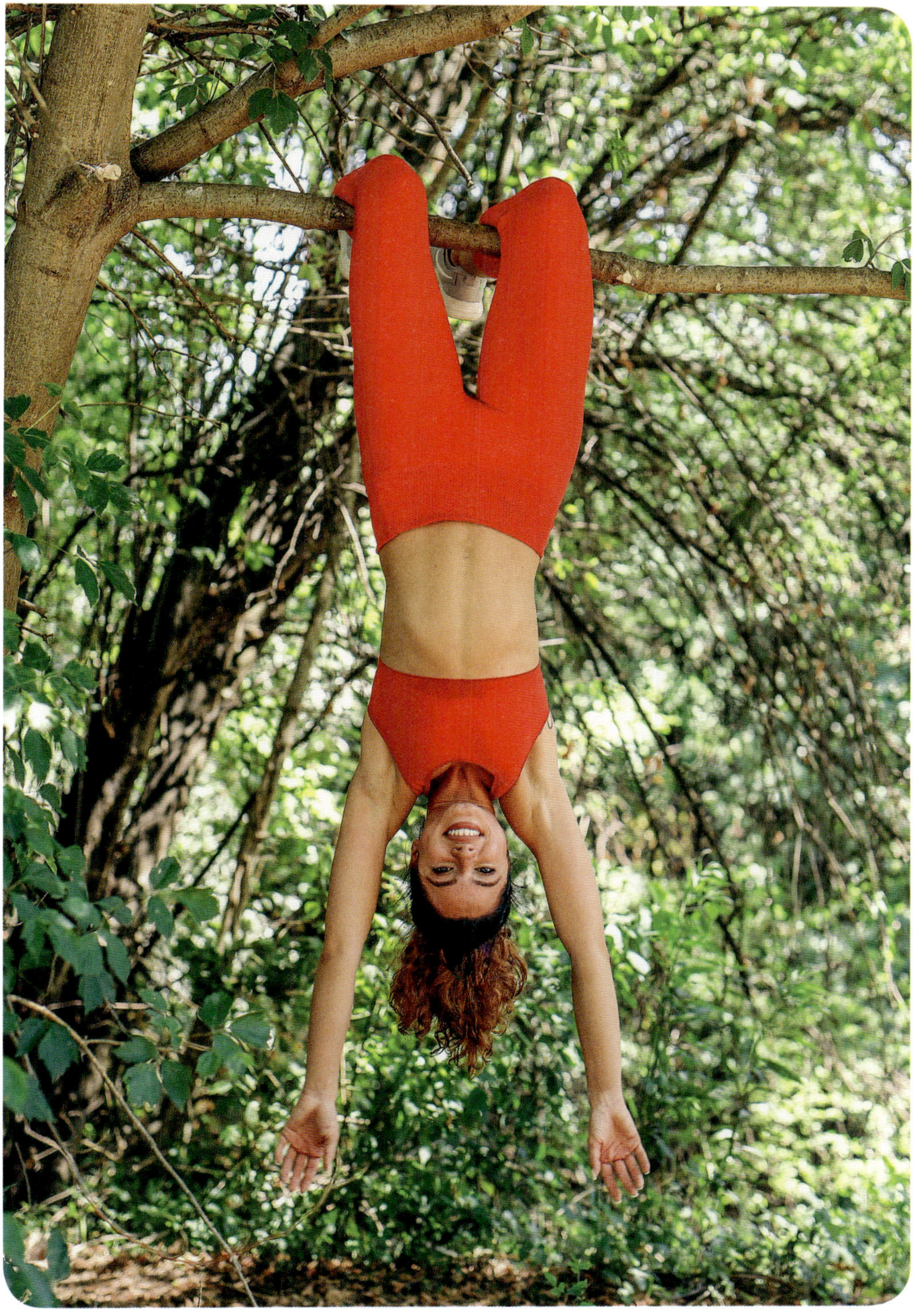

Baum umarmen

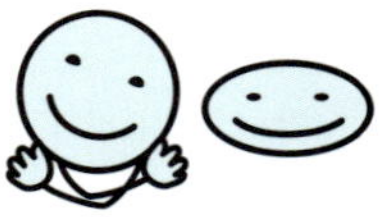

Bäume senden Botenstoffe, sogenannte Pheromone, aus. Sie können so untereinander kommunizieren. Die Wissenschaft hat nachgewiesen, dass diese Botenstoffe auch viele positive Signale an uns Menschen übermitteln. In den Wald gehen ist gesund – heute wissen wir auch warum. Versuche es auch, fliehe aus dem »Lichtsmog« deines Büros und des Computers. Lass die grünen Wälder auf dich wirken; die Luft, die Farben, der Geruch und die Geräusche eines Waldes werden deine Sinne ansprechen, dich entspannen und du wirst frisch nach Hause kommen.

Um den Kontakt zur Natur zu intensivieren, haben wir dir hier schon einiges an Übungen aufgezeigt. Sollten diese dich ansprechen, versuche doch auch einmal, einen Baum zu umarmen und ihn zu spüren. Aus den vielen unterschiedlichen Baumarten wirst du automatisch den richtigen wählen, es wird dir guttun. Probiere es aus!

» Ohne Worte …

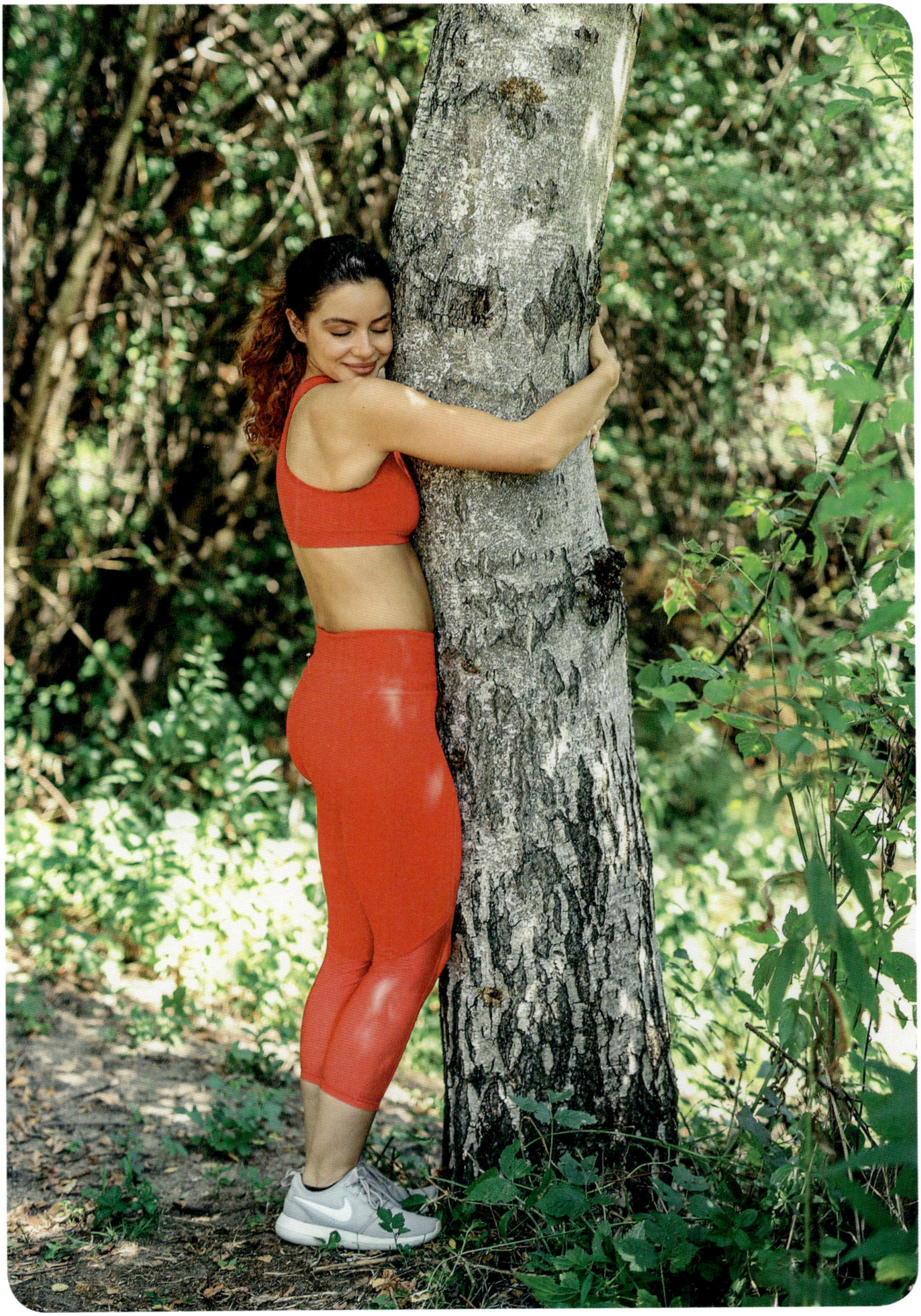

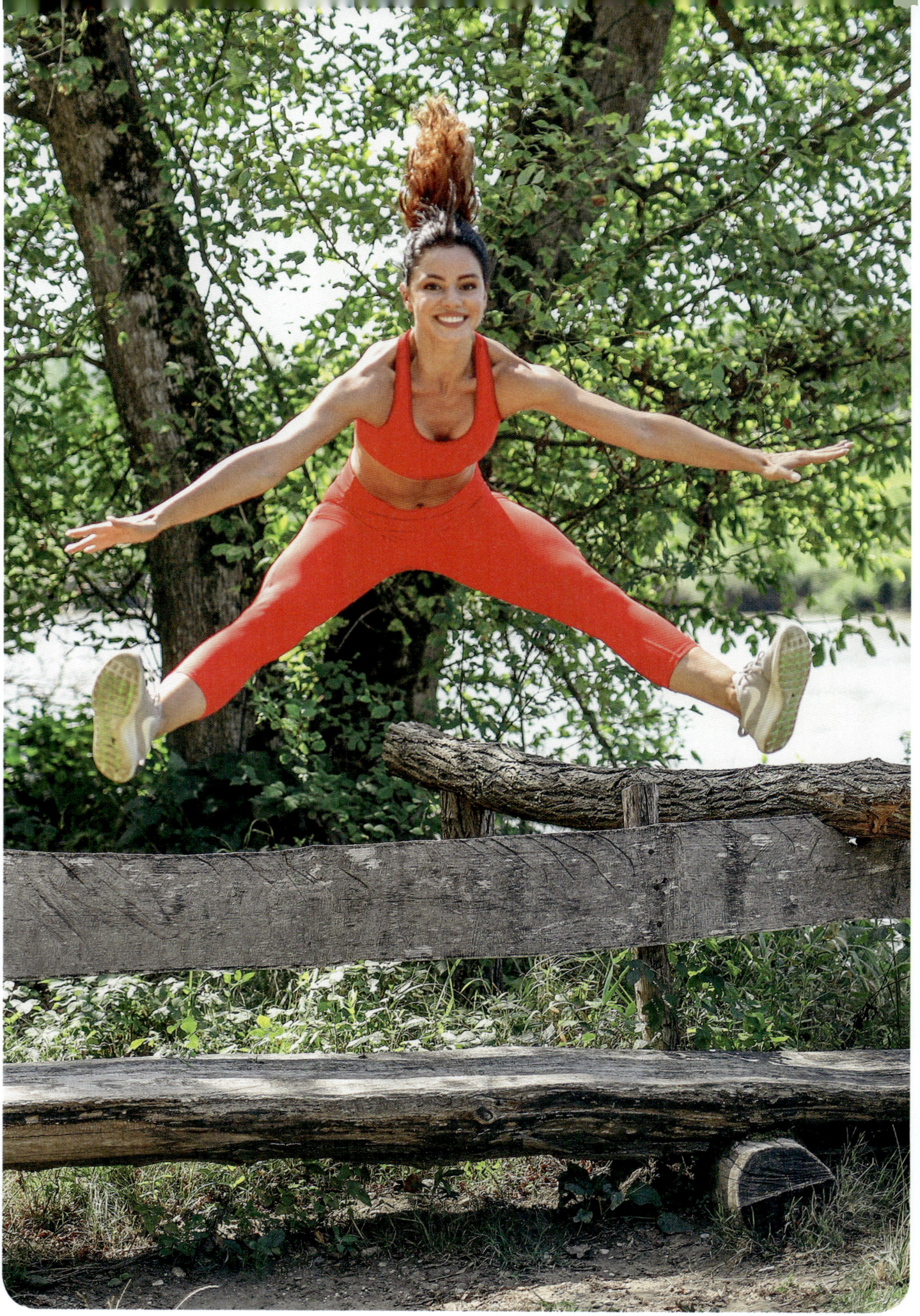

Üben mit der Bank

Die Bank! Für viele ein Symbol der Entspannung, des Ruhens und des Genusses. Auch wir genießen die Situation, dass viele Bänke an schönen Plätzen stehen – nur entpuppt sich bei näherer Betrachtung und entsprechender Kreativität die Bank als toller Trainingspartner.

Wir alle kennen sie noch aus dem Turnunterricht: die gute, alte Bank. Wir sind darübergesprungen und -gehockt, haben sie umgedreht, um darauf zu balancieren, und vieles mehr. Heute gibt es Bänke in verschiedenen Ausführungen und für verschiedene Zwecke auch in jedem Fitnessstudio – fürs Hanteltraining, für Stabilisationsübungen und noch für viele andere Einsatzbereiche. Auch für das Faszientraining eignet sie sich optimal.

Im Outdoorbereich findet man Bänke ebenfalls – überall. In den Straßen, auf Plätzen, in Parks, in Wäldern, auf Wiesen und Spielplätzen. Sollte einmal keine Bank vorhanden sein, kann auch ein Baumstumpf zweckentfremdet werden, und Baumstümpfe gibt es überall, wo es Wälder gibt. Kurz gesagt: Es gibt keine Ausrede, Bänke nicht einzusetzen, weil man keine hat. Die Bank wird sich bei deinen Outdoor-Fitnesseinheiten als tolles Trainingsgerät bewähren.

Die gezeigten Übungen sind lediglich eine Ideensammlung, was man mit einer Bank alles machen kann. Viele Übungen werden dich vielleicht an bereits bekannte Übungen erinnern, die du schon gemacht hast. Gut so, denn wenn man eine bestimmte Bewegung (vor allem in der Kindheit) häufiger gemacht hat, so speichert man diese im motorischen Gedächnis ab. Als Beispiel sei vielleicht Radfahren erwähnt. Als Kind haben die meisten das irgendwann einmal gelernt. Damals war das Rad vielleicht sogar dein Fortbewegungsmittel. Irgendwann ist man auf das Auto umgestiegen. Egal, selbst wenn man nach 20 Jahren zum ersten Mal wieder auf das Rad steigt und fährt, ist das, als ob die Zeit stehen geblieben wäre. Also raus, such dir eine Bank und überrasche dich selbst, was aus der Schulzeit so hängen geblieben ist …

Klassischer Stretch

Das hast du bestimmt schon bei Joggern oder Walkern im Park gesehen: das Dehnen der Oberschenkelrückseite an einer Bank. Vielleicht machst du die Übung auch selbst schon regelmäßig nach Laufeinheiten oder nach intensivem Radfahren? Neben der Dehnung der Beine kann hier auch sinnvoll an der Rückenfaszie gearbeitet werden.

Ausführung: Ein Bein wird auf der Sitzfläche oder Rückenlehne der Bank abgelegt, eine oder beide Hände greifen nach den Zehenspitzen und der Oberkörper wird nach vorn über das Bein geneigt. Das Standbein wird leicht gebeugt. Dies ist eine wunderbare Dehnungsübung für die gesamte Rückenkette, bei der du natürlich wiederum die drei Varianten des faszialen Dehnens ausreizen kannst: statisch, bewegend (d. h. Position des Oberkörpers verändern) oder federnd. Probiere es aus.

Variationsmöglichkeiten: Als Variante dreh dich zur Seite. So spürst du die Dehnung in der Oberschenkelinnenseite. Gerade hier sind viele moderne Menschen sehr »undehnbar«.

Trainingstipp

Diese Übung lässt sich natürlich am besten nach der Belastung einer beinlastigen Sporteinheit als Regerationsmaßnahme einsetzen. Länge und Ausführungsvariante werden bestimmt von deinem Körpergefühl. Die Übung eignet sich aber auch gut für steife »Vielsitzer«.

» In dieser Position kommt es zur gewünschten Bogenspannung über die gesamte Rückenkette.

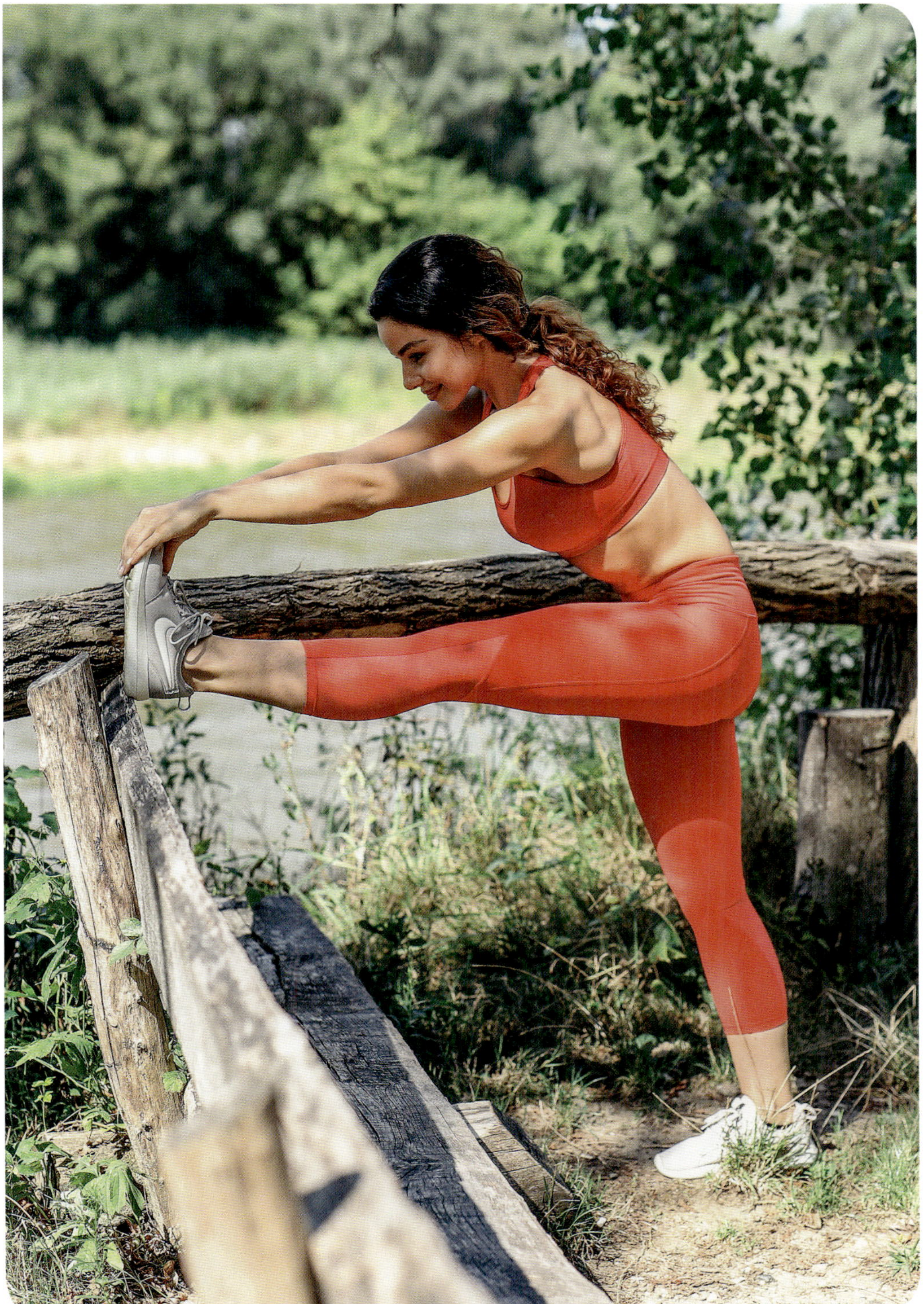

Round the World

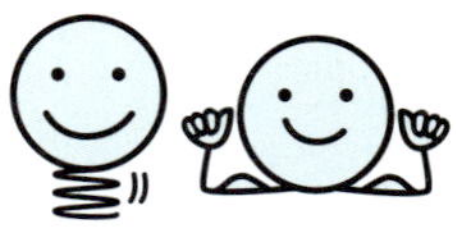

Ausführung: Bei dieser Übung gehe in die Liegestützposition, die Hände stützt du dabei auf die Rückenlehne der Bank. Nun stell dir vor, du seist ein Schiff in starkem Seegang. Verlagere das gesamte Gewicht auf die linke Hand und versuche, halbkreisförmig über die linke Seite unten nach rechts oben gehend einen dynamischen Liegestütz zu machen, an dessen Ende du dich mit gestrecktem Arm mit der linken Hand von der Bank abstößt. Wenn die Hände wieder Kontakt zur Lehne haben, leitest du die gleiche Bewegung in die Gegenrichtung ein.

Die Intensität variierst du, indem du mit den Beinen näher zur Bank oder weiter weg gehst. Gehst du näher heran, verringerst du das Gewicht, das auf den Händen lastet. Gehst du mit den Beinen weiter weg von der Bank, erhöht sich wiederum das Gewicht und somit die Intensität. Egal in welcher Entfernung du zur Bank stehst, deine Körperachse muss gerade sein. Kein Durchhängen im Rücken, den Po nicht anheben. Es heißt wieder einmal Bauchnabel einziehen, Po anspannen … und los geht's.

Trainingstipp

Diese Übung ist eine sehr dynamische Liegestützvariante, bei der du wieder schön den Katapulteffekt spüren wirst. Sie tut jedem gut. Im sportlichen Sinne ist sie obendrein nützlich für oberkörperlastige und dynamische Sportarten. Ziele in puncto Wiederholungsanzahl auf die Kraftausdauerleistung, d. h. mehr als 15 Wiederholungen.

» Oben: Hier kommst du aus dem Liegestütz in die Armstreckung. Drück dich auf der Seite von der Bank ab, auf deren Arm das Gewicht verlagert wurde.

» Unten: Fang den Schwung ab und gehe nahtlos in den nächsten Stütz, bei dem du das Gewicht auf die andere Seite verlagerst.

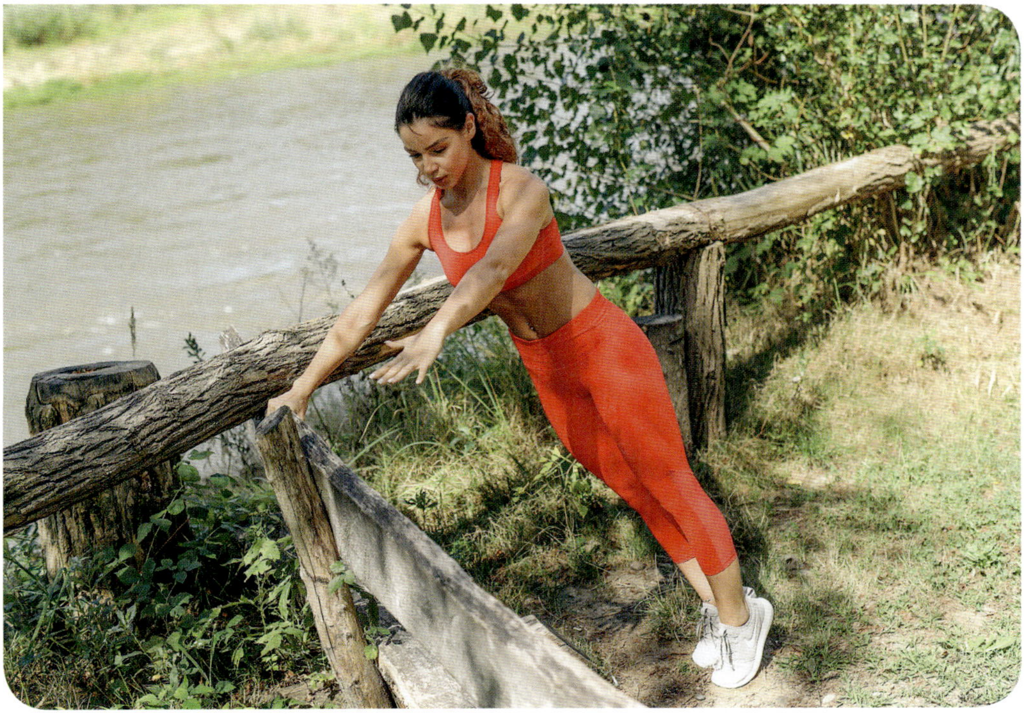

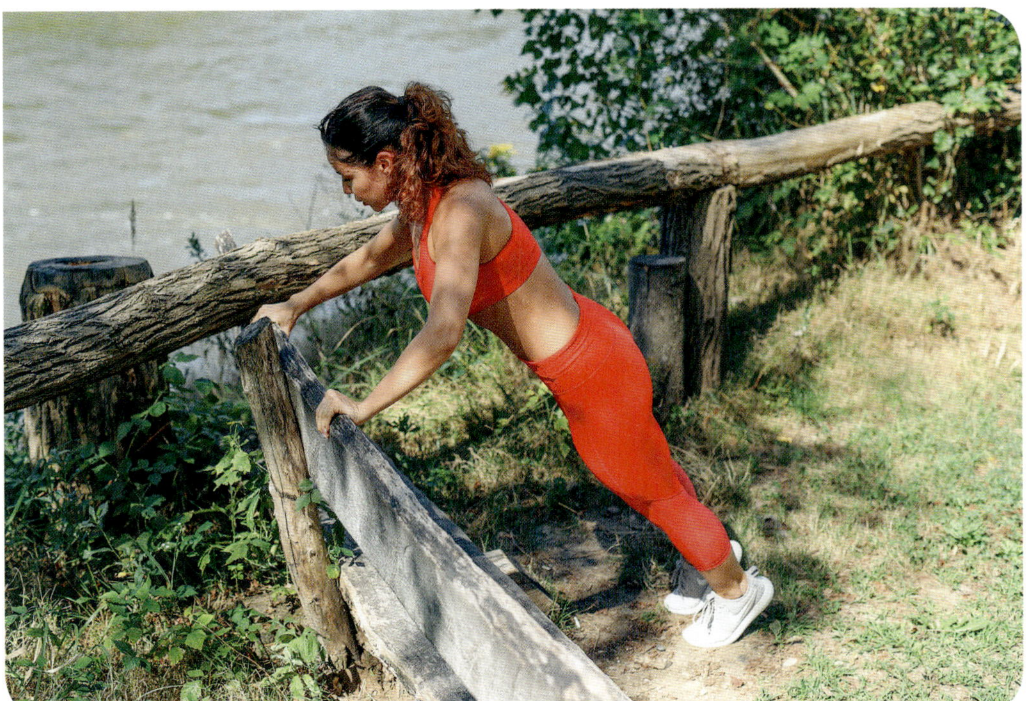

Schulbanksprung

Ausführung: Du wirst dich an deine Schulzeit erinnert fühlen. Suche dir eine Bank ohne Rückenlehne oder einen Baumstamm/-stumpf oder Felsen, wenn sich keine Bank findet. Stell dich parallel seitlich zur Bank und halte dich mit beiden Händen an den Kanten der Sitzfläche fest. Nun federe 3–4-mal locker auf dem Vorfuß und springe auf die andere Seite. Dort federst du gleich weiter in den nächsten Sprung hinein.

Variationsmöglichkeiten: Natürlich kannst du auch Sprungvarianten einbauen, beispielsweise Grätsche über der Bank (sie darf nicht zu hoch sein, ein Baumstamm eignet sich auch) und Beinschluss auf der Bank.

Bei dieser Übung ist der »Funfaktor« hoch im Kurs. Eigenständiges Experimentieren ist erlaubt und gewünscht. Wie wir schon mehrfach in diesem Buch erwähnt haben, ist Springen etwas Essenzielles für unseren Körper. Wir brauchen für unsere passiven Strukturen (Sehen, Bänder, Knorpel, Knochen und Co., also Faszie) Stoßbelastungen, um sie aufzubauen und zu kräftigen.

Trainingstipp

Bei dieser Übung hast du neben dem faszialen Sprung auch Stützarbeit im Oberkörper zu leisten. Sie ist ebenso einfach wie genial.

» Oben: Ein sauberer Stütz im Oberkörper kräftigt zusätzlich Arm und Schultermuskulatur.

» Unten: Absprung und Landung erfolgen nach dem Prinzip des Ladens und Entladens. Kurzes Vorfedern auf dem Vorfuß und dann geht es los. Bei der Landung auf dem Vorfuß wird die Achillessehne bereits wieder vorgespannt, um dich in den nächsten Sprung zu katapultieren.

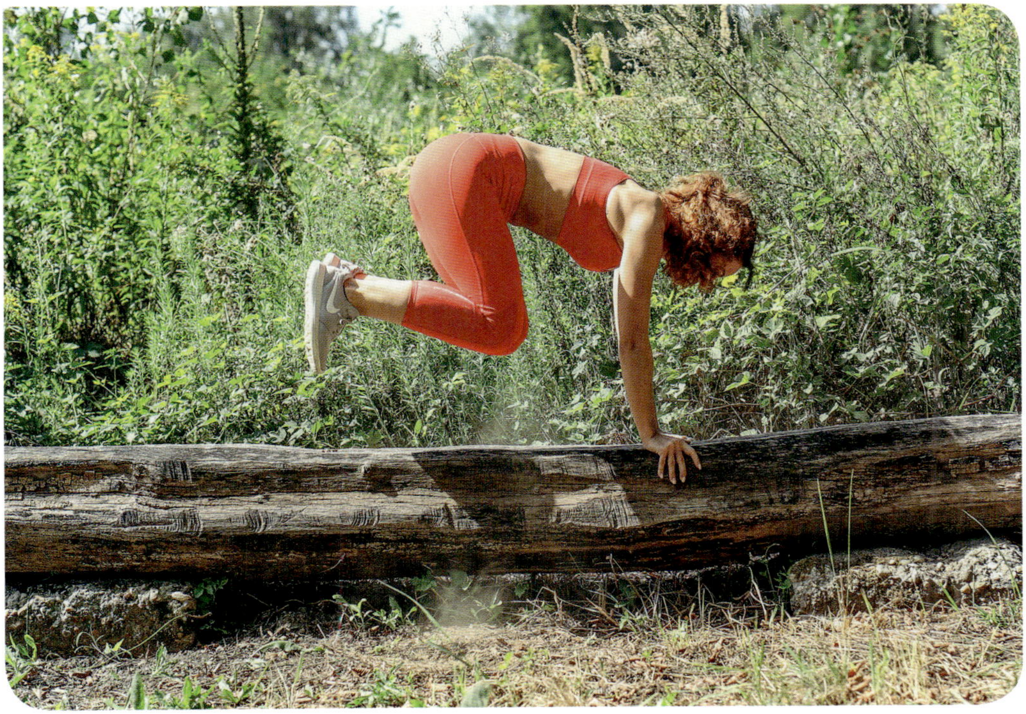

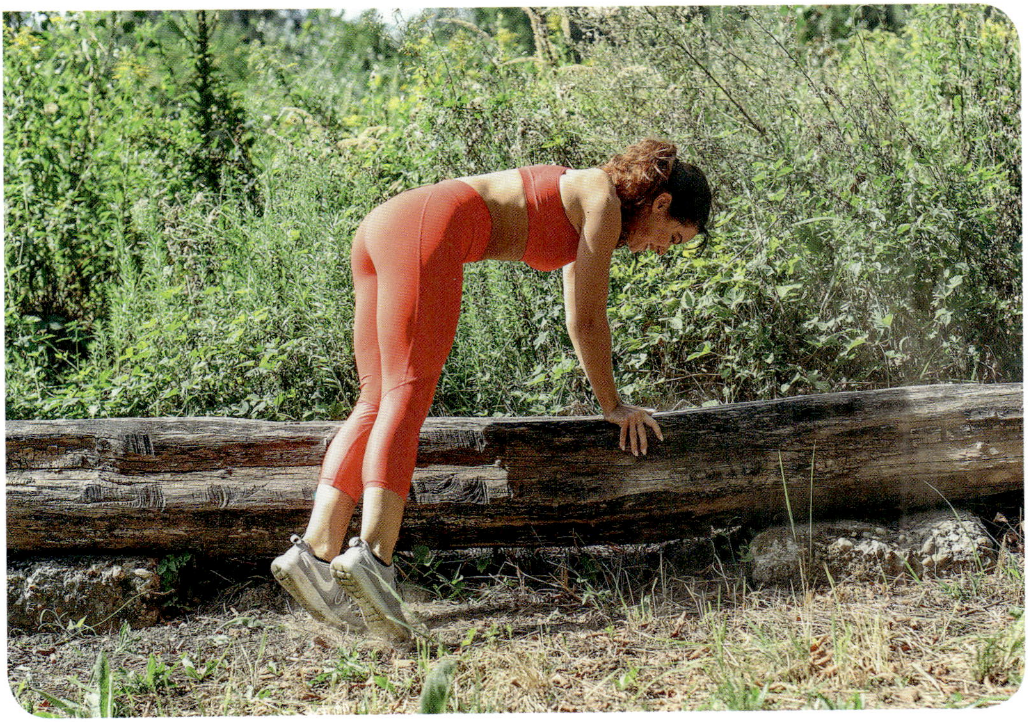

Kobra auf der Bank

Ausführung: Begib dich in eine Liegestützposition mit den Händen auf der Rückenlehne der Bank. Alternativ dazu ist jede Haltemöglichkeit ungefähr in Beckenhöhe geeignet (z.B. Brückengeländer, Baumstamm u.Ä.). Aus der Liegestützposition heraus geh mit dem Gesäß nach hinten und spanne deine Rückseite auf – mach einen Buckel wie eine Katze (»Catstrech«).

Du kannst in dieser Position wie eine Schlange Bewegungen in verschiedenste Richtungen machen – Rundrücken, Hintern rausstrecken, Gewicht verlagern, Kopf überstrecken, Hohlkreuz etc. Dehne und strecke dich. Danach tauche von hinten nahe der Bank nach vorne oben in einen Liegestütz und dabei in der Vorderseite auf Überstreckung (Tauchliegestütz). Die gesamte Wirbelsäule ist nun in Überstreckung. Die Augen sind zum Himmel gerichtet und der Kopf nach oben gehalten. Halte die Position eine Weile – wie lange, entscheidest du selbst – und geh danach wieder in die Gegenrichtung nach hinten.

Trainingstipp

Eine weitere Liegestützvariante, bei der Zug auf Vorder- und Rückenkette eine wesentliche Rolle spielt. Kurz gesagt: Neben Kräftigung ist auch Mobilisation mit im Spiel.

- Durch diese Position ziehst du die Wirbelsäule und Handgelenke auseinander. Nun mach einen Katzenbuckel und spanne den Rücken soweit wie möglich nach oben und zieh das Kinn zur Brust.
- Jetzt tauche nach vorne unten (als würdest du durch eine Welle tauchen) nahe der Bank in eine Überstreckung des Körpers. Der Blick ist nach oben gerichtet.

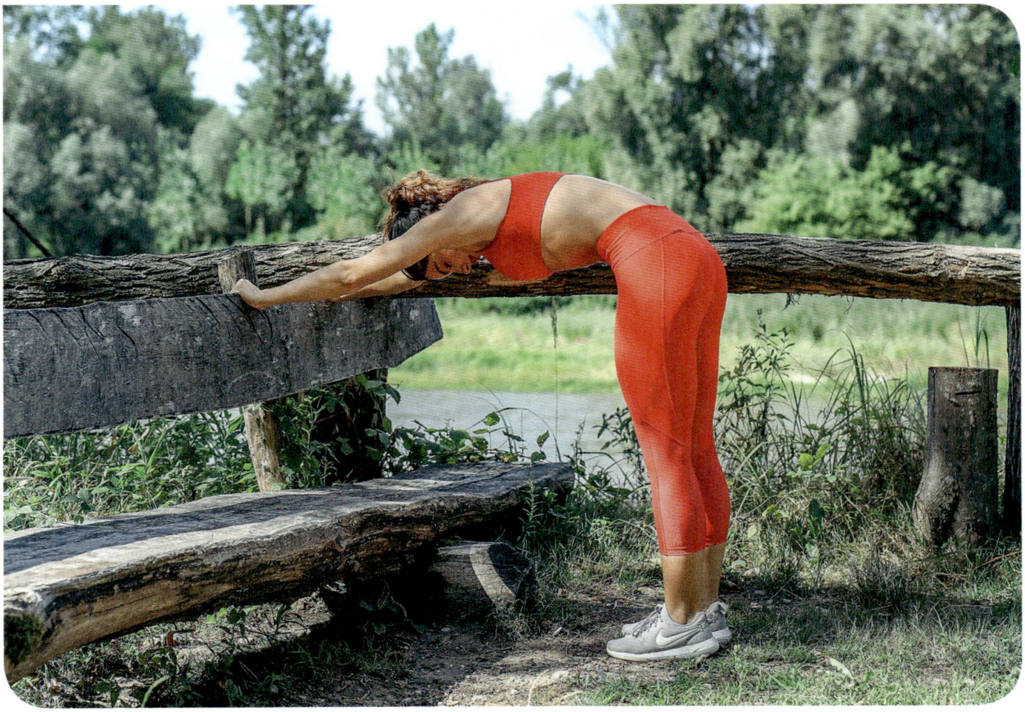

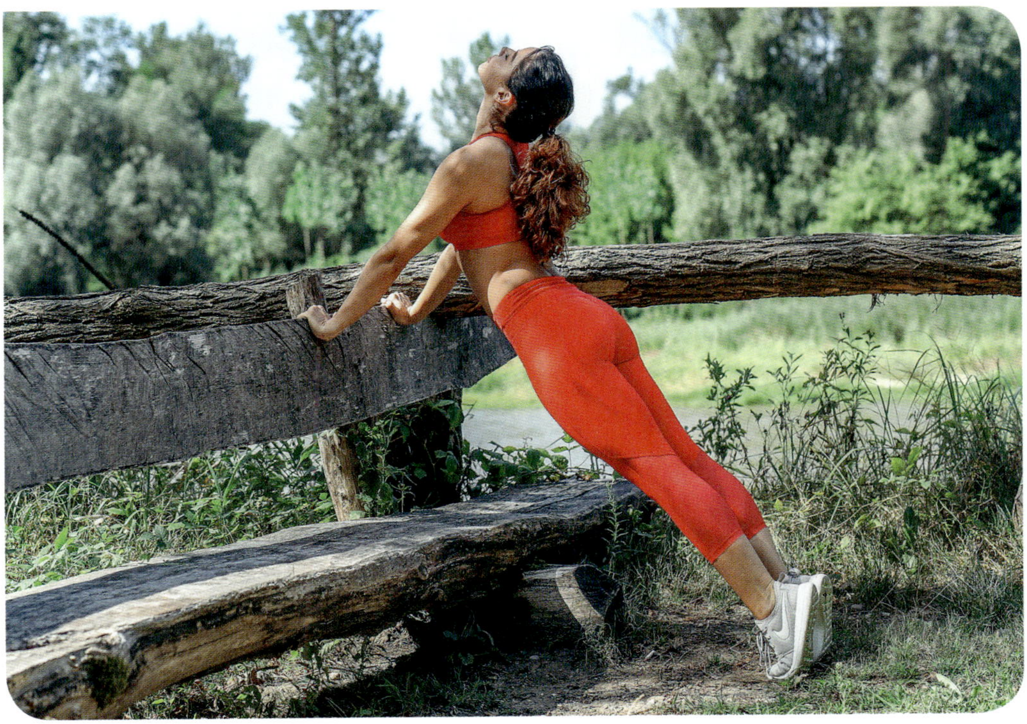

Kickbox-Bankübung

Ausführung: Für diese Übung such dir eine Bank mit nicht zu hoher Sitzfläche. Stell ein Bein auf die Bank, das andere bleibt auf dem Boden stehen. Federe mit dem Standbein am Boden 2–3-mal auf dem Vorfuß und ziehe das Bein dann dynamisch nah an den Körper. Dabei geht das rechte Knie zum linken Ellbogen, auf der anderen Seite dann umgekehrt. Strecke dabei das Bein auf der Bank ganz durch, so dass du auf einem Bein gerade auf der Sitzfläche stehst.

Die Übung lebt von einer schnellen Bewegungsausführung und dem dynamischen Abdruck vom Boden. Lass dabei den Oberkörper immer schön aufrecht. Und vergiss nicht, beide Seiten gleichermaßen zu trainieren.

Variationsmöglichkeit: Dreh dich mit dem Standbein auf der Bank seitlich. Nun machst du dieselbe Übung mit einem Ausfallschritt nach unten und seitlich. Jetzt beanspruchst du mehr die inneren und seitlichen myofaszialen Ketten.

Trainingstipp

Das Bein auf der Bank arbeitet stark muskulär, das Bein am Boden eher faszial. Wir brauchen aber beides – das macht die Übung so nützlich, da beide Aspekte gleichzeitig trainiert werden können. Diese tolle Übung wird mit der passenden Musik im Ohr noch rhythmischer.

» Aus der Ausgangsposition federst du mit dem Bein am Boden aus den Zehenspitzen heraus ein paar Mal vor.

» Knie und gegenüberliegender Ellbogen treffen sich in der Endposition, der Oberkörper bleibt schön aufrecht.

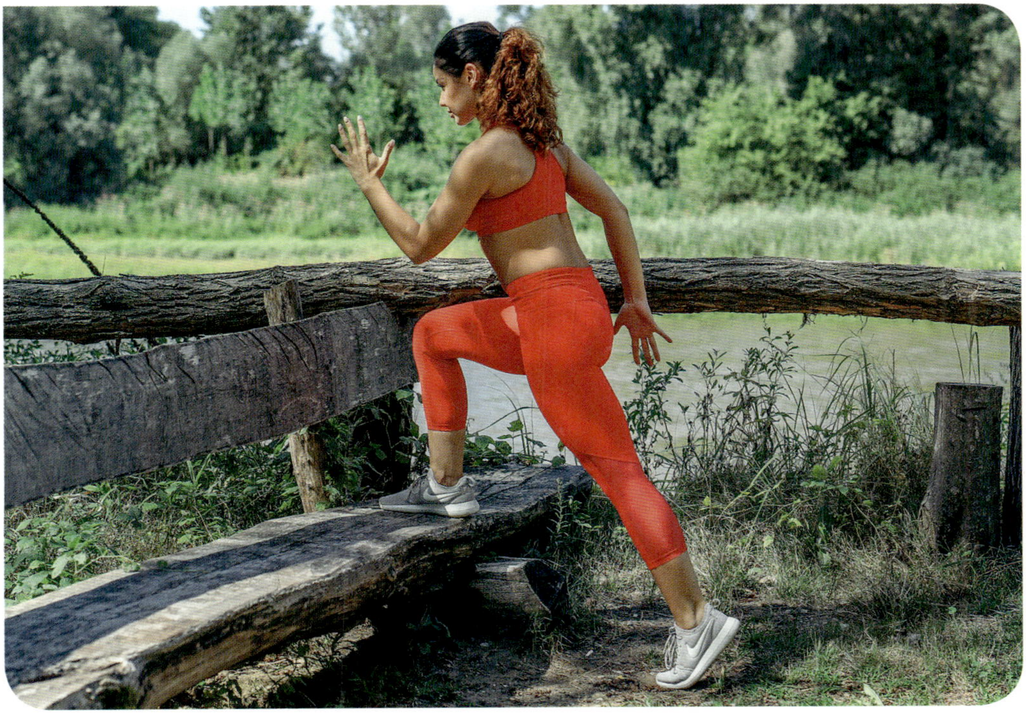

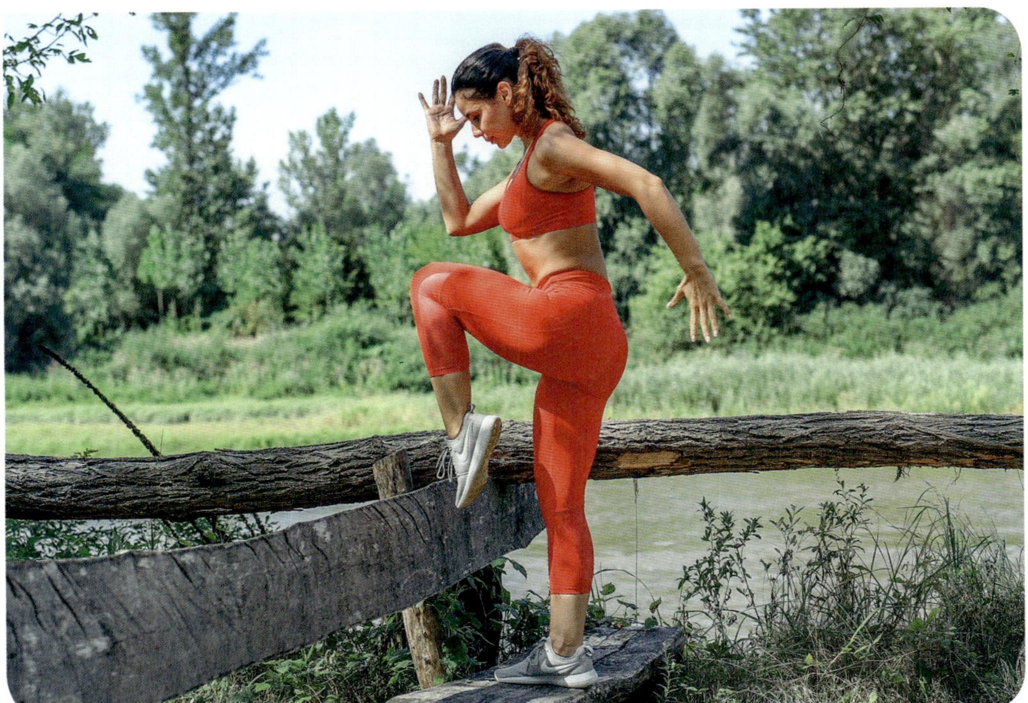

Froschsprung ohne Sprung

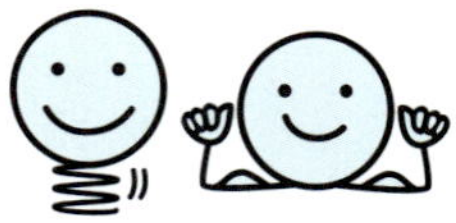

Ausführung: Bei dieser Übung geht es in eine Urposition, nämlich die archaische Hocke. Hocke dich tief hinunter, mit dem Gesäß knapp über dem Boden. Halt dich dabei an der Rückenlehne der Bank fest, die Arme sind gestreckt. Federe in der Hockposition 2–3-mal und schnelle dann wie bei einem Sprung nach oben (ohne tatsächlich vom Boden abzuspringen). Zieh dich gleichzeitig auch mit den Händen nach oben. Beim Hochschnellen versuche gleichzeitig, abwechselnd einmal die rechte und einmal die linke Hand in einer Oberkörperrotationsbewegung nach oben zu strecken. Das heißt, du drehst den Oberkörper in die von diesem Arm abgewandte Richtung. Wenn du aufrecht stehst, geh sofort reaktiv in die Hocke zurück und direkt durch den Vorspann in die nächste Streckung. Es geht hier mehr um den Katapulteffekt nach oben als um die Kniebeuge. Daher ist hier die schnelle Bewegungsausführung wichtig.

Trainingstipp

Natürlich kannst du die Übung überall machen, wo sich eine erhöhte Möglichkeit zum Festhalten bietet. Durch die Mithilfe der Hände wird die Übung faszialer, da mehr über Vorspannung und Entladung gearbeitet wird als über muskuläre Streckung. Somit ist es sinnvoll, die Hände bei dieser Übung einzusetzen.

» Oben: Lade in der Hocke dein »Katapult«, das dich nach oben schnellen lässt.
» Unten: In der maximalen Streckung zieh dich abwechselnd einmal mit der linken und der rechten Hand in eine Oberkörperrotation. Denk daran: Wo dein Blick hingeht, wird dir dein Körper folgen.

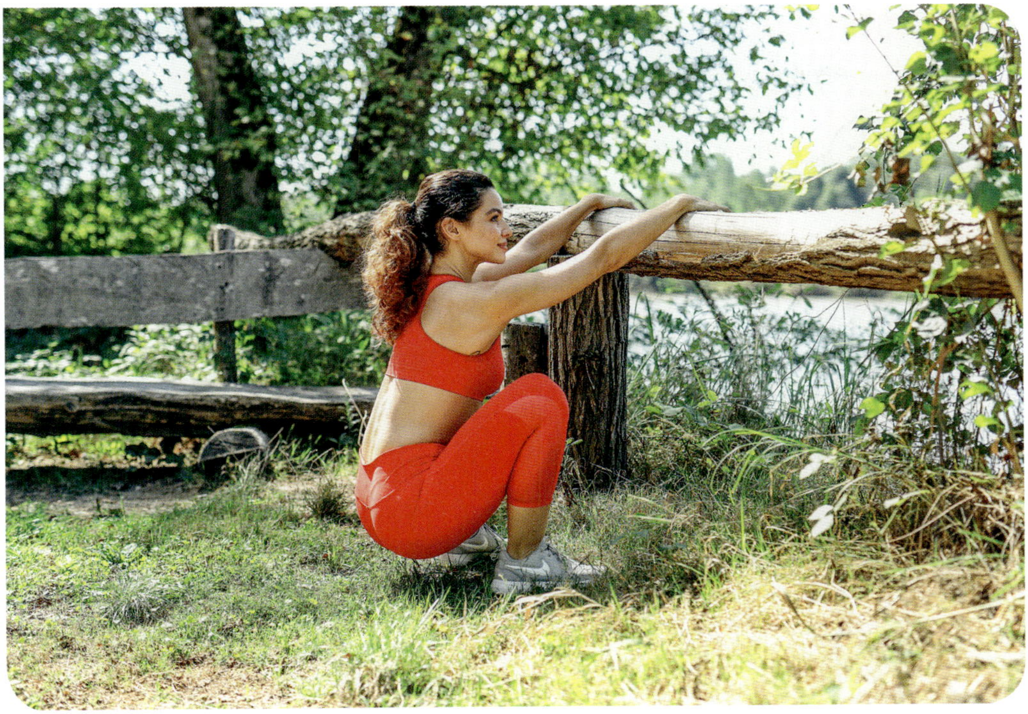

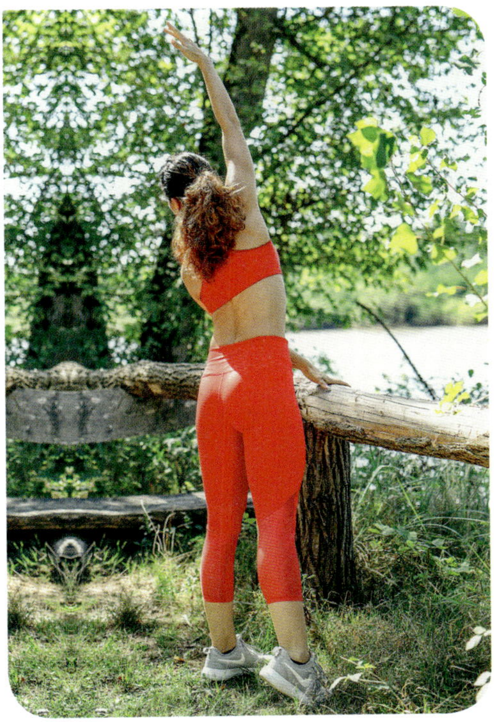

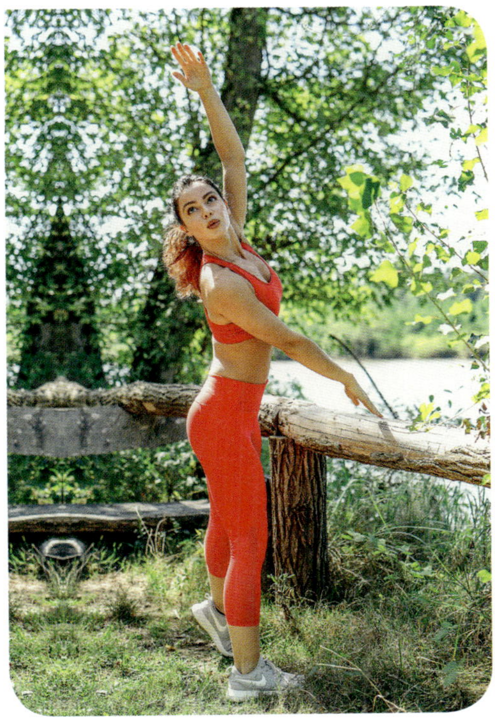

Seitenstärkung

Ausführung: Mit dieser Übung peppen wir deine seitlichen Strukturen auf. Traditionellerweise gehören diese Bereiche zu den am meisten vernachlässigten. Stütze dich mit einer Hand auf die Rückenlehne der Bank und dreh dich mit dem Körper auf die Seite in einen Seitstütz. Die Beinstellung ist so, dass der obere Fuß hinter dem unteren positioniert ist. Der freie Arm ist zum Himmel und nach hinten gestreckt. Wir spannen die Vorderseite auf und katapultieren die Hand dann unter dem Körper nach hinten, spannen so die Rückseite auf und pendeln wieder dynamisch zurück. Wichtig dabei ist, dass die Körperachse gerade bleibt und du weder nach unten noch nach oben durchbiegst. Je näher du mit den Beinen an die Bank herangehst, desto weniger Gewicht wird auf der Hand lasten und desto leichter wird die Übung. Entscheide selbst, wie intensiv die Übung ausfallen soll.

Trainingstipp

Die Übung beansprucht die Faszien noch stärker, wenn man in die Schwunghand ein leichtes Gewicht nimmt, z. B. einen Stein, die Getränkeflasche oder Ähnliches. Da fast bei jedem von uns die seitlichen Strukturen vernachlässigt sind, eignet sich die Übung auch für jeden.

- Oben: Im Seitstütz soll die Körperachse gerade sein. Den oberen Fuß stellst du nach hinten, damit du in der Rotation nach oben nicht im Bewegungsradius eingeschränkt bist. Zieh die Hand soweit wie möglich nach hinten, der Blick folgt der Hand.
- Unten: Nun schwinge die Hand so weit wie möglich unter dem Körper durch und danach wieder hoch. Es soll eine dynamische Bewegung sein.

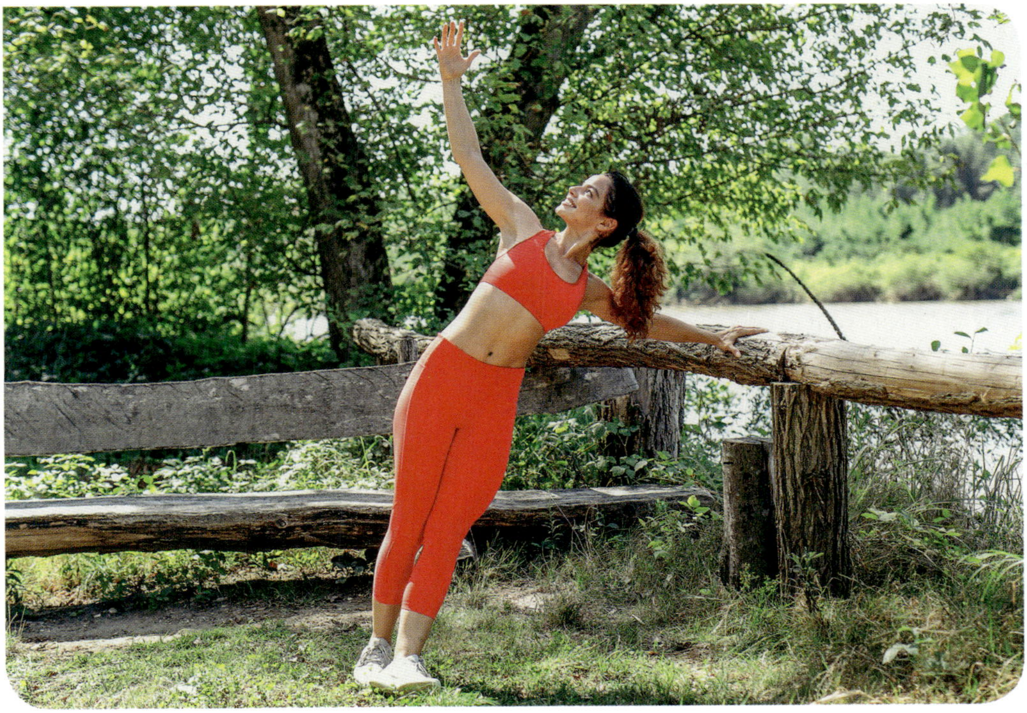

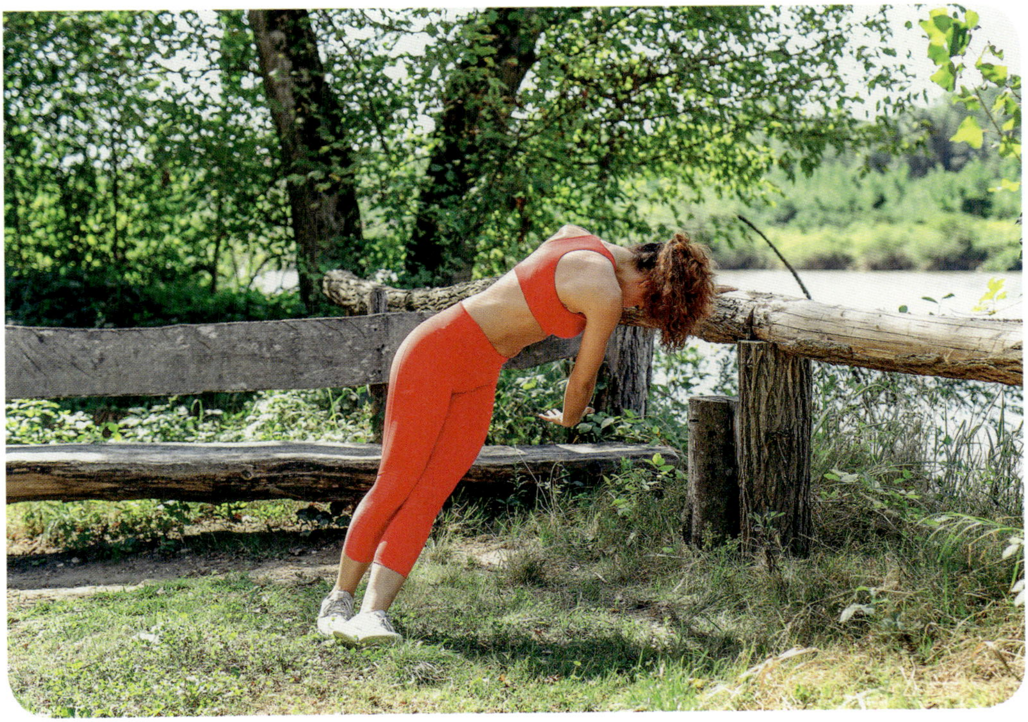

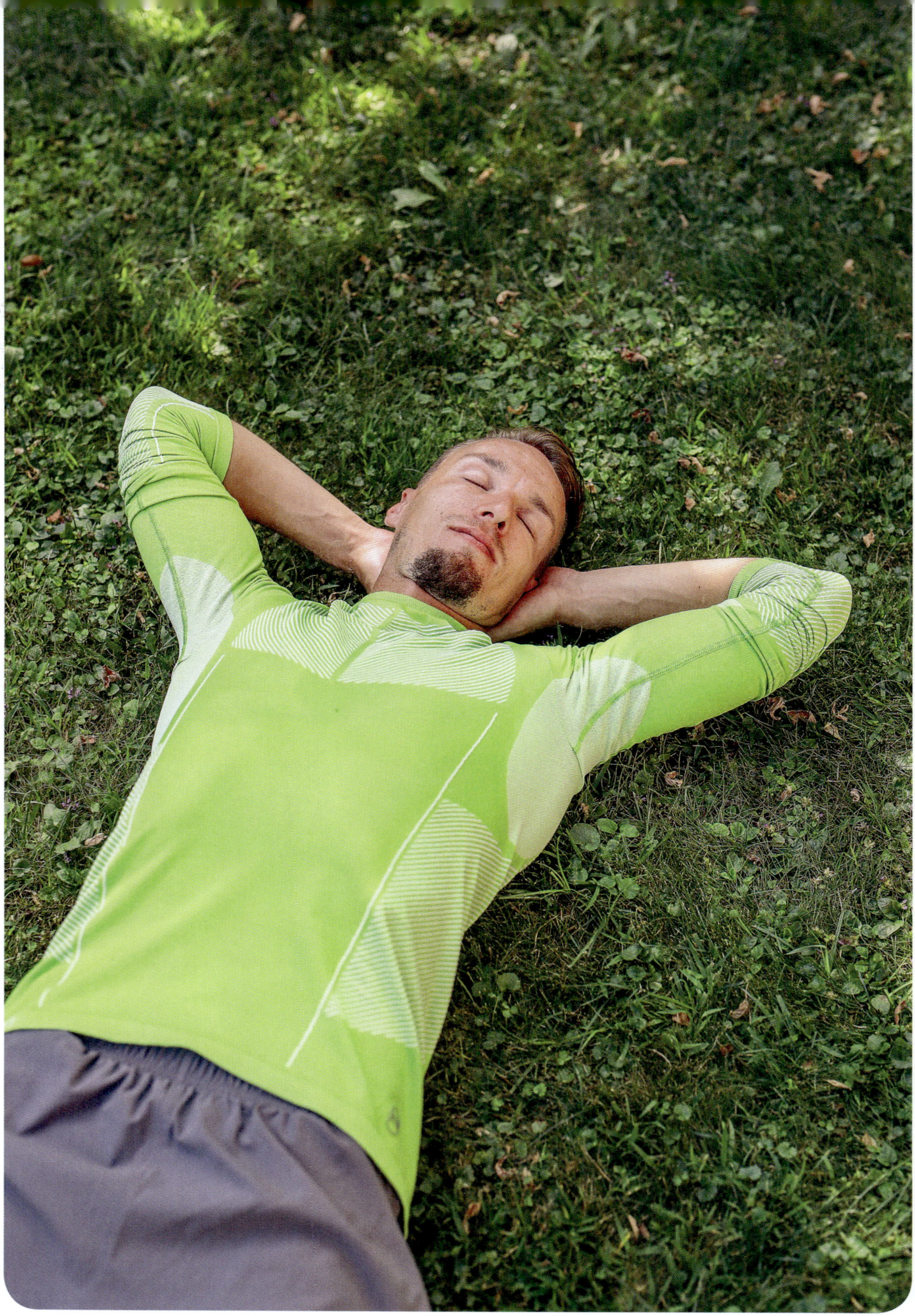

Üben auf der Wiese

Es gibt kaum eine intensivere Verbindung mit der Natur, als wenn man sich einfach auf den Boden legt. Um dabei einigermaßen sauber zu bleiben und angenehm weichen Untergrund zu empfinden, eignet sich bestens eine schöne Wiese.

Trainingsuntergründe gibt es viele; einer, den es fast überall gibt, ist die Wiese. Ob in der Stadt, in Parks, auf Spielplätzen, in Schulen oder Kindergärten, auf Fußballplätzen und natürlich in der freien Natur, zu finden ist sie. Also nutzen wir sie, wenn sie schon einmal da ist. Als Trainingsequipment reicht der eigene Körper, mehr braucht es nicht.

Wie du schon bei vielen Übungen in diesem Buch beeindruckt festgestellt haben wirst, ist der Körper als Gewichtsbelastung meistens mehr als ausreichend für ein effektives Training. Um die vollkommende Verbundenheit mit der Natur auch wirklich zu erleben, sind die Übungen vorzugsweise barfuß zu machen, denn die Füße sind unser direkter Draht zur Erde. So wird das Training zum Sinneserlebnis. Du wirst »geerdet« und gut durchgearbeitet nach Hause kommen.

Um beim Training eine Weiterentwicklung zu erreichen, braucht es auch zwischendurch die notwendige Regeneration. Hier darf eine Wiese auch als »Regenerationspartner« agieren. Ein kurzes »Powernaping« im Schatten eines Baumes kann Wunder vollbringen.

Nach jedem Training gehören auch die Treibstoffspeicher (Kohlehydrate, Fett usw.) aufgeladen. Wie wäre es mit einem Snack auf einer Decke inmitten einer Blumenwiese ...?

Der Tarahumara-Barfuß-Lauf

So einfach die Übung ist, so selten wird sie gemacht. Dabei ist sie immens gesund für uns, denn wir sind nicht für Schuhe geboren. Senk-, Platt-, Spreizfüße und Konsorten entstehen durch das Laufen in gepolsterten und gedämpften Schuhen, da das Fußgewölbe sich abschwächt und einbricht. Bei einem Laufschritt trifft das siebenfache Körpergewichts als Erstes auf den Fuß, bei einem Sprung von 50 cm Höhe das 20-fache. Der Fuß hält das locker aus, wenn er entsprechend trainiert ist. Doch unsere Füße bekommen heute kaum noch adäquate Reize, welche sie zum entsprechenden strukturellen Aufbau animieren würden. Im Gegenteil: Bei Problemen im Fußgewölbe reagiert die Medizin mit Einlagen und noch mehr Entlastung. Die langfristig effiziente Alternative ist ein Training der Fußstrukturen durch Barfußgehen, Walken oder später auch Laufen. Eine geeignete Wiese für den Barfußlauf ist zum Beispiel ein Fußballplatz. Kaum irgendwo anders ist der Rasen so gepflegt wie dort und in keiner anderen Sportart findet man so viele frei zugängliche Trainingsstätten wie im Fußball. Also Augen auf: Wo ist deine nächste Laufwiese?

Trainingstipp

Bitte geh es langsam an. Lauf zu Anfang zum Beispiel zu Hause barfuß herum. Nach einem Training reichen zu Beginn z. B. 5–10 Minuten lockeres Laufen ohne Schuhe, zwei- bis dreimal die Woche. Steigere langsam die Länge und Intensität. Solange keine Schmerzen oder Spannungssituationen auftreten, liegst du mit Dauer und Intensität richtig. Wiesen bieten sich als Übungsfeld an, dort bist du relativ sicher davor, in unerwünschte Untergründe zu treten.

» Unsere Strukturen sind für das Barfußlaufen geschaffen und halten das locker aus. Lerne, dich wieder artgerecht fortzubewegen – es wird Geist und Körper gut tun!

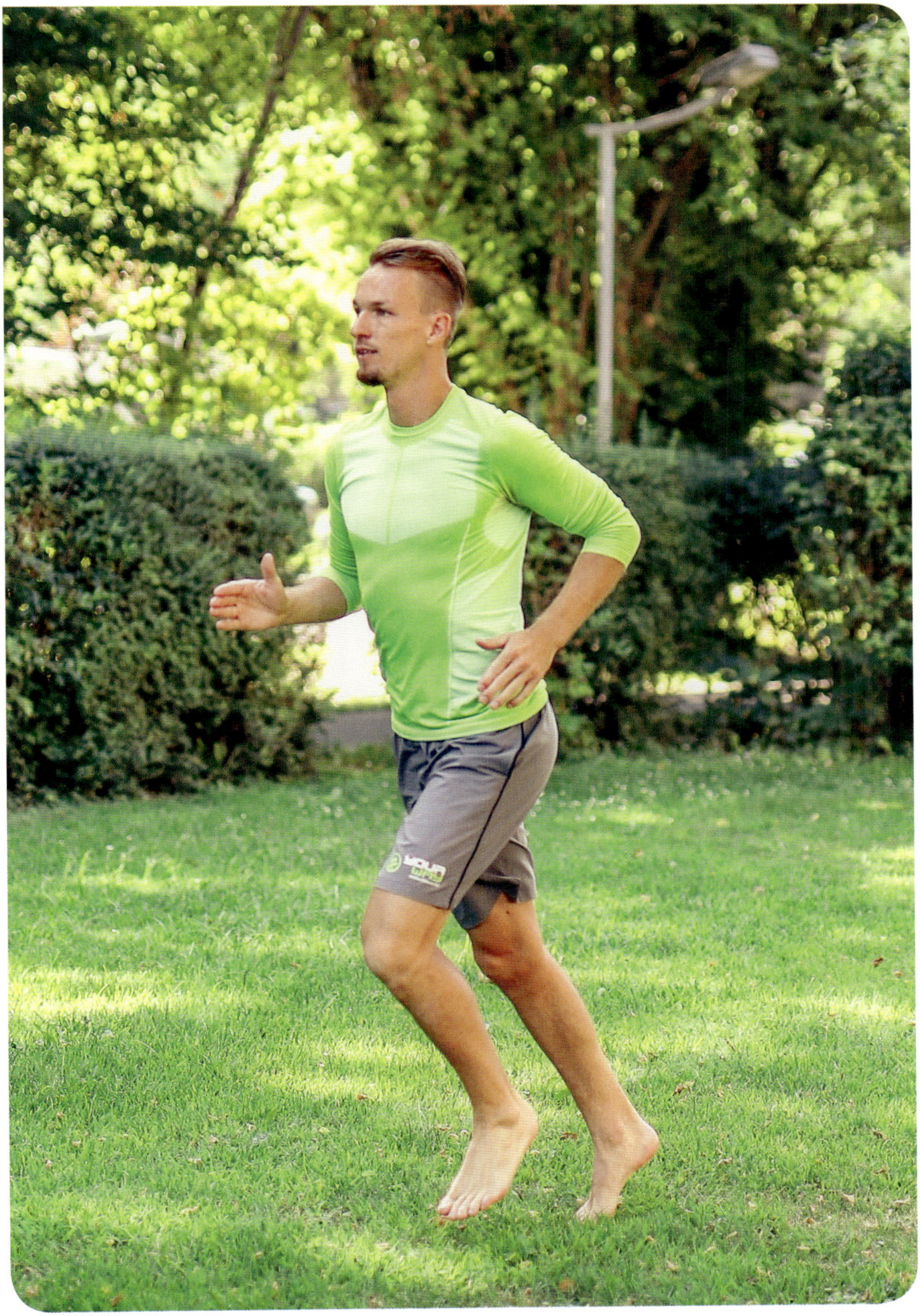

Wiese flachwalzen

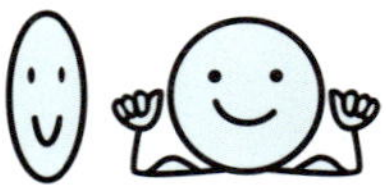

Ausführung: Bei dieser Übung kommst du der Natur noch näher. Lege dich ganz flach auf die Wiese, genieße den Kontakt mit dem Gras und seinen Geruch. Nun strecke den ganzen Körper durch, die Arme nach oben und die Füße nach unten. Versuche nun, dich auf der Wiese um die Längsachse zu drehen und dabei Arme und Beine über dem Boden zu halten. Damit dir nicht schwindlig wird, ändere nach ein paar Umdrehungen die Richtung.

Die Übung wird schnell unterschätzt. Sie sieht leichter aus, als sie tatsächlich ist. Eine gute Grundspannung im Core-Bereich ist notwendig, um die Position in jeder Phase der Bewegung zu halten. Natürlich kann man die Übung noch erschweren, indem man versucht, bergauf zu rollen. Achte darauf, nicht zu schummeln und Hände und Beine zur Hilfe zu nehmen!

Trainingstipp

Diese Übung eignet sich nicht für SportlerInnen, die Angst vor Grasflecken auf der Kleidung oder massive Gräserallergien haben. Ein leichtes Gefälle beschleunigt natürlich das Rollen. Wenn das Gras hoch genug ist, kann man richtige Bahnen hineinwälzen. Das macht Spaß, verbindet mit der Natur und fördert die Körperspannung.

- Oben: Versuche, dich während der ganzen Übung so lang wie möglich zu machen und die Drehung nur aus dem Rumpf heraus zu schaffen.
- Wenn du dich auf den Bauch drehst, zieh Arme und Beine nach hinten oben. Sie sollten keinen Kontakt mit dem Boden haben.

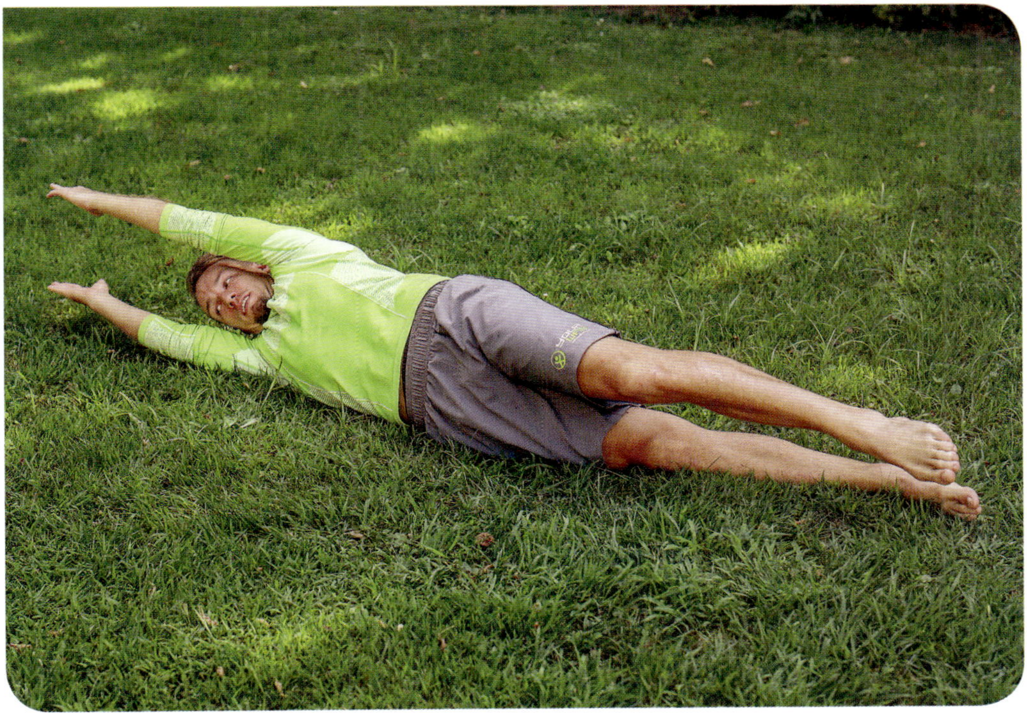

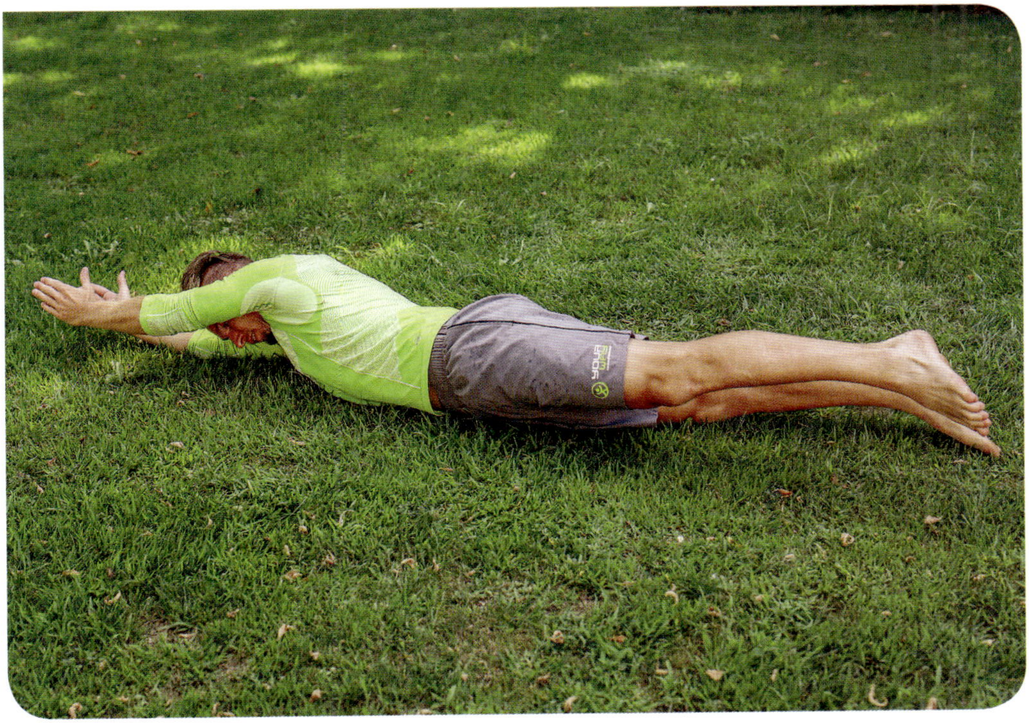

Regenwurm in der Wiese

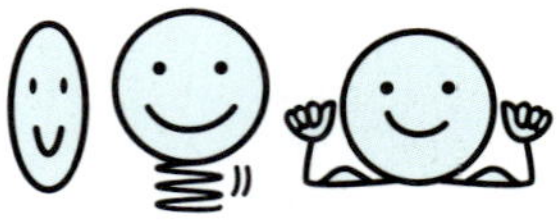

Ausführung: Bei dieser Übung imitierst du die Bewegungen eines Regenwurms in der Natur. Beug dich aus dem Stand mit gestreckten Beinen zum Boden und lass dich in dieser Position nach vorne auf die Fingerspitzen fallen.

Nun geh aus einer federnden Bewegung der aufgespreizten Finger Armschritt für Armschritt nach vorne. Beweg dich mit den Händen nur so weit vor den Schultern, wie du noch die Spannung im unteren Rücken halten kannst. Der Rücken darf nicht durchhängen! Gut trainierte Sportler schaffen es, den Körper fast parallel zum Boden zu halten. Halte die äußerste Position kurz, denn der Wurm ist ja auch nicht der schnellste.

Als Nächstes beginne, mit einem Fuß zu federn und aus dem Katapult heraus einen kleinen Schritt nach dem anderen in Richtung Arme zu machen. Fuß für Fuß und Schritt für Schritt, so lange bis die Füße wieder bei den Händen sind. Die Beine bleiben dabei in jeder Phase gestreckt. Versuche, mit den Beinen den Händen so nahe wie möglich zu kommen. Dadurch wird auch wunderbar die gesamte Rückseite aufgespannt. Dann geht es wieder von vorne los.

Trainingstipp

Diese Übung lässt Zug, federnde Bewegungen und Körperspannung miteinander verschmelzen. Du wirst sehen, Würmer sind alles andere als schwach. Mach nur so viele Wiederholungen, wie du ohne Spannungsverlust in der Endposition halten kannst.

» Oben: Versuche, mit den Händen so weit wie möglich nach vorne zu kommen, ohne die Spannung im Rücken zu verlieren oder ins Hohlkreuz zu fallen. Halte in dieser Position kurz inne.

» Unten: Nun gehst du aus dem Vorfuß heraus kleine Schritte in Richtung Hände, so weit wie möglich. Die Beine bleiben dabei die ganze Zeit durchgestreckt.

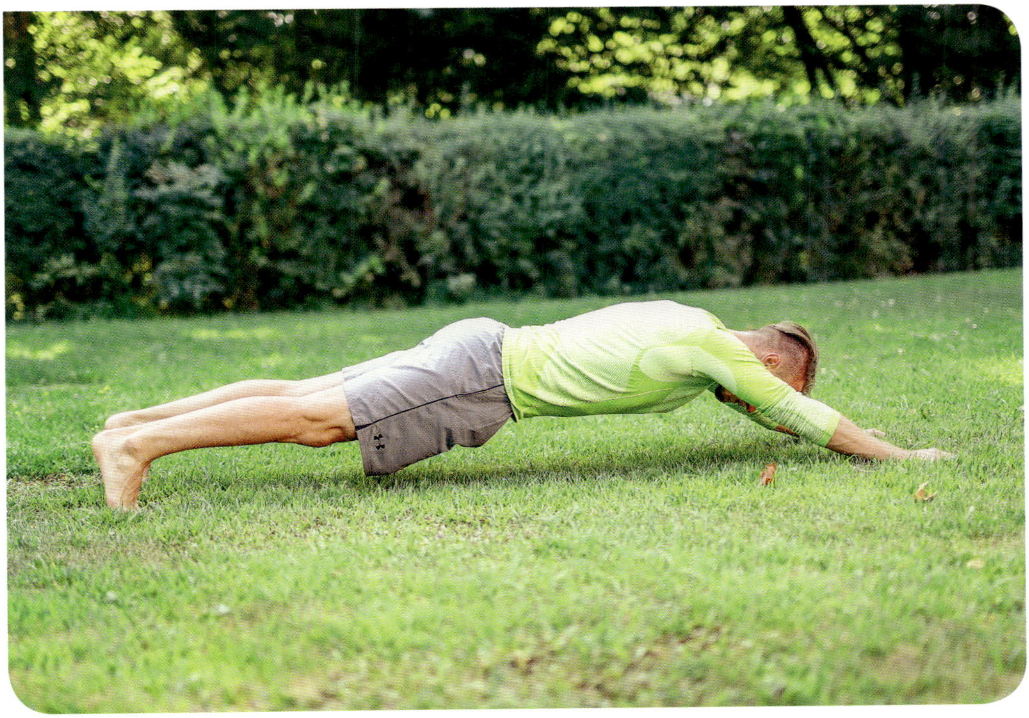

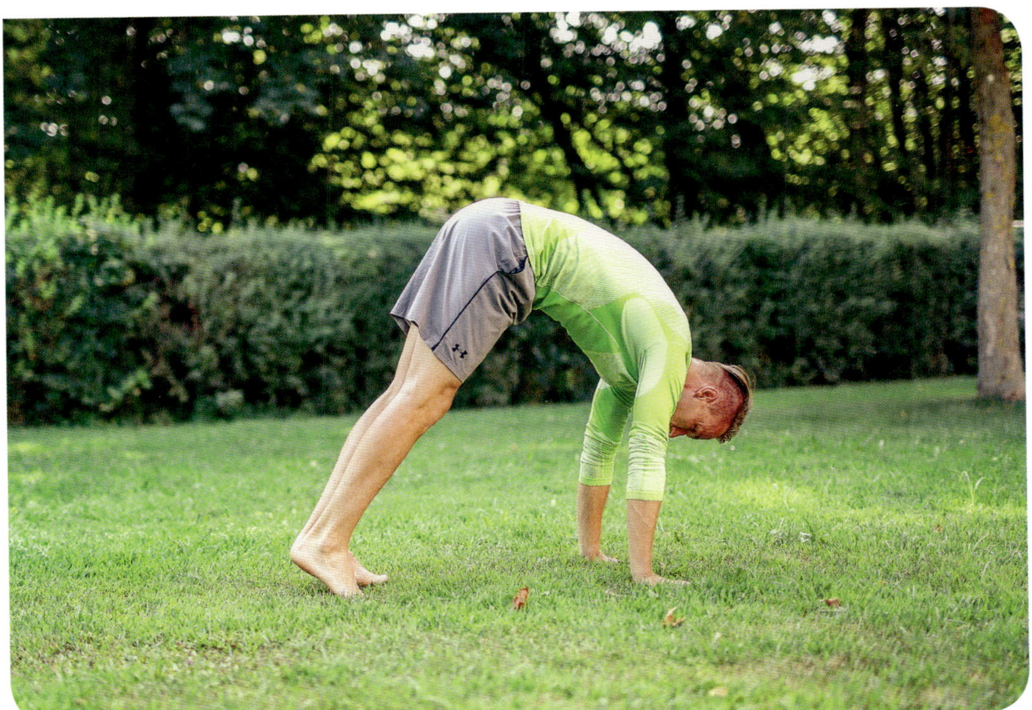

Duck Walk

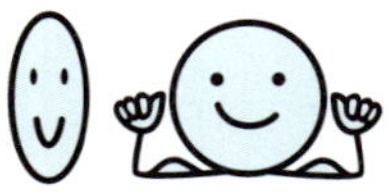

Ausführung: Der Duck Walk wird ausschließlich barfuß gemacht. In der Ausgangsposition berühren sich die Fersen und die Zehenspitzen zeigen ca. 45 Grad nach außen. Stell dich auf einem Bein auf die Zehenballen; dadurch hebt der andere Fuß vom Boden ab. Nun mach auf dem Ballen eine Drehung nach vorne und setz die Fußsohlen wieder auf den Boden. Nun wiederhole die Bewegung mit dem anderen Bein.

Die Übung sieht vielleicht komisch und unphysiologisch aus. Doch Training lebt nun einmal von der Reizsetzung. Neue Bewegungsvarianten können den Körper koordinativ und in puncto Bewegungsradius an die Grenzen führen. Wenn das der Fall ist, wird der Körper versuchen, sich an die Reize strukturell und koordinativ anzupassen. Sieht also eine Übung komisch aus oder ist schwer auszuführen, kann sie gleichzeitig eben gerade deshalb sehr effektiv sein.

Trainingstipp

Diese Übung verlangt viel Koordination und hat auch kräftigende Wirkung. Sie ist ein gutes Training für Fußstabilität und kräftigt den Unterschenkel – also gut für alle, die viel zu Fuß unterwegs sind, und natürlich auch für Vielsitzer!

» Bei dieser Übung ist es wichtig das sich in jeder Phase die Fersen berühren. Es wird aussehen, als würdest du wie eine Ente watscheln.

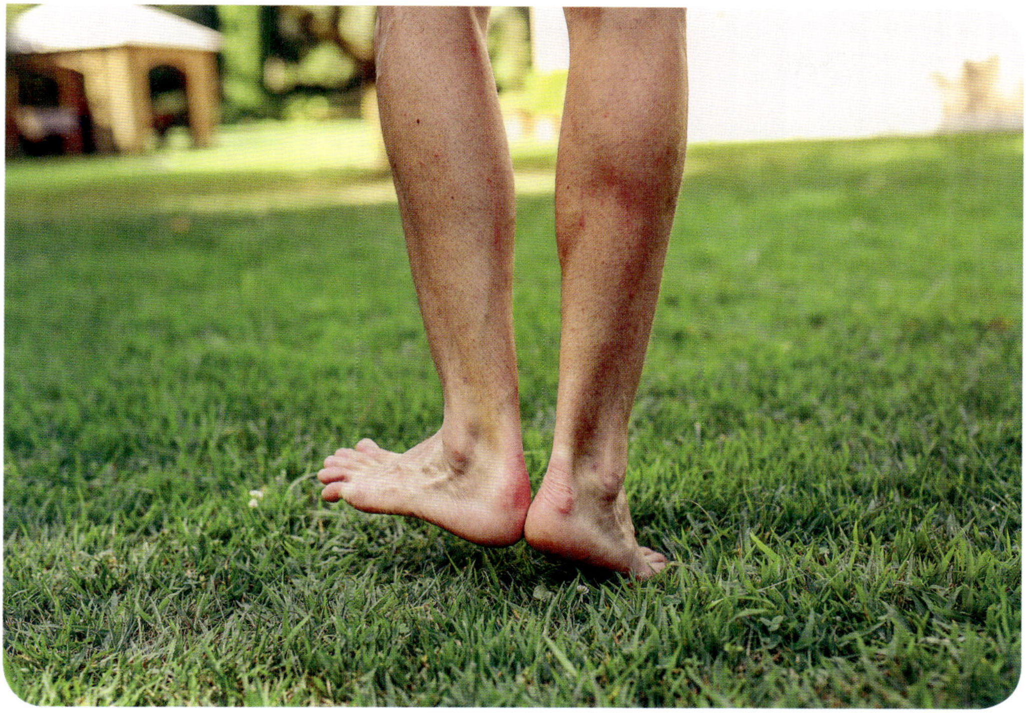

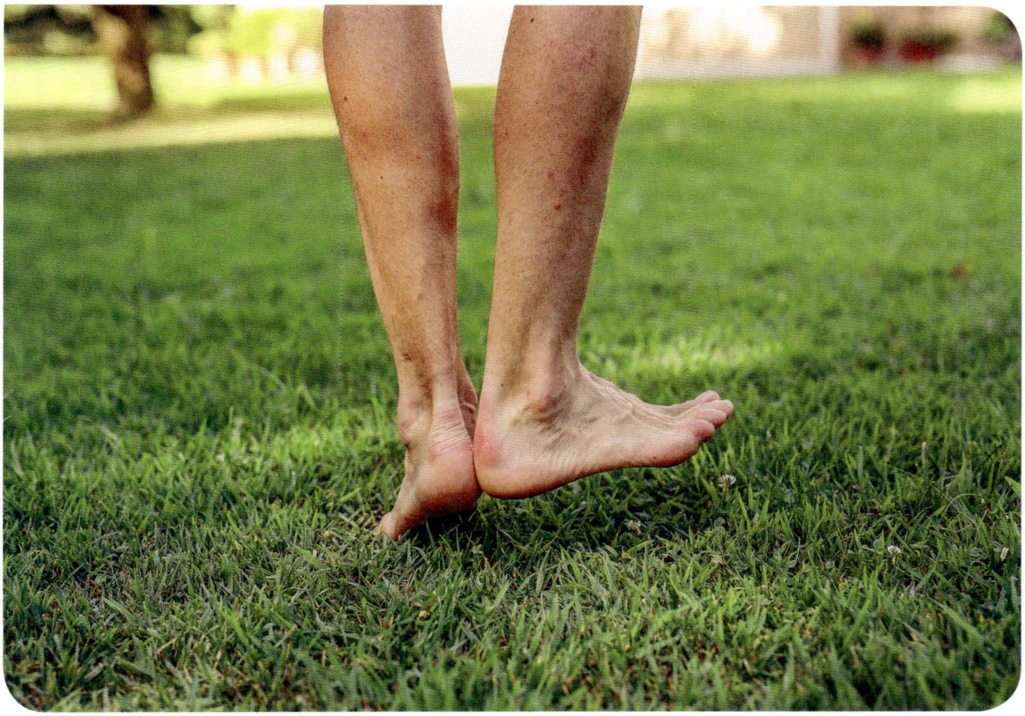

Affenrolle

Es ist sehr wichtig, sich immer wieder mit dem Thema »Fallen« zu beschäftigen. Wenn man zu Boden fällt und die Wucht des Sturzes nicht abfängt, wird es schmerzen und Verletzungen sind vorprogrammiert. Es ist erschreckend, wie wenige Kinder kaum mehr eine einfache Vorwärtsrolle sauber beherrschen, von Erwachsenen ganz zu schweigen. Richtiges Fallen kann schützen und sollte auch im Training mit geübt werden.

Ausführung: Bei der Affenrolle tauchen wir wieder ins Reich der Tiere ein. Ausgangsposition ist die Tiefkniebeuge. Beide Hände berühren mit geballter Faust den Boden. Aus dieser Stützhaltung springst du hoch und hältst im Landen einen Arm halbrund. Über diesen rollst du seitlich ab und vollziehst eine 360-Grad-Drehung, bis du dich wieder in der Startposition befindest. Den Kopf nimmst du zur Seite, weg vom Arm, über den du rollst. Wiederhole die Übung auf der anderen Seite. Beim Landen nach dem Sprung kommst du zuerst auf den Beinen auf, dadurch nimmst viel an Stoßbelastung weg und kommst mit nur wenig Wucht mit dem Oberkörper auf dem Boden auf. Die Übung eignet sich daher gut für Menschen, die schon lange keinen Bodenkontakt mehr hatten und sich Gedanken machen, was passieren könnte, wenn sie fallen.

Trainingstipp

Auch hier kommt uns wieder der Weichboden Wiese entgegen. Sich nach einer 360-Grad-Drehung wieder zu fangen und richtig zu landen, erfordert einiges an Sensomotorik. Ein tolles Training, sinnhaft und mit hohem Animationsfaktor – wieder einmal heißt es ausprobieren ...

- Oben links: Halte in der Kniebeuge deine Hände gestreckt mit geballter Faust nach unten, wie ein Affe im Zoo.
- Oben rechts: Es folgt der Strecksprung.
- Unten links: Lande zuerst auf den Füßen, geh in die Hocke und winkle einen Arm an. Rolle dich seitlich über diesen Arm und die Schulter ab.
- Unten rechts: Nimm den Schwung mit und lande wieder in der Grundposition auf den Füßen.

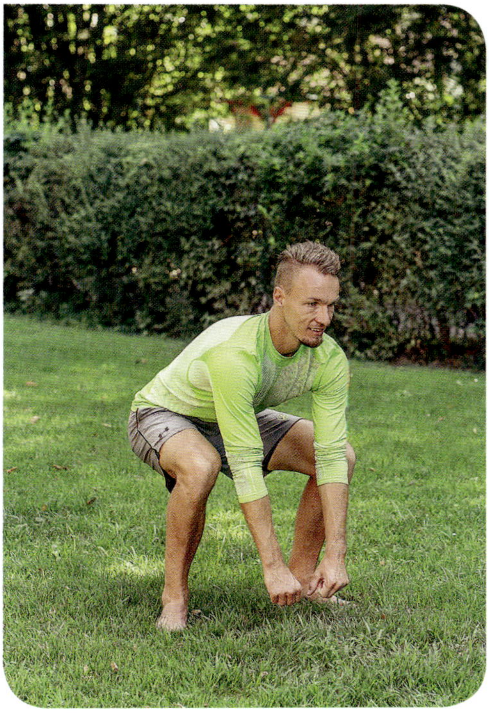

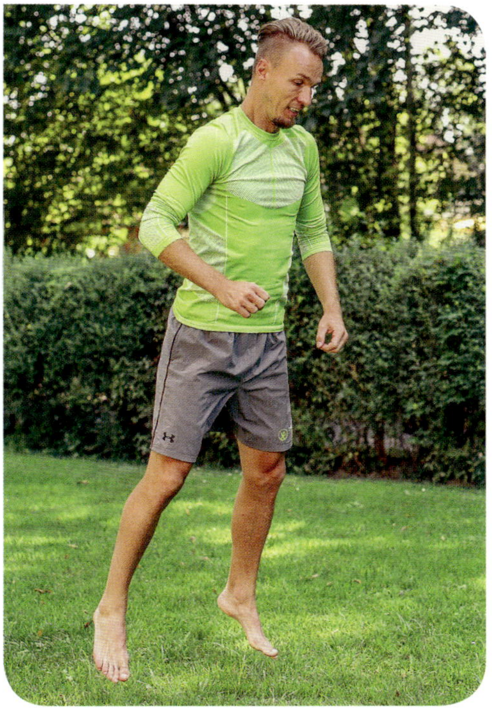

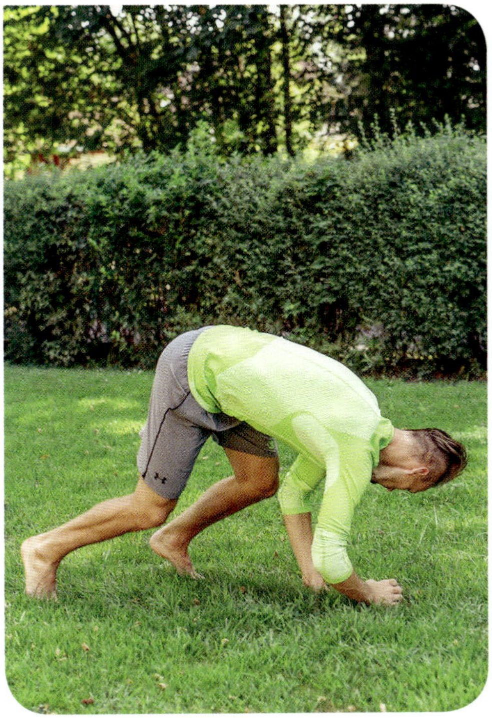

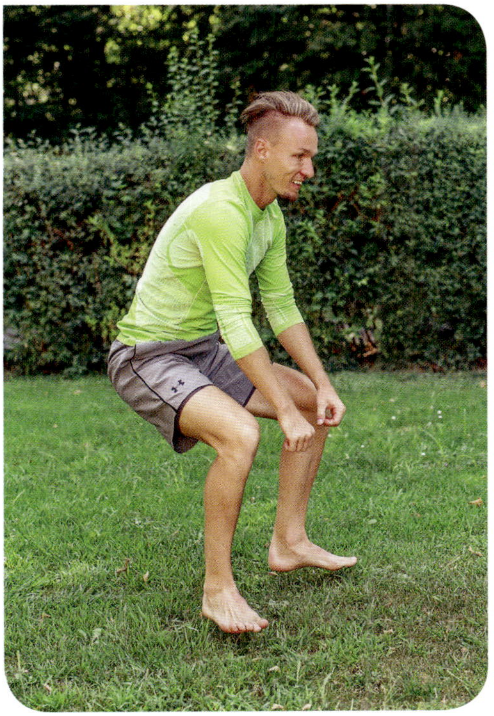

Dragon Walk

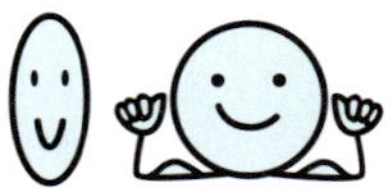

Wir wissen, dass unsere Bänder Zug als Reiz brauchen. Einige Bandstrukturen liegen allerdings sehr tief und sind nur durch schwierige endgradige Bewegungen unter Zug zu bringen. Eine schöne Übung dazu ist die folgende, bei der du vielleicht zum ersten Mal deine inneren Gelenkbänder auf Zug spüren wirst. Probiere das Ganze barfuß im Stehen auf einer Wiese aus.

Ausführung: Versuche, deine Zehenspitzen so weit wie möglich nach außen zeigen zu lassen. Setze einen Fuß einen kleinen Schritt vor den anderen. Nun geh mit geradem Rücken in eine tiefe Kniebeuge. Hüft-, Knie- und Sprunggelenk sind nun in einer Rotation und die inneren Bänder verhindern, dass das Gelenk aus der Pfanne hüpft. Nun richte dich wieder aus der Kniebeuge auf, setze den anderen Fuß nach vorne und geh so einige Schritte nach vorne und hinten, immer in Kombination mit einer Kniebeuge.

Trainingstipp

Diese Übung kommt aus dem Kampfsport. Sie eignet sich bestens zum Vorbereiten der Gelenke auf harte Belastungen, aber natürlich auch für Menschen mit wenig Belastung und Bewegung im Alltag, die so wieder mehr Bewegungsradius bekommen können.

- Oben links: Stell ein Bein leicht vor das andere und versuche, die Zehenspitzen beider Füße so weit als möglich nach außen zu drehen.
- Oben rechts: In dieser Position gehe mit geradem Rücken so tief wie möglich in eine Kniebeuge.
- Unten links: Richte dich wieder auf und setz den anderen Fuß nach vorne, wieder mit den Zehenspitzen nach außen.
- Unten rechts: Jetzt geht es wieder in die Kniebeuge. Mach ein paar Schritte nach vorne und danach nach hinten.

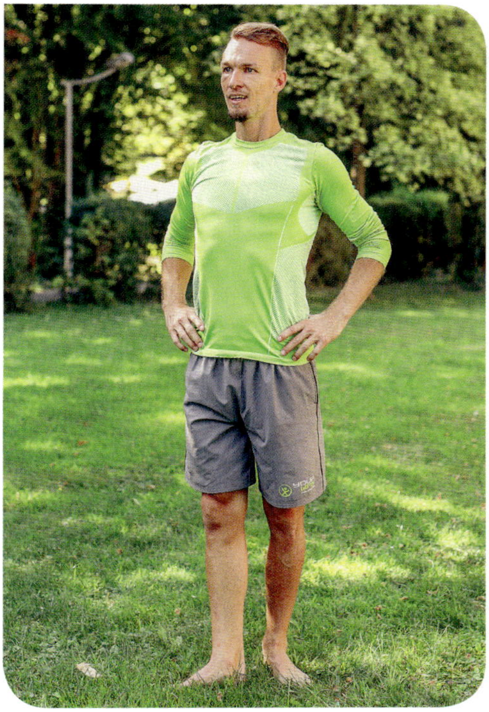

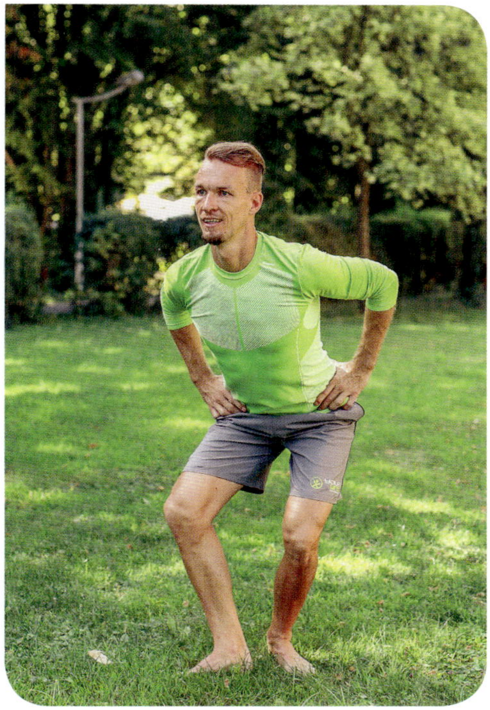

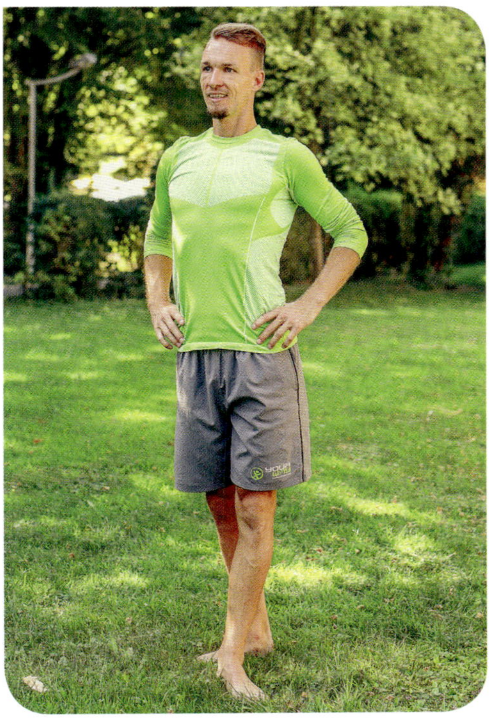

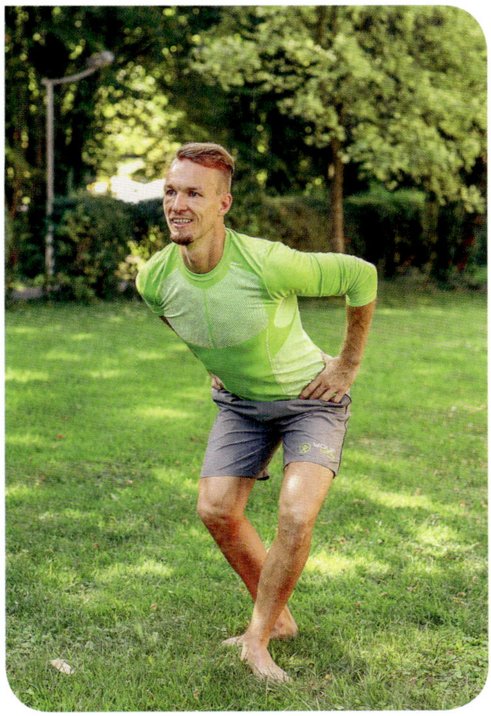

Bänder kennenlernen

Ausführung: Noch eine Übung, die für Zugbelastung in den Gelenksbändern sorgt. Stell dich in eine etwas über hüftbreite Grätsche. Nun drehe die Zehenspitzen eines Fußes maximal nach innen. Der andere Fuß bleibt gerade. In dieser Position geh nun in eine Kniebeuge. Das eine Knie bleibt dabei weit nach innen rotiert. Zug auf Hüft- und Kniegelenksbänder wird spürbar. Richte dich wieder auf und wiederhole die Übung auf der anderen Seite.

Für die Erweiterung des Bewegungsradius ist es wie immer gut, so weit wie möglich in die Bewegung hineinzugehen. Wenn du jedoch Verletzungen in diesem Bereich hattest oder wenig trainiert bist, geh die Zugbelastung vorsichtig an, taste dich langsam und mit Gefühl immer weiter an die Endposition heran.

Variationsmöglichkeiten: Als Variante kannst du in der tiefen Position zwei- bis dreimal leicht vorfedern und mit einem kleinen Sprung auf die andere Seite wechseln.

Trainingstipp

Auch diese Übung eignet sich bestens zum Warm-up für alle Sportarten, aber auch hier dürfen Nichtsportler aktiv werden.

- Oben links: Ausgangsposition ist ein leicht über hüftbreiter Stand, ein Fuß steht gerade, der andere nach innen gedreht.
- Oben rechts: Aus dieser Position geh in eine maximale Kniebeuge, der Rücken bleibt gerade.
- Unten links: Richte dich wieder auf, stell den Fuß gerade hin und drehe nun den anderen ein.
- Unten rechts: Geh wieder in eine Kniebeuge, bis du im Knie und in der Hüfte einen Zug in den tiefen Bändern spürst.

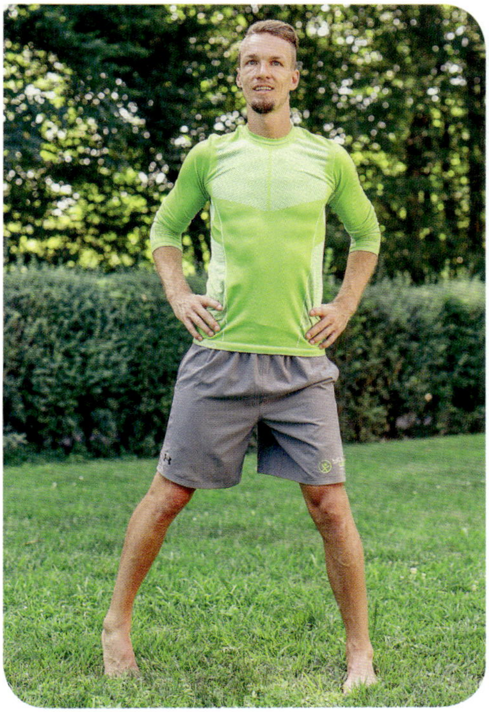

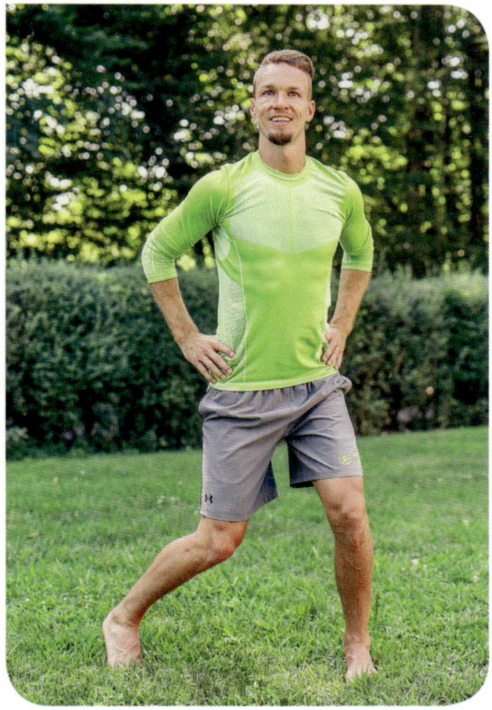

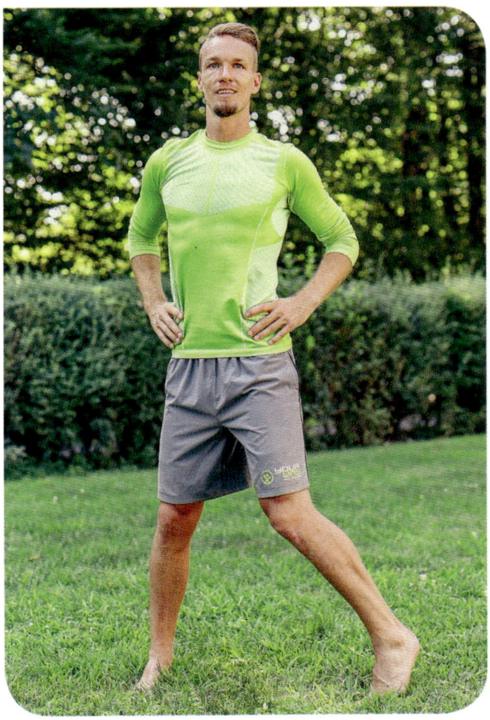

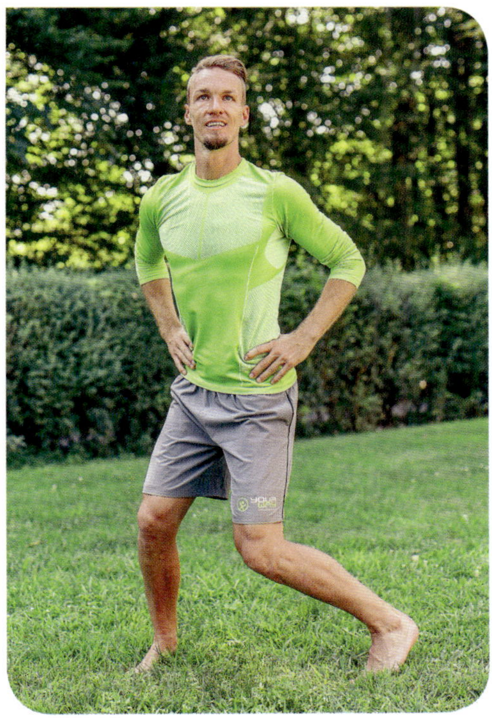

Training in the city – urbanes Faszientraining

Die Welt ist ein Dschungel – das gilt auch für die Stadt. Möglichkeiten zum Trainieren finden sich immer und überall.

An Tagen, an denen du nicht das Glück hast, durch Wald und Wiesen streifen zu können, kannst du den Dschungel der Stadt zu deinem Trainingsareal machen. Die Königsdisziplinen des urbanen Trainings sind »Parkour« und »Freerunning«, wobei Hindernisse teils akrobatisch überwunden werden.

Du wirst überrascht sein von den vielen Möglichkeiten, die sich dir eröffnen, sobald du dich bewusst auf die Suche nach geeigneten Plätzen und Gegenständen machst. Deine Entdeckungsreise wird dir bisher unbekannte Orte und Winkel erschließen.

Im Stress des Alltags sind wir manchmal wie mit Scheuklappen unterwegs, wohingegen kleine Kinder jeden Grashalm wahrnehmen. Hieran können wir uns ein Beispiel nehmen und beginnen, wieder mit offenen Augen und Ohren durchs Leben zu gehen. Dies stellt eine gute Voraussetzung dafür dar, sich selbst zu entschleunigen und sich wieder spüren zu können.

So kannst du den Weg zur oder von der Arbeit oder auch deine Mittagspause nutzen, um dir selbst und deinem Fasziennetzwerk Gutes zu tun.

Die einfachste Möglichkeit ist, simples Gehen faszial zu gestalten. Zieh dich selbst in die Länge, indem du dir vorstellst, dass eine Schnur an deinem Hinterkopf und an deinem Steißbein zieht. So nimmst du automatisch eine aufrechte Körperhaltung ein. Nun denk an die afrikanischen Frauen, die ihren Wasserkrug auf dem Kopf tragen. Lass dein Becken locker und die Arme frei schwingen. So kannst du leicht locker federnd den Weg zur Arbeit in deinem eigenen Gangrhythmus beschreiten. Du kannst deinen Arbeitsweg an dein urbanes Faszientraining anpassen, indem du eine längere Strecke als gewohnt zu Fuß zurücklegst oder die Treppe statt des Aufzugs nimmst.

Auf deinem Weg kannst du zahlreiche urbane Trainingsgeräte nutzen, entweder direkt auf dem Gehweg oder in einem kleinen

Park. Eine Linie am Boden, sei es eine Parkplatzmarkierung oder eine Fuge, Gehsteigkanten, Treppen, Geländer, kleine Mauern, Wände, Straßenlaternen, Schilder/Hinweistafeln, Sitzbänke, Bäume oder eine kleine Wiesenfläche – überall finden sich Möglichkeiten zum Training. Ein Volltreffer ist ein Kinderspielplatz mit einem Klettergerüst, einer Reckstange, einer kleinen Kletterwand oder sogar einem »Tensegrity-Modell«, also einem mit Seilen verbundenen dreidimensionalen Gestell. Es gibt vereinzelt sogar »Spielplätze für Erwachsene«, die speziell für urbanes Training als Ausgleich zum Arbeiten konstruiert werden.

Wenn du mit deinem urbanen Training beginnst, wird dich deine Umwelt überrascht oder auch etwas skeptisch betrachten. Lass dich davon nicht irritieren, schließlich geht es um deine Gesundheit. Mit der Zeit wird sich deine Umgebung an deine Trainingsaktivität gewöhnen, und möglicherweise gehst du mit gutem Vorbild voran und andere tun es dir gleich.

Acht Stunden zu sitzen bedeutet für den Stoffwechsel das Gleiche, wie ein Packung Zigaretten zu rauchen. So ist Bewegung vor oder nach der Arbeit zwar gut, kann aber die acht Stunden dazwischen nicht ausgleichen. Also ist es empfehlenswert, sich zwischendurch aus der Zwangshaltung Sitzen zu befreien, im besten Fall alle ein bis zwei Stunden, je nach individuellem Bedürfnis.

Zu diesem Zweck kannst du deinen Arbeitsplatz für Faszien-Übungen nutzen. Du kannst deinen Schreibtisch, einen Sessel oder die Wand zweckentfremden, vielleicht sogar eine Klimmzugstange im Türrahmen einklemmen, ein Seil für Zugübungen oder eine kleine Faszienrolle oder einen Ball zur Bewässerung deines Gewebes mitnehmen. Mit einer Packung Taschentücher lassen sich sehr gut Wurfübungen durchführen.

Sinnvoll ist auch, die Sitzhaltung in relativ kurzen Abständen zu variieren. Die beste Haltung ist die nächste Haltung. Der Kreativität sind hierbei keine Grenzen gesetzt. Du kannst »normal« auf dem Stuhl sitzen, dessen Höhe oder die Neigung der Rücklehne verändern, auf einem keilförmigen Kissen oder Luftpolster sitzen, den Stuhl verkehrtherum, also im »Reitersitz«, benutzen oder einen großen Sitzball verwenden. Besonders artgerecht ist es, zwischendurch in die tiefe »archaische« Hocke zu gehen oder im Stehen zu arbeiten. Es gibt sogar schon Schreibtische, die zwischen Sitz- und Stehhöhe elektrisch oder mechanisch variiert werden können; manche Firmen stellen diese Modelle Mitarbeitern mit Rückenproblemen zur Verfügung. Vom klassischen Schreibtisch zum Stehtisch und zwischendurch den Laptop auf einen Hocker stellen und in der archaischen Hocke weiterarbeiten – so bleibst du faszial rückenfit!

Balanceakt

Ausführung: Such dir eine Linie oder Fuge am Boden, zum Beispiel auf einem Parkplatz. Balanciere die Linie zunächst gehend entlang, dabei darfst du vorfußlastig unterwegs sein. Steigere nun dein Tempo, lauf die Linie entlang: leicht, locker, federnd!

Geh nun die Linie rückwärts entlang; dabei verlagerst du das Gewicht automatisch auf den Vorfuß. Beim Rückwärtsgehen lädst du die Achillesfeder automatisch. Spiel mit dem Tempo und setze die Arme auf unterschiedliche Weise ein: Die Arme mit gebeugtem Ellbogen bewusst nach hinten ziehen und dabei die Brustfaszie laden oder die gestreckten Arme in unterschiedlichen Richtungen mitschwingen lassen mit variierenden Ladeimpulsen.

Variationsmöglichkeiten: Du kannst die Linie auch seitlich laufend entlangfedern. Lande dabei bewusst auf dem vorderen äußeren Bereich des Fußes. Wechsele dabei das Führungsbein. Auch hier kannst du die Arme zusätzlich als Schwungelemente einsetzen und die Strukturen des ganzen Körpers damit unterschiedlich laden und entladen. Du kannst die Beine auch überkreuzen, während du die Linie seitlich entlangläufst.

Wenn du den Fokus mehr auf die unteren Faszienketten legen möchtest, lass den Oberkörper ruhig. Es hilft, die gestreckten Arme genau über der Linie zu halten. Schau dabei in die Richtung, in die du läufst. Willst du die langen Ketten aktivieren, dann lass den Oberkörper mitdrehen und nutze ihn, um die Strukturen mehr zu laden.

Trainingstipp

Rückwärtsgehen ist eine gute Möglichkeit, deine rückwärtigen Strukturen, vor allem die Achillesfeder, automatisch zu laden. Diese Übung ist nicht nur für junge Sportler geeignet, sondern für die ältere Generation ebenso wichtig. Durch regelmäßiges Rückwärtsgehen oder sogar -laufen wird das Vorwärtsgehen elastischer, und meistens erhöht sich dadurch auch die Gangsicherheit.

» Beim Balancieren kannst du ruhig kreativ werden und verschiedene Varianten erfinden.

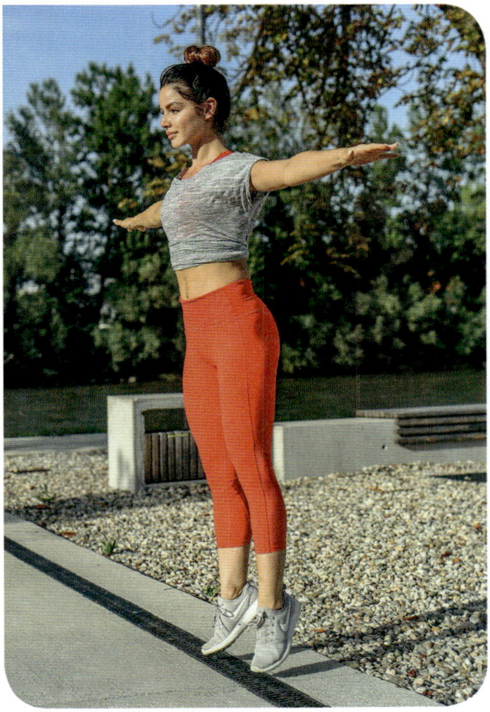

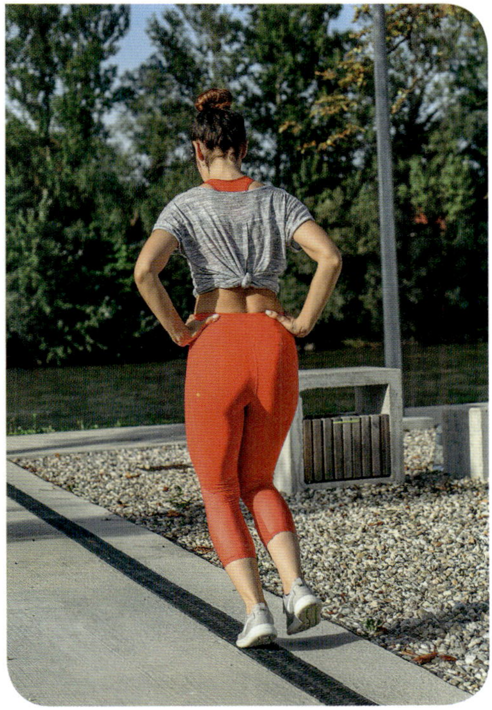

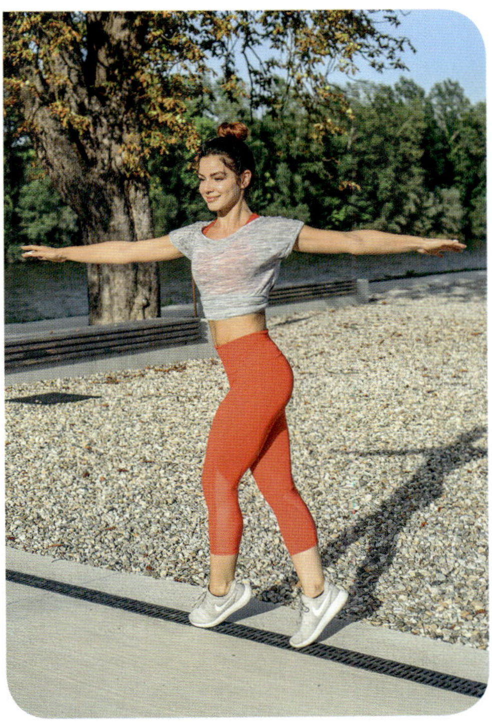

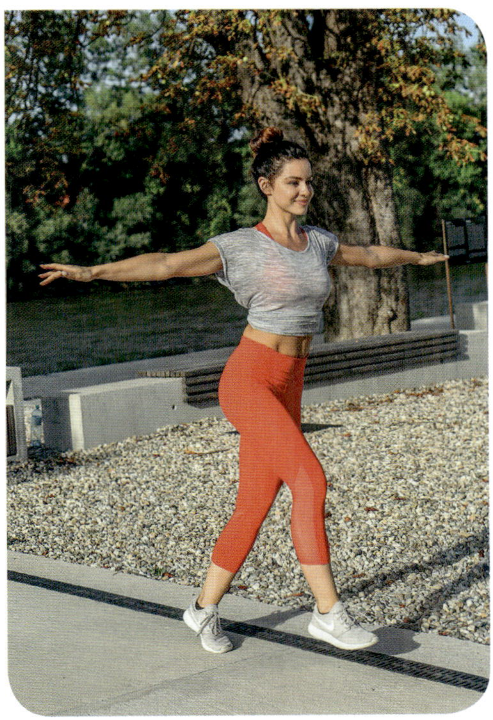

Gib dir die Kante

Ausführung: Wenn du dich mit einem »Balanceakt« oder zügigem faszialem Gehen aufgewärmt hast, kannst du die Ladung deiner Strukturen erhöhen, indem du mit einer Gehsteigkante, kleinen Stufe oder niedrigen Mauer arbeitest.

Stell dich mit beiden Beinen auf die Kante der Stufe: Die Vorfüße stehen auf der Stufe, die Fersen werden abgesenkt. Fang nun an, mit möglichst weit abgesenkten Fersen zu wippen. Stell dir vor, deine Achillessehnen seien elastische Federn.

Spiele mit den Winkeln, indem du die Füße nach innen oder außen drehst. So erreichst du alle Faserausrichtungen im Gewebe. Halte die Arme gespannt neben dem Körper oder strecke sie über den Kopf, um die Gesamtladung deiner Muskel-Faszien-Ketten zu erhöhen.

Variationsmöglichkeiten: Du kannst auch beidbeinige Sprünge auf den Gehsteig durchführen. Geh etwas in die Knie, zieh die gestreckten Arme als Schwungelement nach hinten, springe auf die Gehsteigkante und lande möglichst weich und leise. Wenn du willst, kannst du auch rückwärts von der Gehsteigkante wieder hinunterspringen.

Auch hier kannst du wieder mit den Winkeln spielen, einbeinige Sprünge durchführen oder auch seitliche Sprünge, beidbeinig, einbeinig mit und ohne Drehung. Die Arme hältst du stabil neben dem Körper und lässt sie bewusst mitschwingen.

Trainingstipp

Wenn du schon lange nicht mehr gesprungen bist, eine Verletzung oder Schmerzen gehabt hast (Sprunggelenk, Knie, Rücken) und dich daher zu unsicher fühlst, um Sprünge auf die Gehsteigkante durchzuführen, dann nutze einfach eine Linie oder sonstige Markierung am Boden, über die du springen kannst. Durch regelmäßiges Springen werden sich Sprungkraft und Sicherheit erhöhen. Du wirst genau spüren, wann du bereit bist, dir die »die Kante zu geben«.

» Hopp, hopp, hopp, vorwärts, rückwärts, seitwärts – auch hier kannst du mit den Varianten spielen. Bleib dabei aufrecht.

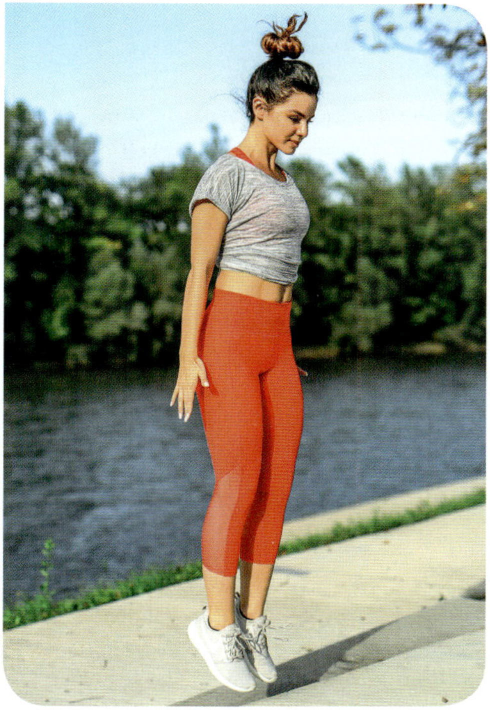

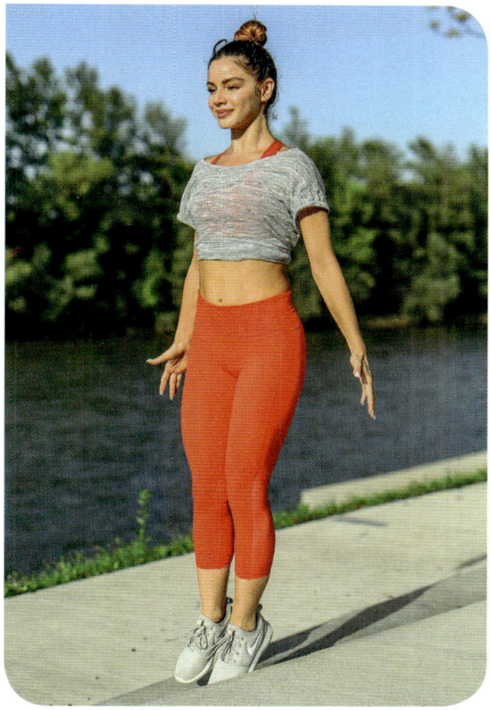

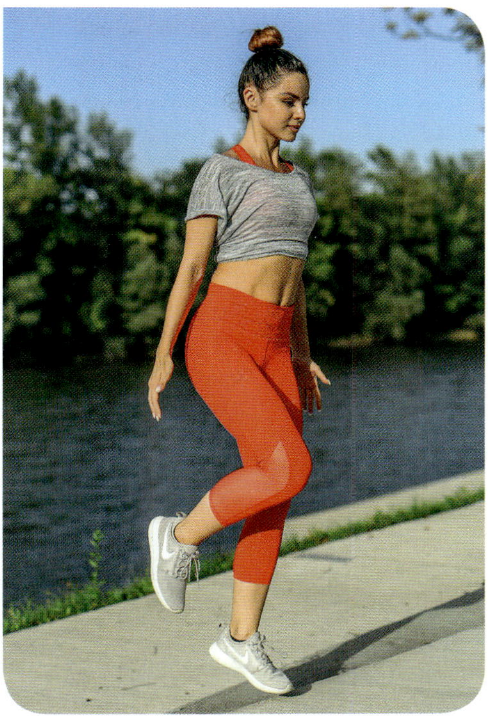

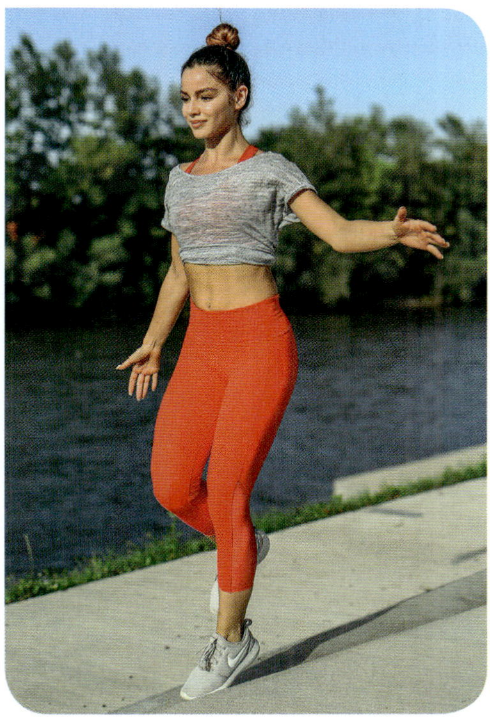

Poledance

Ausführung: Mit einer Laterne oder einem Flaggenmast kannst du deine Muskel-Faszien-Ketten sehr gut unter Zug bringen. Drücke mit beiden Händen gleichzeitig oder einarmig gegen die Laterne. Nun bau Spannung von den Handflächen bis in die Fußsohlen auf, diese drücken aktiv in den Boden hinein.

Je nach Position kannst du die hintere, seitliche oder vordere Muskel-Faszien-Kette unter Zug bringen. Spiele mit deinem Fasziennetzwerk. Mach deinen Oberkörper rund, strecke ihn durch oder schiebe ihn seitlich. Variiere mit der Position (Höhe und Drehung) der Hände oder der Fußposition (Entfernung von der Laterne, Drehung).

Wenn nur eine Hand gegen die Laterne oder ein Bein in den Boden drückt, kannst du mit der freien Extremität deine Reichweite erkunden. Mach dich maximal lang, greife unterm Körper durch oder drücke mit der zweiten Hand in den Boden hinein. Du kannst auch Wippen mit dem Oberkörper oder den Extremitäten in deinen Poledance einbauen.

Variationsmöglichkeiten: Statt in die Laterne zu drücken, kannst du diese auch umgreifen und dich an sie hängen. Hier hast du dieselben Variationsoptionen wie beim Drücken. Eine zusätzliche Möglichkeit ergibt sich, wenn du dich festhältst und herumschwingst. Das kannst du auch sehr dynamisch durchführen, indem du beispielsweise zwischen den Händen hin und her wechselst im Sinne einer schnellen Richtungsänderung. Damit wird die Säule des Ladens/Entladens mitaktiviert.

Trainingstipp

Lass deinen Atem frei fließen. Versuche, vor allem wenn du mit deinem Oberkörper spielst, deine Atmung bewusst wahrzunehmen. Schick den Atem bewusst bis in den Bauch hinein. Wenn du Spannung im Brustkorb oder seitlich bei den Rippen wahrnimmst, während du mit deinen Muskel-Faszien-Ketten spielst, schick deinen Atem in die Spannungszone, um sie beweglicher zu machen. Stell dir vor, wie du Spannung hinausatmest. Atme dich frei!
Wenn du viel sitzen musst, kann dies auch negative Auswirkungen auf die Verdauung haben. Diese wird durch ein gut bewegliches Zwerchfell und eine frei fließende Bauchatmung unterstützt.

» Benutze die Laterne für Zug und Ladung/Entladung in alle Richtungen.

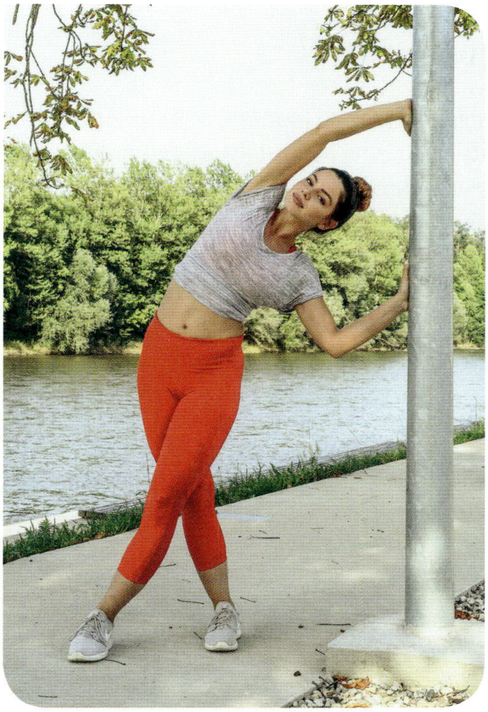

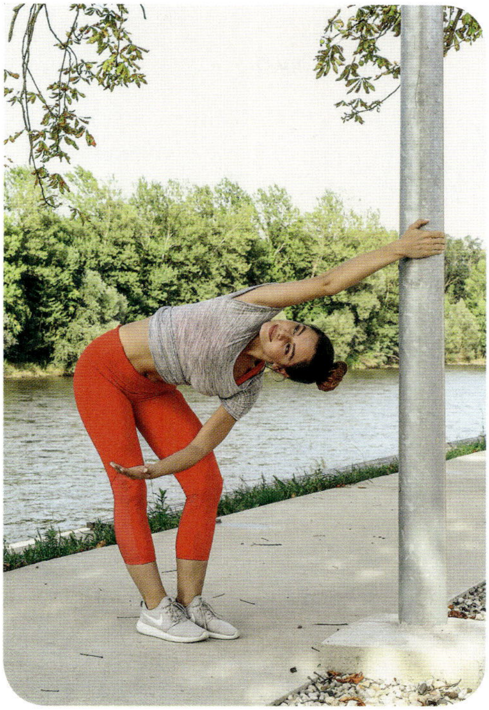

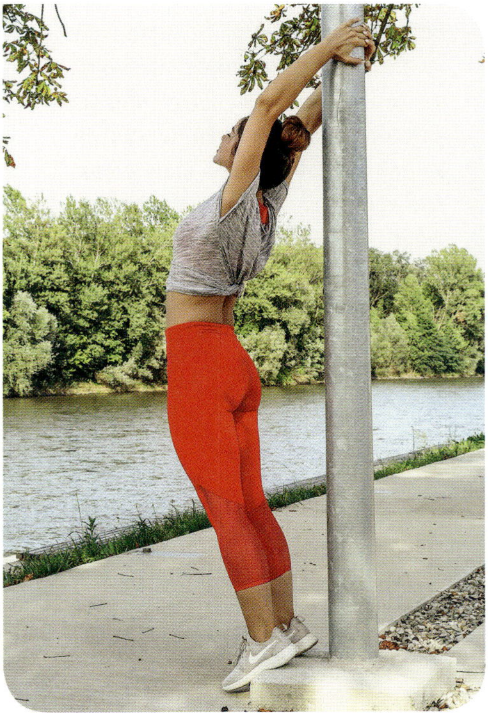

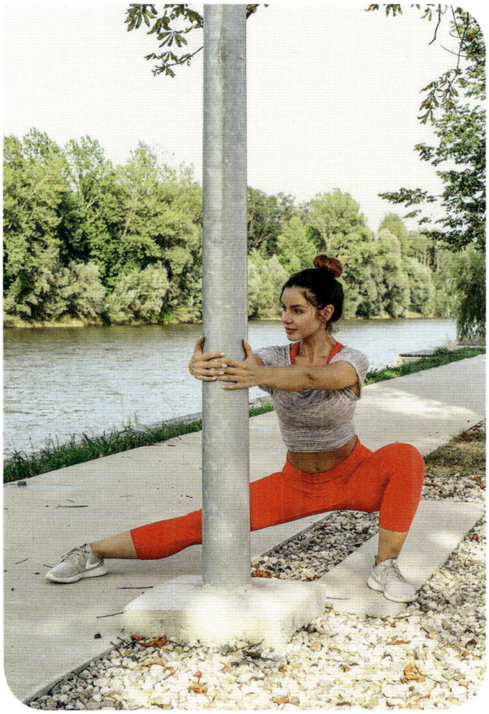

Die räudige Straßenkatze

Ausführung: An einer Hauswand oder einer kleinen Mauer kannst du dich in eine Katze oder einen Tiger verwandeln. Stell dich vor die Hauswand und spanne deinen Körper an, vor allem im unteren Rücken und Nacken. Stell dir vor, dass eine Schnur am Hinterkopf und am Steißbein dich angenehm in die Länge zieht.

Lass dich nun nach vorne fallen und lande mit gestreckten Ellbogen weich federnd mit den Händen an der Hauswand und stoße dich gleich wieder ab. Halte den Kontakt mit der Wand möglichst kurz, als sei sie heiß oder aus zerbrechlichem Glas. Behalte deine Körperspannung immer bei.

Variationsmöglichkeiten: Diese Übung lässt sich beidarmig oder einarmig, frontal oder seitlich zur Wand durchführen. Du kannst auf den Handflächen oder nur den Fingerspitzen landen, die Position der Hände variieren (Drehung, Abstand, Höhe) oder über den Abstand der Füße zur Wand die Schwierigkeit anpassen. Je weiter du mit den Füßen von der Wand entfernt stehst, umso schwieriger wird es. Als weitere Steigerung kannst du die Übung auch an niedrigeren Mauern, Geländern, Parkbänken oder deinem Schreibtisch durchführen.

Du kannst dich auch in eine Art Liegestützposition begeben, indem du beide Füße auf eine Mauer stellst und dich dann mit den Armen dynamisch federnd vom Boden abdrückst.

Trainingsstipp

Bei dieser Übung lädst du über die gestreckten Arme vor allem die Muskel-Faszien-Ketten im Bereich des Brustkorbes. Es wird dir dadurch leichter fallen, eine aufrechte Haltung beizubehalten.
Gut trainierten Kampfkünstlern ist es möglich, sich aus dem Stand nach vorne auf den Boden fallen zu lassen und so elastisch auf den Händen zu landen, dass sie wieder in den Stand hochfedern! Entdecken den Bruce Lee in dir!

» Die Übung geht sowohl horizontal als auch vertikal.

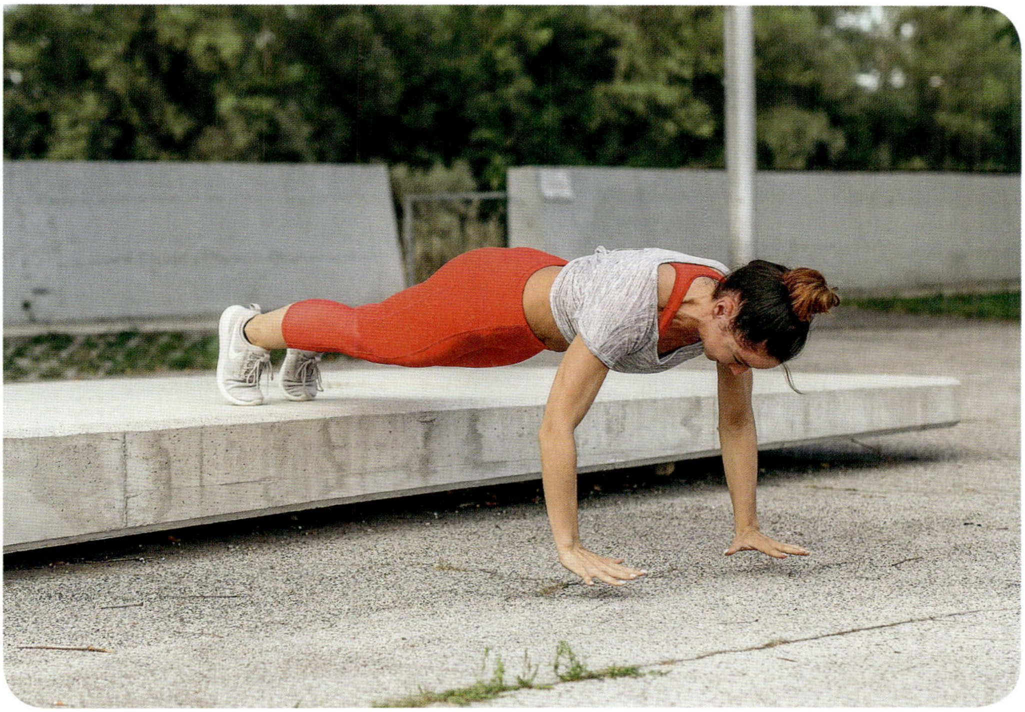

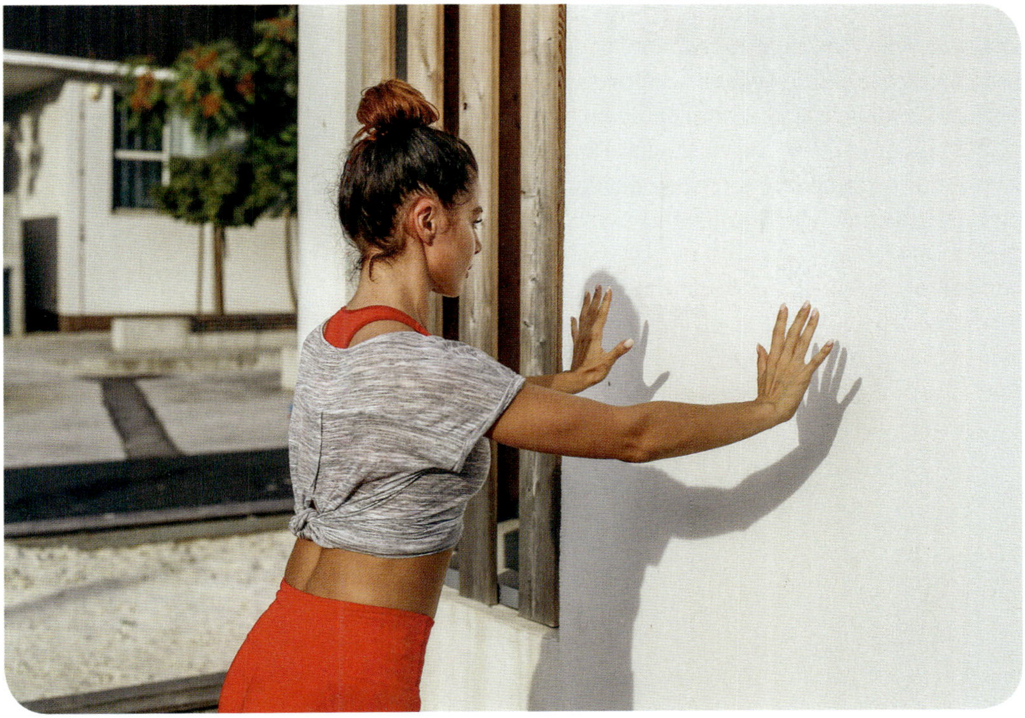

Straßeneck

Eine einfache Ecke (Haus, Türstock, Schrank) kann dir helfen, deine Brustfaszie zu öffnen, indem du sie unter Zug bringst.

Ausführung: Stell dich an die Ecke und leg deine Handfläche und die gesamte Innenfläche deines Armes bis zur Schulter an die Wand. Nun dreh dich mit kleinen Fußschritten von dem an der Wand liegenden Arm weg. Spüre den Zug in deinem Arm und fang an, damit zu spielen.

Du kannst den Arm dabei unterschiedlich fest in die Wand hineindrücken, um den Zug zu erhöhen. Je nach Position kannst du dich zeitgleich mit den Fingern am Eck festhalten.

Willst du dein Hauptaugenmerk auf den Brustbereich legen, so behalte auch mit dem Becken als Widerlager den Wandkontakt bei. Um vermehrt in deine langen Muskel-Faszien-Ketten zu arbeiten, kannst du die Beckenposition individuell variieren.

Variationsmöglichkeiten: Variiere die Höhe des Armes an der Wand, spiele mit der Position von Handgelenk und Kopf oder erzeuge über den zweiten Arm noch mehr Zug.

Stell dir vor, die beiden Arme seien ein langer Muskel-Faszien-Schlauch, der über die Schulterblattebene verbunden ist.

Auch hier kannst du den Zug durch ein zusätzliches Wippen erhöhen.

Zwischen zwei Stangen, Mauern oder in einem Türstock kannst du die Übung auch beidseitig durchführen.

Trainingstipp

So wie sich Bären am Baum reiben, um sich Gutes zu tun, können wir dies urban an einem Eck ausführen. Zum Bewässern und Lösen von Verklebungen kannst du deine Strukturen zwischen Schulterblattkante und Brustwirbelsäule oder den Gegenspieler Brustbereich an einer Ecke selbst behandeln. Entweder du lehnst dich einfach nur dagegen und lässt den Druck aufs Gewebe wirken oder du bewegst dich dabei zusätzlich etwas hin und her. Beachte dabei, dass du dir Gutes tun willst! Erspüre den für dich angemessenen und angenehmen Druck!

» Bei dieser Übung kommt die Brust- und Armfaszie angenehm unter Zug.

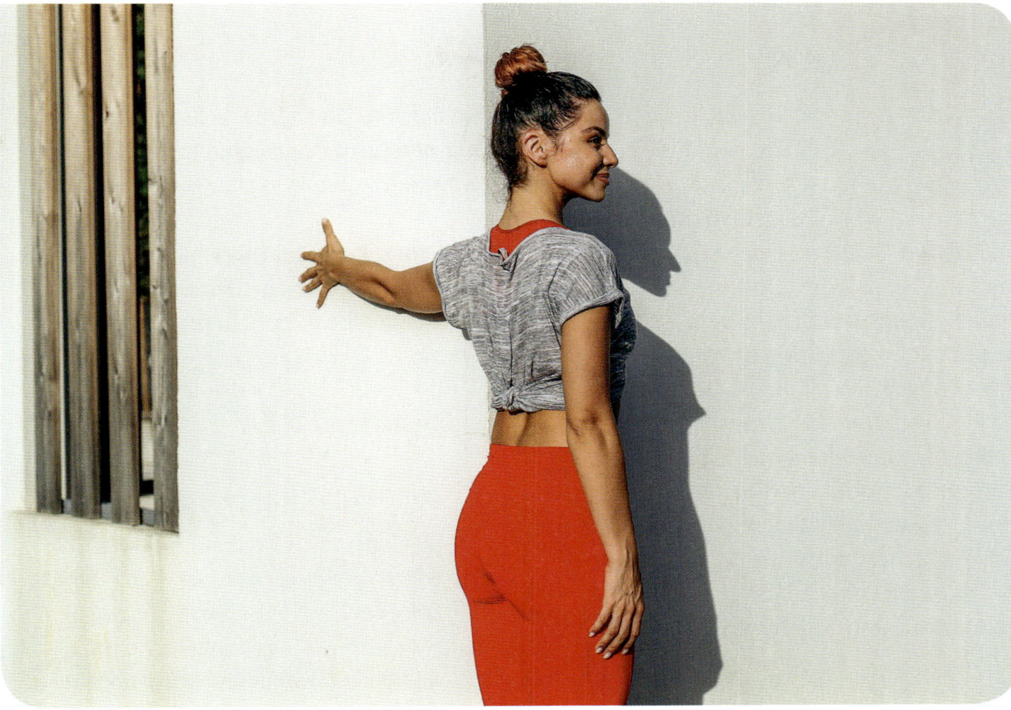

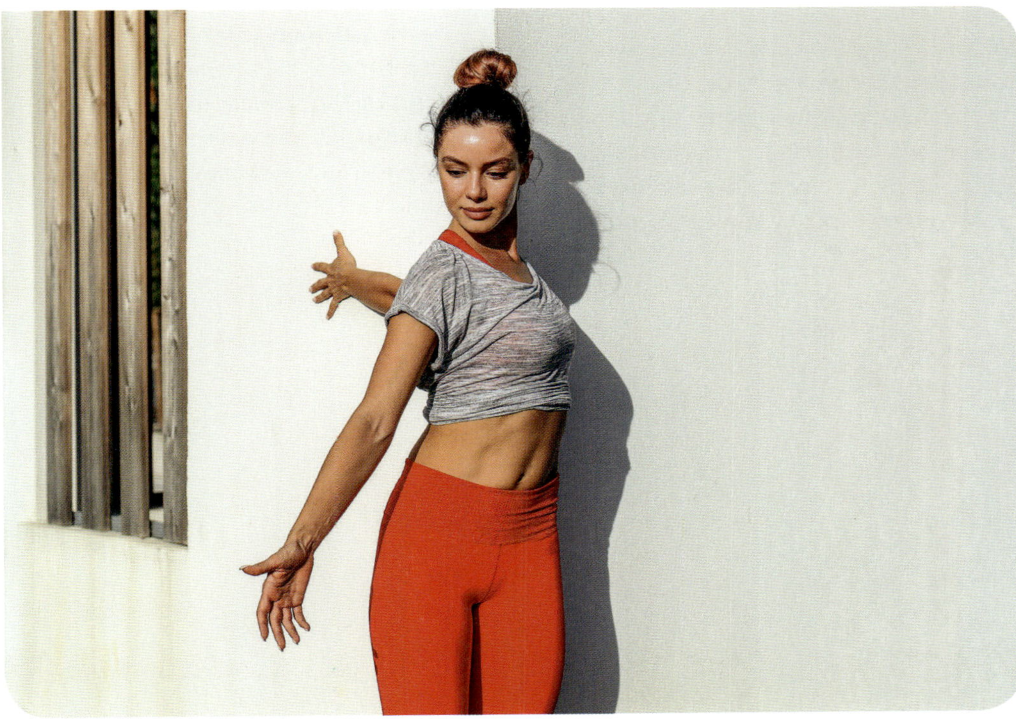

Wieder jung

Ausführung: An einem Klettergerüst kannst du dich zunächst einfach nur aushängen. Beidarmig, dann einarmig in verschiedenen Griffvariationen kannst du sowohl deine Brust-, Schulter-, Arm- als auch Rückenstrukturen unter artgerechten Zug bringen.

Um die Ladung zu erhöhen, kannst du immer wieder vom Boden abspringen und dich erneut festhalten. Je mehr Anlauf du nimmst oder je mehr Gewicht im Spiel ist, umso höher wird die Ladung. Als Zusatzgewicht kann ein Rucksack behilflich sein.

Variationsmöglichkeiten: Fang an zu schwingen, um auf eine andere Art und Weise die Ladung zu erhöhen. Schwinge zunächst einfach hin und her, dann von Sprosse zu Sprosse, sofern das Gerüst welche hat. Anfangs ist es leichter, sich einarmig schwingend die Sprossen entlangzuhangeln. Später kannst du dich auch beidarmig voranschwingen, was eine kurze Flugphase mit sich bringt. Du kannst dich auf diese Weise mit den Armen auch eine Leiter hinaufbewegen.

Du kannst auch kopfüber hängen, indem du die Kniekehlen in eine Sprosse einhängst, so wie bei der »Pippi-Langstrumpf«-Baumübung.

Trainingstipp

Du kannst dich auch mit Armen und Beinen gleichzeitig in die Sprossen oder auch Seile eines »Tensegrity«-Klettergestells hängen und entweder nach vorne oder nach hinten durchhängen. So kannst du entweder die vordere oder die hintere Muskel-Faszien-Kette unter Zug bringen. Das Öffnen von Brust und Hüfte ist ideal nach einem langen Bürotag. Genieße es, dich einmal richtig aufzuspannen im Sinne eines »Hangouts«!

» Die gesamte hintere Muskel-Faszien-Kette kommt hier unter Zug.

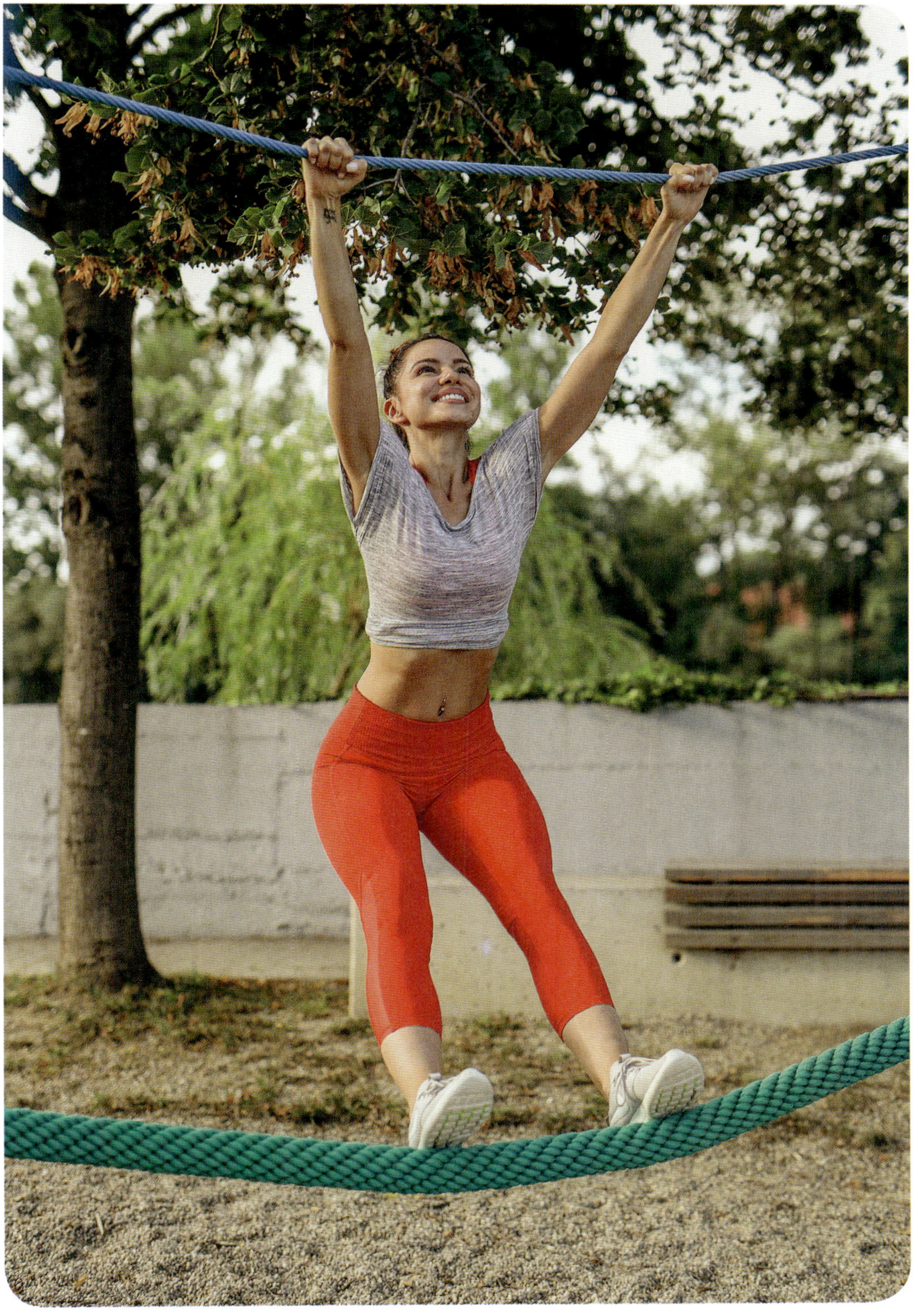

Kleine myofasziale Krafttrainingsrunde

Zum Abschluss geht es noch einmal um Krafttraining – denn ohne gut trainierte Muskeln hilft auch das beste Faszientraining nichts.

Manche sportliche Leistung wäre ohne die Faszie nicht möglich. Nur mit Muskelkraft lässt sich das Stemmen einer 320 kg schweren Langhantel nicht erklären. Ebenso wären diverse Sprungweiten und -höhen nicht möglich. Umgekehrt ist die Faszie aber ohne Muskel nicht funktionsfähig.

Krafttraining ist wichtig für Mann und Frau! Viele Outdoor-Sportler, vor allem Frauen, scheuen sich vor separatem Krafttraining. Dabei ist es ab dem 30. Lebensjahr die beste Osteoporose-Prophylaxe. Der altersbedingte Knochendichteabbau und Muskelschwund kann so verlangsamt und eine Reihe von körperlichen Problemen und Beeinträchtigungen vermieden werden.

Der Knochen ist nichts anderes als mit Kalzium angereichertes Bindegewebe. Umgekehrt sind bindegewebige Strukturen wie Sehnen und Bänder demineralisierte Knochen. So braucht auch der Knochen Druck- und Zugbelastung. Beim Bindegewebe überwiegt die Notwendigkeit des Zuges, beim Knochen die des Druckes.

Du solltest daher unbedingt Krafttraining in dein Sportprogramm aufnehmen. Plane ein bis drei Einheiten pro Woche dafür ein. Um eine Anpassung des Muskelgewebes zu erreichen, sind als Trainingsgewicht mindestens sechzig Prozent deiner Maximalkraft (= das Gewicht, das du ein einziges Mal heben kannst) zu empfehlen. Eine gängige Trainingsform sind 3 × 12–15 Wiederholungen.

Für Sportler ist das Einbauen von Kraftspitzen, also Maximalkrafttraining, ebenfalls nötig. Wenn du deine Strukturen belastbar machen möchten, solltest du sie auch belasten.

Beim Durchführen von Krafttraining hast du deine Faszie immer schon mittrainiert. So kommen bei der maximalen Verkürzung des Muskels Teile der Faszienhülle unter Zug. Andere Teile der Faszienhülle kommen bei Dehnung unter Zug. Am meisten Faszienelemente kommen gleichzeitig unter Zug, wenn du in einer Dehnposition die Muskeln anspannst, so wie es beim aktiv geladenen Dehnen der Fall ist.

Eine weitere Möglichkeit, diverse Faszienhüllen unter Zug zu bringen und damit Anpassungsvorgänge der Fasern zu erreichen, ist der Wechsel zwischen maximaler Verkürzung und bis zum Anschlag (endgradig) ausgeführten Bewegungen. Wenn du also klassisches Krafttraining – sei es an Geräten oder mit freien Gewichten – durchführst, kannst du in den Satzpausen Zugübungen über dein volles Bewegungsausmaß machen.

Auch in dein Maximalkrafttraining kannst du Zugübungen einbauen, danach ist aber eine Pause von mindestens 24 Stunden angesagt, damit das Gewebe genug Zeit hat, sich anzupassen und zu regenerieren.

Beim funktionellen Krafttraining sollten freie Gewichte, also Lang- oder Kurzhanteln, Kettlebells oder Seilzüge zum Einsatz gebracht werden, da hier in allen Winkeln sehr variantenreich trainiert werden kann.

Achte beim Training auf die richtige Position: Es ist viel funktioneller, im Stehen zu trainieren, als im Sitzen. Im Stehen kommt es zu keiner Druckbelastung auf den Beckenboden, der durch das viele nicht artgerechte Sitzen Fehlspannungen aufweisen kann. Auch der Bewegungsrhythmus zwischen Schulterblatt und Arm wird durch Übungen im Stehen nicht blockiert. Bei Kraftübungen in angelehnter Sitzposition kannst du dir Schulter- und Nackenprobleme antrainieren.

Viele Menschen verwenden viel Zeit auf das Training ihres Oberkörpers – Stichwort »Sixpack«. Allerdings ist das klassische Bauchmuskeltraining, wie beispielsweise Situps, aus faszialer Sicht nur bedingt sinnvoll. Wie oft muss sich die Bauchmuskulatur tatsächlich verkürzen? Meist nur beim Aufsetzen aus dem Liegen. Die Hauptaufgabe des Oberkörpers ist es vielmehr, uns aufrecht zu halten und Stürze zu verhindern. Aus diesem Grund sollte der Oberkörper eher im Hängen trainiert werden. Wenn du solche Übungen in dein Training miteinbeziehst, wirst du nicht nur einen kräftigeren Rumpf bekommen, sondern beugst eventuell sogar Rückenschmerzen vor. Ein faszial kräftiger Rumpf wird dir eine aufrechte Körperhaltung im Sitzen wie im Stehen ermöglichen und dir dein fasziales Gehen und Laufen erleichtern.

Im Outdoor-Bereich lassen sich die vier Säulen des Faszien-Trainings ins klassische Training mit dem eigenen Körpergewicht integrieren. Eine sehr elegante Art und Weise, die eine oder andere Einheit in dein Outdoortraining zu aufzunehmen, ist folgende kleine myofasziale Krafttrainingsrunde.

Faszialer Läufer

Ausführung: Um deinen Oberkörper artgerecht auf Laufen oder fasziales Gehen vorzubereiten, häng dich an einen Baumast oder eine Stange, mit den Füßen in der Luft.

Zieh deine Schulterblätter aktiv etwas nach unten und mach nun eine Laufbewegung in der Luft. Achte darauf, dass es sich tatsächlich um eine Laufbewegung handelt, indem du die Hüfte aktiv streckst und den Vorfuß hochziehst.

Zwischendurch kannst du mit dem gesamten Körper vor- und zurückschwingen. Mach deine vordere Muskel-Faszien-Kette dabei möglichst lang, indem du die Füße in die Bewegung miteinbeziehst. Pendelst du mit dem Körper nach hinten, dann streck die Fußspitzen und lege den Kopf in den Nacken, um die vordere Kette noch mehr zu laden. Achte darauf, dass du deine Wirbelsäule unter Zugspannung hältst und nicht unkontrolliert überstreckst.

Führe die Bewegung bis zum Anschlag deines Bewegungsradius durch, um die Strukturen tatsächlich zu laden und nicht nur hin- und herzupendeln.

Durch das Anspannen der Schulterblätter und das aktive Strecken der Hüfte aktivierst du zwei Muskeln gleichzeitig, die aus faszialer Sicht eine durchgehende Einheit sind (siehe Kasten). Darüber hinaus spricht die Zugbelastung in Kombination mit der Pendelbewegung die exzentrische Aktivität unserer Strukturen im Bauchbereich an.

Trainingstipp

Bei den myofaszialen Strukturen des großen Rückenmuskels (M. latissimus dorsi) und des großen Gesäßmuskels (M. gluteus maximus) handelt es sich um eine durchgehende Struktur. Dies ist für Therapie und Training von großer Bedeutung! Denn das Training kann noch funktioneller gestaltet werden und in der Therapie können myofasziale Schmerzen auf diese Weise weitergeleitet werden. Das ist nur ein revolutionäres Detail aus den neuesten Erkenntnissen der Faszienanatomie!

Am Anfang wirst du diese Übung vielleicht nur ganz kurz ausführen können – bleib dran, es wird besser werden! Achte darauf, wirklich eine Laufbewegung auszuführen.

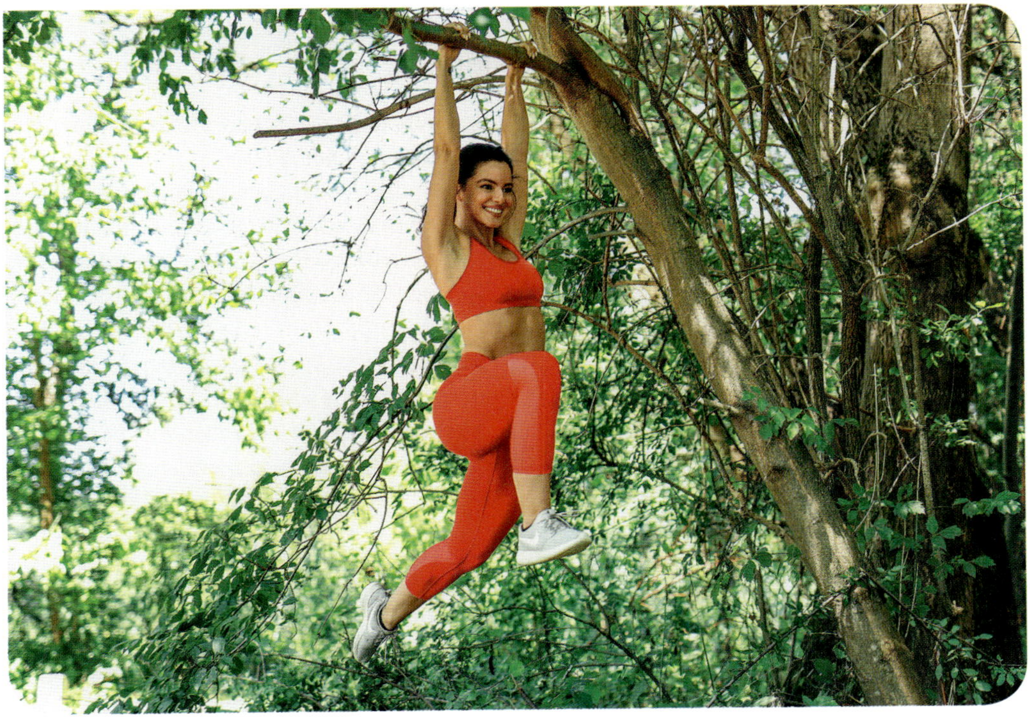

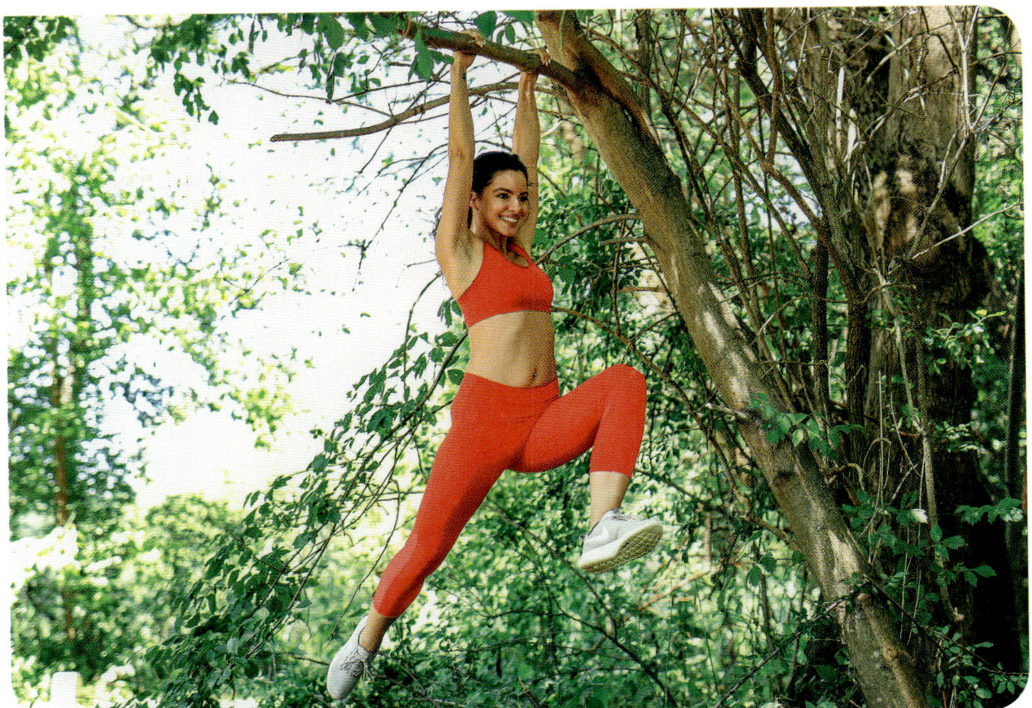

Sprungkraft-Turbo

Ausführung: Spring aus dem beidbeinigen oder einbeinigen Stand so hoch wie möglich. Spring einfach nur in die Luft oder auf eine kleine Mauer oder einen Baumstamm. Hol dir vor dem Absprung Vorspannung in deine Strukturen, indem du in die Hocke gehst und dann direkt hochspringst. Du kannst unterschiedlich schnell und weit in die Hocke gehen. Lade dein Katapult!

Willst du dich auf die Strukturen der Beine fokussieren, dann halte die Arme gespannt neben dem Körper. Spanne dein fasziales Netzwerk bis in die Fingerspitzen. Willst du deine langen Muskel-Faszien-Ketten zusätzlich laden, dann führe eine Schwungbewegung mit den Armen aus.

Variationsmöglichkeiten: Eine andere Art, die Sprungkraft zu trainieren, ist das Hinunterspringen mit sofortigem Wiederabsprung. Stell dich dazu auf eine kleine Mauer, eine Bank oder einen Baumstamm mit mindestens 30 cm Höhe. Halte die Arme wieder bis in die Fingerspitzen gespannt neben dem Körper, dann lass dich nach vorne kippen und lande beidbeinig oder einbeinig auf dem Boden. Versuche, die Kontaktzeit am Boden möglichst kurz zu halten und sofort wieder in die Höhe zu springen, als ob du eingebaute Stahlfedern hättest.

Wenn du diese Sprungvarianten mit einem zusätzlichen Gewicht, wie beispielsweise einem Rucksack, ausführst, dann lädst du deine Strukturen noch mehr.

Trainingstipp

Springen verbessert nicht nur die Eigenelastizität der Faszie und deren wellenförmige Struktur, sondern es verleiht dir auch Kraft, die du sowohl für fasziales Gehen als auch Laufen gut gebrauchen kannst.
Achte auf deine Beinachse! Das Knie sollte gerade zwischen Sprunggelenk und Hüfte eingeordnet sein, vermeide ein Einknicken nach innen oder außen.

Führe die Sprünge dynamisch aus! Wähle die Sprunghöhe so, dass du sie dir zutraust, geh dabei allerdings auch an deine Grenzen! Verleihe dir selbst Flügel!

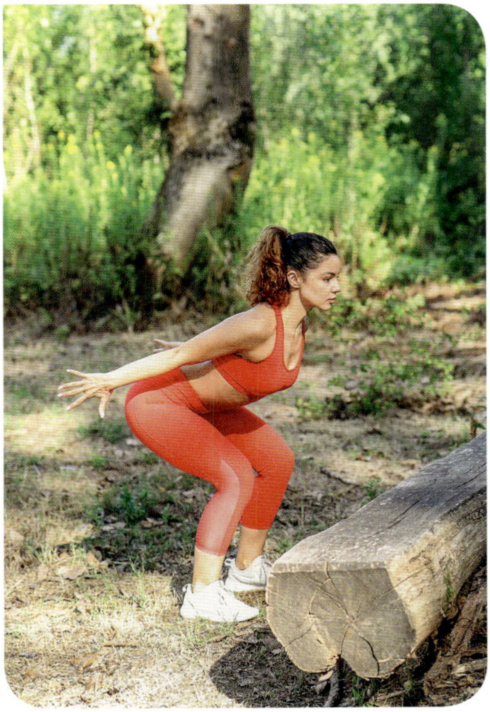

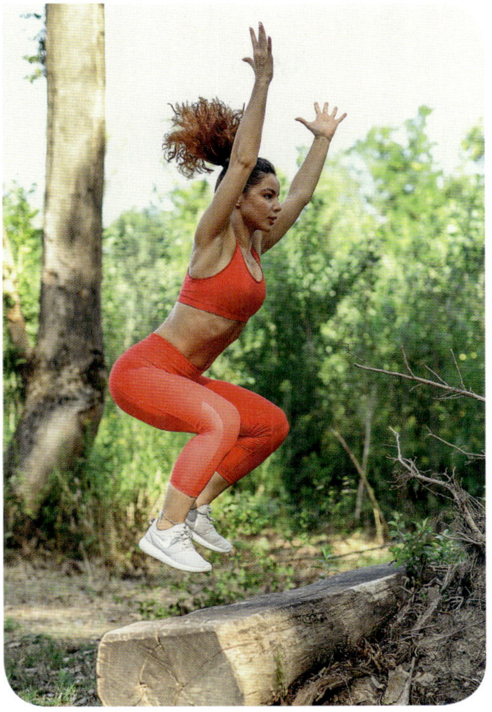

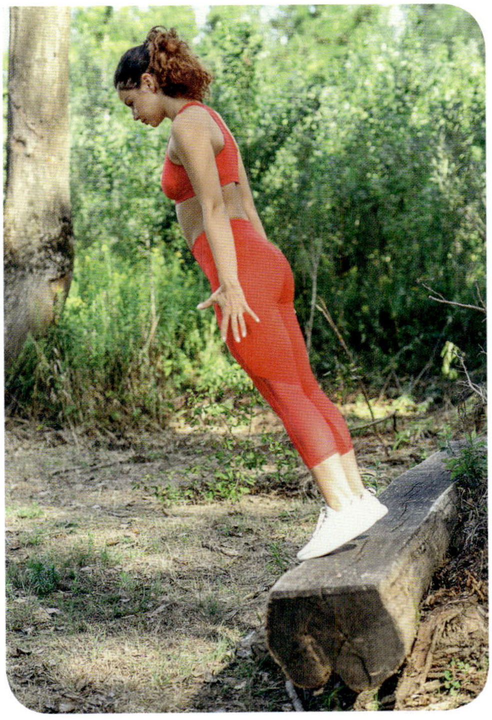

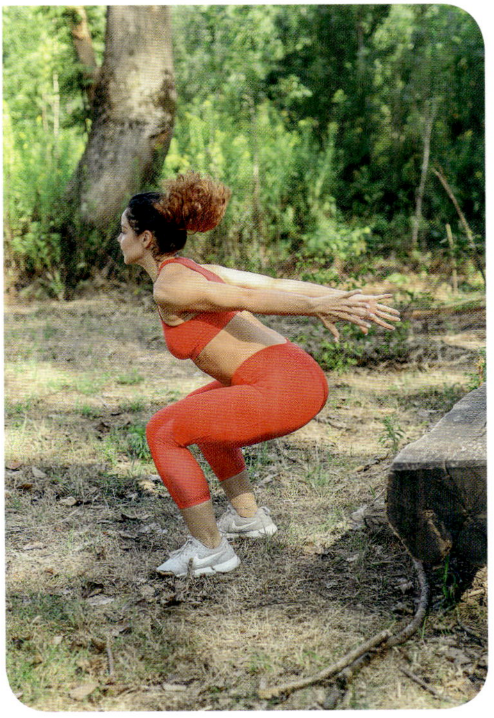

Bürohocker ade

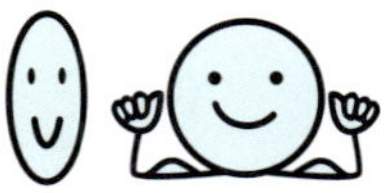

Ausführung: Geh in eine tiefe archaische Kniebeuge/Hocke. Unten angekommen, nimm ein Zusatzgewicht, zum Beispiel einen Stein oder einen Ast in beide oder auch nur einen gestreckten Arm. Nun heb den oder die Arme gestreckt über den Kopf. Halte diese Position und wippe leicht in die Hocke hinein. Stoppe dann das Wippen mit den Beinen und führe es stattdessen mit den Armen durch (vor und zurück). Wenn du willst, kannst du auch mit Armen und Beinen gleichzeitig wippen und federn.

Dazwischen steh dynamisch (schnell) auf, das Gewicht immer noch mit gestreckten Armen über dem Kopf haltend. Auch im Stand kannst du variantenreich wippen oder ladende Schwungübungen mit den Armen ausführen, so wie bei der Übung »Schwingender Stein«. Du kannst auch diagonale Schwungbewegungen mit den Armen durchführen.

Geh nun zügig wieder in die tiefe Hocke hinunter, damit arbeitest du an der bremsenden Wirkung der vorderen Oberschenkelstrukturen.

Trainingstipp

Diese Übung spricht viele Strukturen gleichzeitig auf unterschiedliche Art und Weise an. Wenn du wenig Zeit hast, ist diese universale Übung als myofasziale Kräftigung nach der Arbeit sehr gut geeignet.

» Als Gewicht kannst du nehmen, was immer du gerade findest.

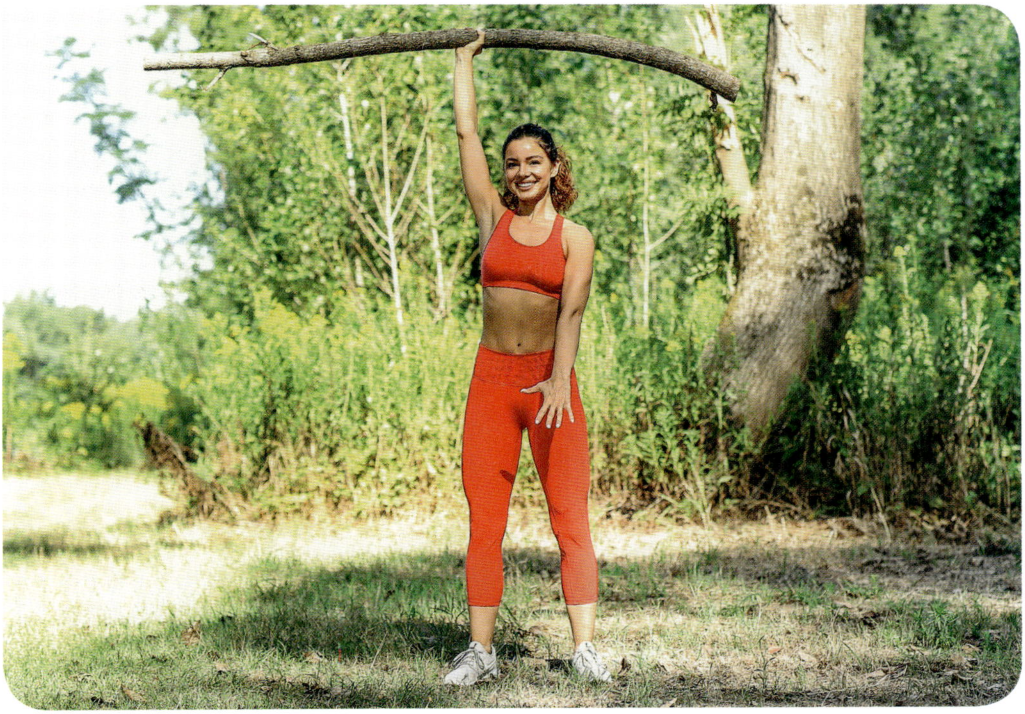

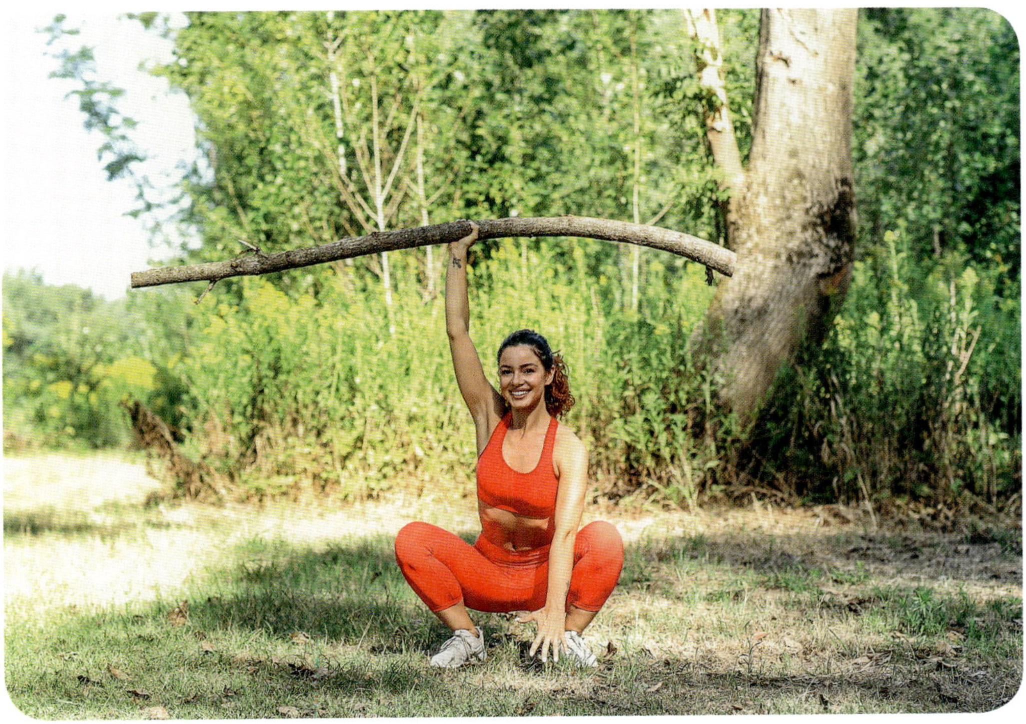

Siebenmeilenstiefel

Ausführung: Setz dir einen Rucksack auf oder halte mit gestreckten Armen ein Gewicht/einen schweren Gegenstand über den Kopf. Nun mach einen dynamischen Ausfallschritt nach vorne. Zieh die Zehen aktiv hoch und versuche, den Schritt zu verlängern, indem du den Fuß möglichst spät auf dem Boden aufsetzt. Die Landung erfolgt mittelfußlastig, damit die Stoßdämpfer deiner Strukturen gut arbeiten können. Dann folgt der nächste Schritt.

So kannst du sehr dynamisch eine Strecke zurücklegen. Die Schritte können in der Spurbreite, Richtung (gerade oder schräg) und Geschwindigkeit variiert werden, dabei kannst du dich mit dem hinteren Bein aktiv über einen Zehenstand abstoßen.

Variationsmöglichkeiten: Zwischendurch kannst du immer wieder in der Ausfallschrittposition verharren und den hinteren Fuß flach auf den Boden aufsetzen, um deine vordere Kette noch mehr zu verlängern. Dann wippst du in die Hüftstrukturen hinein und/oder mit den Armen nach hinten. So kommt ein aktiv geladener Zug in deine vorderen Strukturen, aus dem heraus du dich wieder dynamisch in Bewegung setzen kannst.

Eine weitere Variante ist es, das Zusatzgewicht mit gestreckten Armen in unterschiedlicher Höhe vor dem Körper zu halten und während der Schritte zügig links und rechts zu rotieren oder diagonal hin- und herzuschwingen.

Trainingstipp

Du kannst diese Übung auch im Rückwärtsgang durchführen, damit betonst du noch mehr die bremsende (exzentrische) Aktivität deiner vorderen Muskel-Faszien-Strukturen. Auch seitliche Ausfallschritte sind möglich, dann kommst du als »Krabbe mit Siebenmeilenstiefeln« daher. So erreichst du die inneren Strukturen deines Oberschenkels, die bei Ballsportarten sehr belastet sind und daher zu Überlastungen und Verletzungen neigen.

Diese Übung wirst du in den Oberschenkeln spüren. Probier sie in verschiedenen Varianten aus.

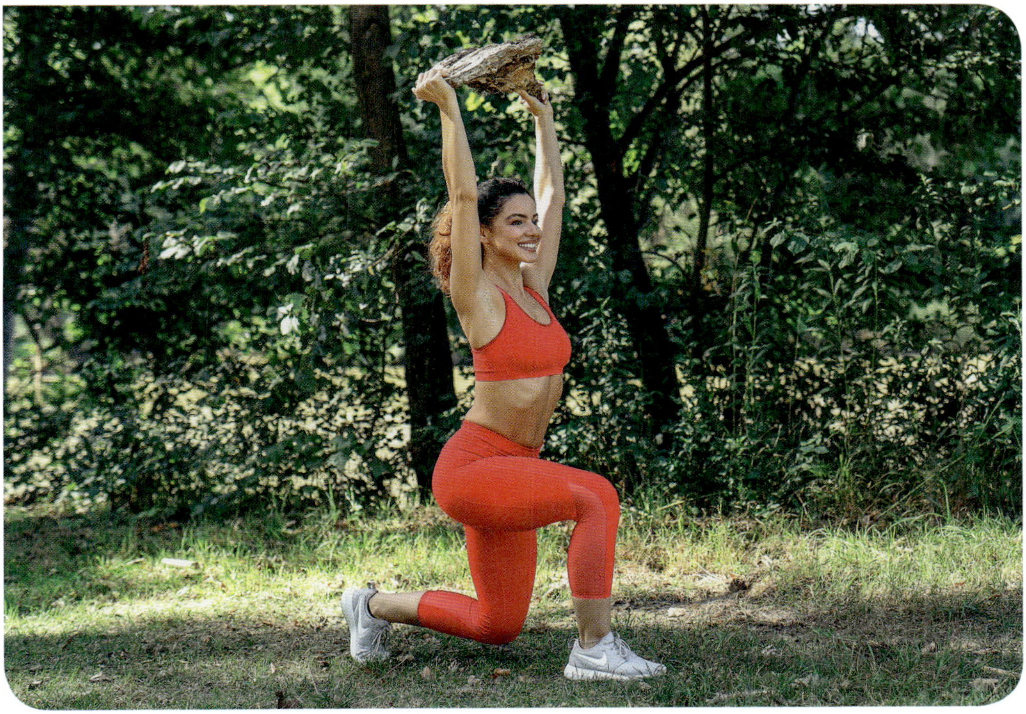

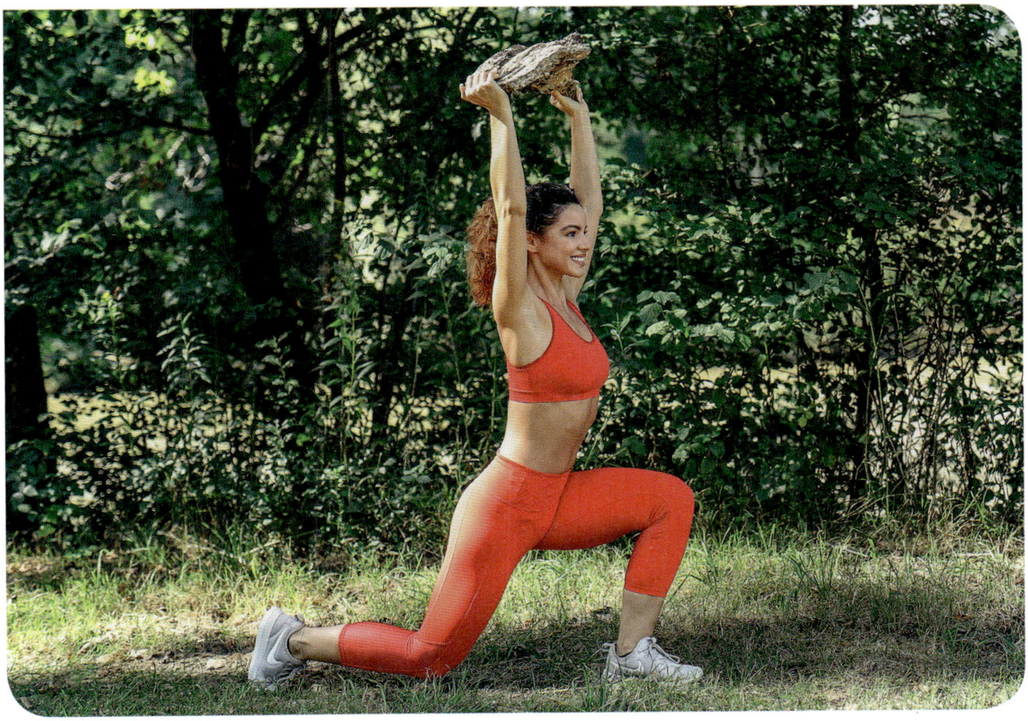

Rollmops

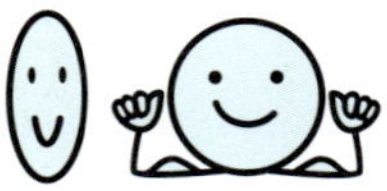

Ausführung: Beginne im aufrechten Stand. Du hältst mit gestreckten Armen ein Gewicht/einen Gegenstand auf Brusthöhe vor dem Körper. Geh in die tiefe archaische Hocke; das Gewicht vor dem Körper wird dir helfen, das Gleichgewicht zu halten. Wenn du willst, kannst du wieder leicht in die Hocke hineinwippen und so deine Beinstrukturen und die Rückenfaszie mit Zug aktivieren.

Rolle dich nun aus der Hocke geschmeidig nach hinten auf den Rücken – achte auf einen passenden Untergrund, damit du dir nicht wehtust. Dabei halte das Gewicht nahe der Brust. Am Boden angekommen, stell das Gewicht oberhalb deines Kopfes ab. Rolle die Beine wie bei der klassischen Kerzenübung über deinen Kopf. Mit gebeugten oder gestreckten Beinen, je nach individueller Möglichkeit, wippst du nun gerade oder schräg in deine Rückenfaszie hinein.

Wippe schließlich stärker, um Schwung zum Aufrollen zu holen. Komm über die tiefe Hocke zurück in den Stand, das Gewicht in deinen Händen wird dir das Aufstehen erleichtern. Wenn du aus der Hocke direkt in einen Sprung übergehst, lädst du dein Gewebe noch dynamischer!

Trainingstipp

Diese Übung ist sehr komplex. Unterteile sie zuerst in einzelne Abschnitte und lege auf die Bewegungsqualität Wert, bevor du die einzelnen Elemente aneinanderreihst und dynamisch durchführst. Je dynamischer, umso mehr werden deine Strukturen geladen, aber auch belastet. Diese Übung bedient deine Rückenfaszie mit ihren unterschiedlichen Schichten.

» Stehen, in die Hocke, rollen und wieder zurück! Benutze das Zusatzgewicht als Balancehilfe.

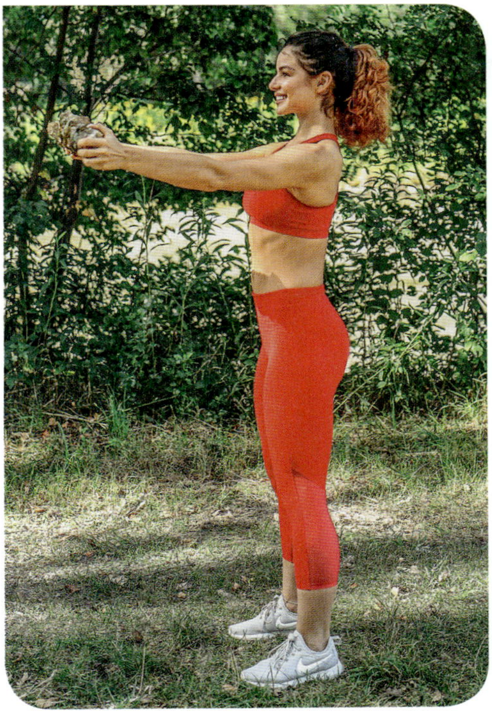

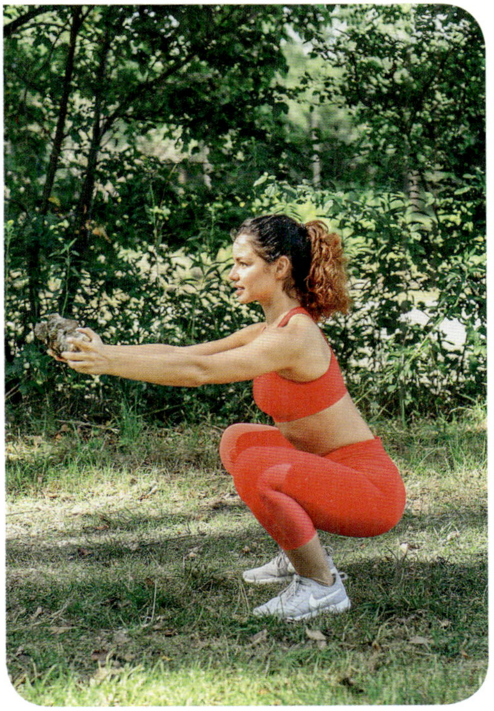

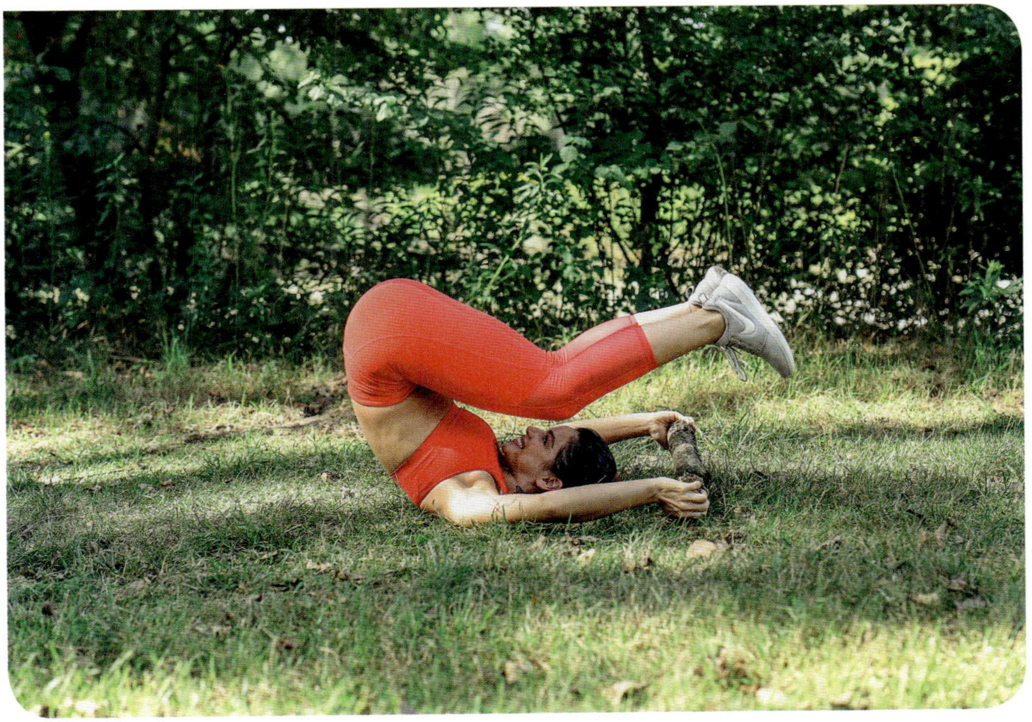

Dynamische Laufwaage

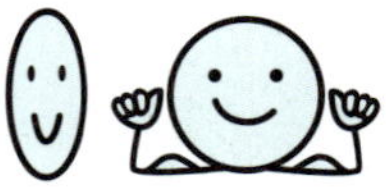

Ausführung: Du beginnst im aufrechten Stand – denke dabei an eine Schnur, die dich am Hinterkopf und am Steißbein in die Länge zieht. Versuche, diese Länge während der gesamten Übung beizubehalten! Nimm ein Gewicht/einen Gegenstand in die gestreckten Arme und lasse diese nach unten hängen. Lass dich vom Gewicht bei gestreckten Beinen Richtung Boden ziehen.

Wenn du den Rücken dabei gerade hältst, sprichst du vermehrt die hintere Beinfaszie in Verbindung mit einer Schicht der Rückenfaszie an. Mach den Rücken dabei etwas rund – zieh den Bauchnabel ein und stell dir dabei vor, dass du deine Faszien im Rücken-Bauch-Bereich wie einen Gürtel zumachst– so erreichst du wieder eine andere Schicht deiner Rückenfaszie. So vorgeneigt kannst du in deine unter Zug gebrachten Strukturen hineinwippen und im Wechsel immer wieder dynamisch in die stehende Anfangsposition zurückkehren.

Variationsmöglichkeiten: Dieselbe Übung ist auch einbeinig möglich, wobei das Gewicht in der Hand des stehenden Beines oder in der diagonalen Hand gehalten werden kann. Das zweite Bein wird bis auf Rückenhöhe nach hinten angehoben, das Knie kann gebeugt oder gestreckt sein. Du kommst in eine Art Waageposition. Bei gebeugtem Knie kommt die vordere Kette noch mehr unter Zug.

Trainingstipp

Willst du die Strukturen der Arme und den Rumpf noch mehr in die Übung miteinbeziehen, dann stelle zwischendurch das Gewicht am Boden ab. Geh mit den Armen nach vorne, bis du in einer Liegestützposition bist. Zieh den Bauchnabel aktiv ein. Fange nun an, mit den Armen und/oder Beinen zu federn, oder drücke dich sogar dynamisch vom Boden ab. Um die Rückenfaszie anzusprechen, kannst du mit den Beinen zwischen die Arme hüpfen und wieder zurück. Du kannst die Arm- und Beinposition variantenreich wählen. Dann kehre in den Stand zurück und führe die dynamische Laufwaage erneut durch.

» Wenn du auf einem Bein trainierst, nimm das Gewicht nur in eine Hand.

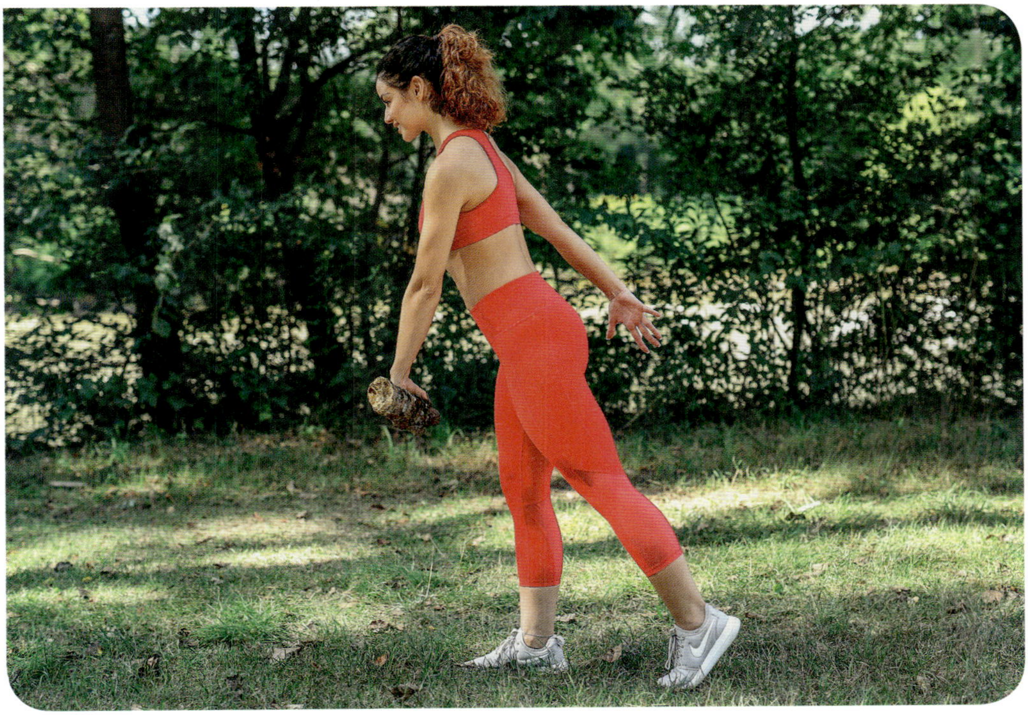

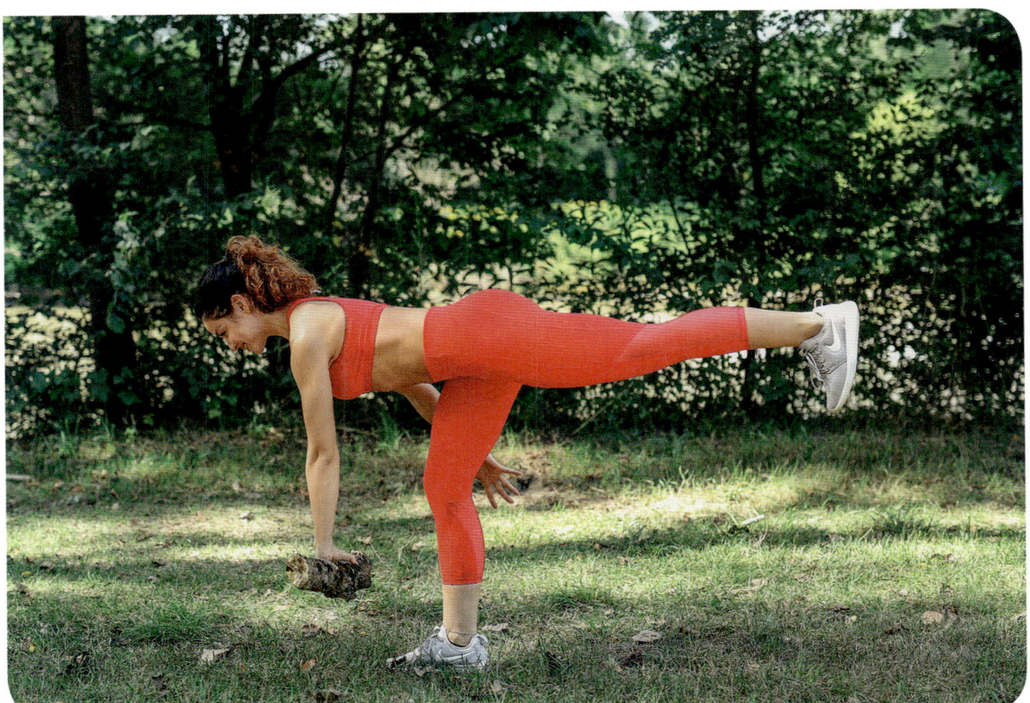

Stichwortverzeichnis

FASCIATRAIN – MEHR LEBENSQUALITÄT DURCH ELASTIZITÄT UND FLEXIBILITÄT!

In unserem 2-tägigen Kurs lernen Sie alles Wissenswerte zum Thema Faszie in der Theorie, aber vor allem in der Praxis kennen. Was passiert wenn man die Faszie ignoriert oder überbelastet, wie kann ich dieses einzigartige Gewebe zu meinem Freund beim Sport und im Alltag machen. Verletzungsprophylaxe, schnellere Regeneration und Leistungssteigerung sind genauso Thema, wie dem Rückenschmerz einmal in einer ganz anderen Betrachtungsweise entgegenzutreten.

FÜR ALLE, DIE SICH FÜR FASZIEN INTERESSIEREN – SPORTLER, TRAINER & BÜROMENSCH ALLER ALTERSKLASSEN!

Wir liefern dazu einfache Lösungsvorschläge für die Anwendung Zuhause, im Job oder bei der täglichen Trainingseinheit, die Variabilität, das Training zu Lande und im Wasser, Indoor und Outdoor und vor allem unter dem Aspekt Spaß an der Bewegung umzusetzen.

DER KURS ZUM BUCH

FasciaTrain

Anmeldung + Informationen unter:
www.fascia-center-vienna.at
www.faszientraining.at

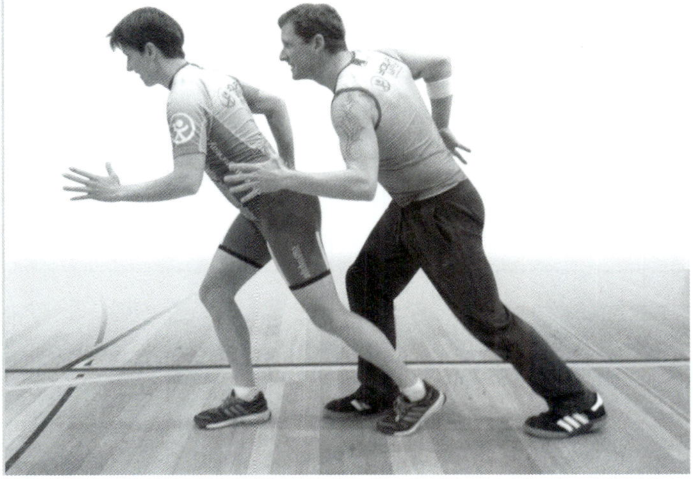

Gut ernährt ist halb gewonnen

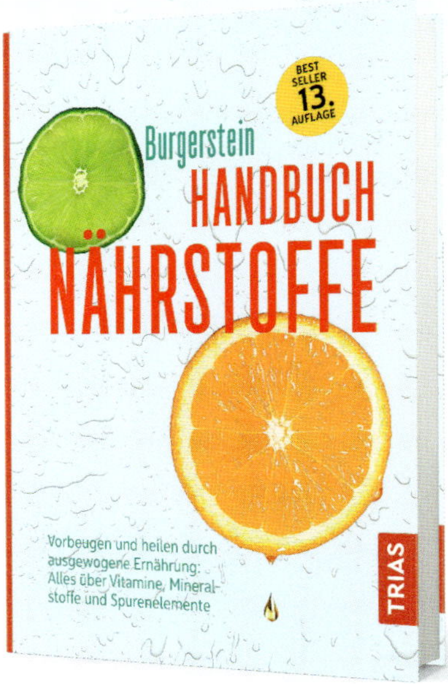

Uli P. Burgerstein
Handbuch Nährstoffe
€ 39,99 [D] / € 41,10 [A]
ISBN 978-3-432-10657-1

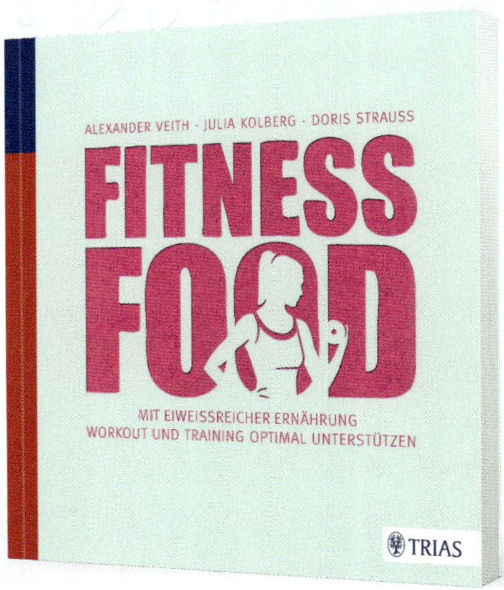

Alexander Veith
Fitness-Food
€ 17,99 [D] / € 18,50 [A]
ISBN 978-3-432-10320-4
Alle Titel auch als E-Book

Bequem bestellen über
www.trias-verlag.de
versandkostenfrei
innerhalb Deutschlands

TRIAS

Bibliografische Information der Deutschen Nationalbibliothek
Die Deutsche Nationalbibliothek verzeichnet diese Publikation in der Deutschen Nationalbibliografie; detaillierte bibliografische Daten sind im Internet über http://dnb.d-nb.de abrufbar.

Programmplanung: Celestina Filbrandt
Redaktion: Julia Jochim, Hamburg
Bildredaktion: Christoph Frick, Nadja Giesbrecht

Umschlaggestaltung und Layout:
CYCLUS Visuelle Kommunikation, Stuttgart

Bildnachweis:
Umschlagfoto und Fotos im Innenteil:
Holger Münch, Stuttgart

1. Auflage

© 2018 TRIAS Verlag in Georg Thieme Verlag KG
Rüdigerstraße 14, 70469 Stuttgart

Printed in Germany

Satz und Repro: Fotosatz Buck, Kumhausen
Gesetzt in Adobe InDesign CS6
Druck: Westermann Druck GmbH, Zwickau

Gedruckt auf chlorfrei gebleichtem Papier

ISBN 978-3-432-10563-5

Auch erhältlich als E-Book:
eISBN (ePub) 978-3-432-10565-9

1 2 3 4 5 6

Wichtiger Hinweis: Wie jede Wissenschaft ist die Medizin ständigen Entwicklungen unterworfen. Forschung und klinische Erfahrung erweitern unsere Erkenntnisse. Ganz besonders gilt das für die Behandlung und die medikamentöse Therapie. Bei allen in diesem Werk erwähnten Dosierungen oder Applikationen, bei Rezepten und Übungsanleitungen, bei Empfehlungen und Tipps dürfen Sie darauf vertrauen: Autoren, Herausgeber und Verlag haben große Sorgfalt darauf verwandt, dass diese Angaben dem Wissensstand bei Fertigstellung des Werkes entsprechen. Rezepte werden gekocht und ausprobiert. Übungen und Übungsreihen haben sich in der Praxis erfolgreich bewährt.

Eine Garantie kann jedoch nicht übernommen werden. Eine Haftung des Autors, des Verlags oder seiner Beauftragten für Personen-, Sach- oder Vermögensschäden ist ausgeschlossen.

Geschützte Warennamen (Warenzeichen®) werden nicht besonders kenntlich gemacht. Aus dem Fehlen eines solchen Hinweises kann also nicht geschlossen werden, dass es sich um einen freien Warennamen handelt.

Das Werk, einschließlich aller seiner Teile, ist urheberrechtlich geschützt. Jede Verwertung außerhalb der engen Grenzen des Urheberrechtsgesetzes ist ohne Zustimmung des Verlags unzulässig und strafbar. Das gilt insbesondere für Vervielfältigungen, Übersetzungen, Mikroverfilmungen und die Einspeicherung und Verarbeitung in elektronischen Systemen.

Besuchen Sie uns auf facebook!
www.facebook.com/trias.tut.mir.gut

Lassen Sie sich inspirieren!
www.pinterest.com/triasverlag

Liebe Leserin, lieber Leser,

hat Ihnen dieses Buch weitergeholfen? Für Anregungen, Kritik, aber auch für Lob sind wir offen. So können wir in Zukunft noch besser auf Ihre Wünsche eingehen. Schreiben Sie uns, denn Ihre Meinung zählt!

Ihr TRIAS Verlag

E-Mail-Leserservice
kundenservice@trias-verlag.de

Lektorat TRIAS Verlag
Postfach 30 05 04
70445 Stuttgart
Fax: 0711 89 31-748

Zu dick? Schlapp? Müde?
Übersäuert!

Für mich das Beste – 100% reine Basen

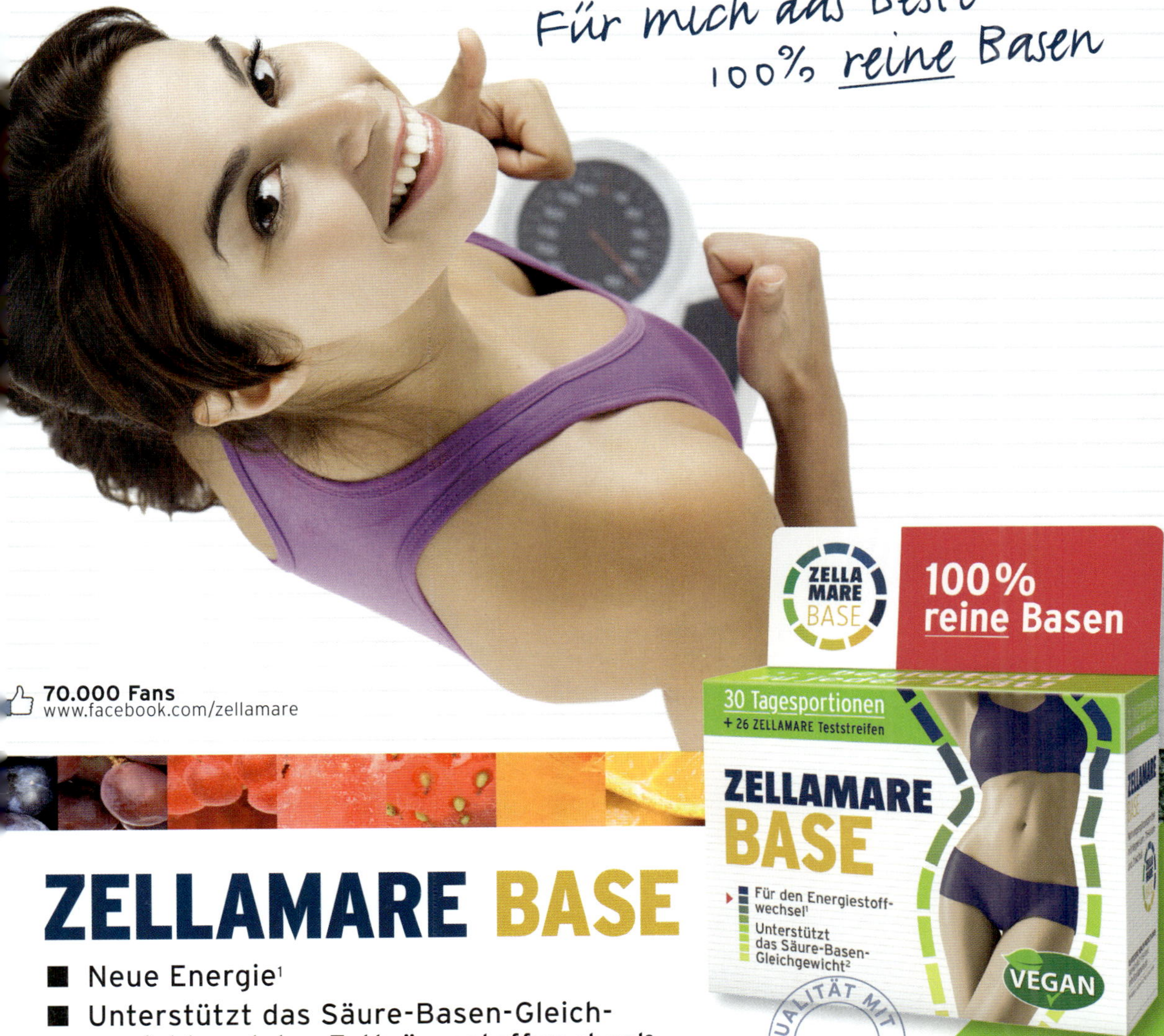

70.000 Fans
www.facebook.com/zellamare

ZELLAMARE BASE

- Neue Energie[1]
- Unterstützt das Säure-Basen-Gleichgewicht und den Fettsäurestoffwechsel[2]
- Begleitend zu jeder Diät

www.zellamare.de

Bei Fragen: Telefon 0800 - 00 499 499

PZN 9748289
›erhältlich in Apotheken‹

QUINTESSENZ HEALTH PRODUCTS GmbH
Badeniastraße 27, 41564 Kaarst

[1]Magnesiumcitrat, [2]Zinkcitrat, [3]Tri-Kaliumcitrat

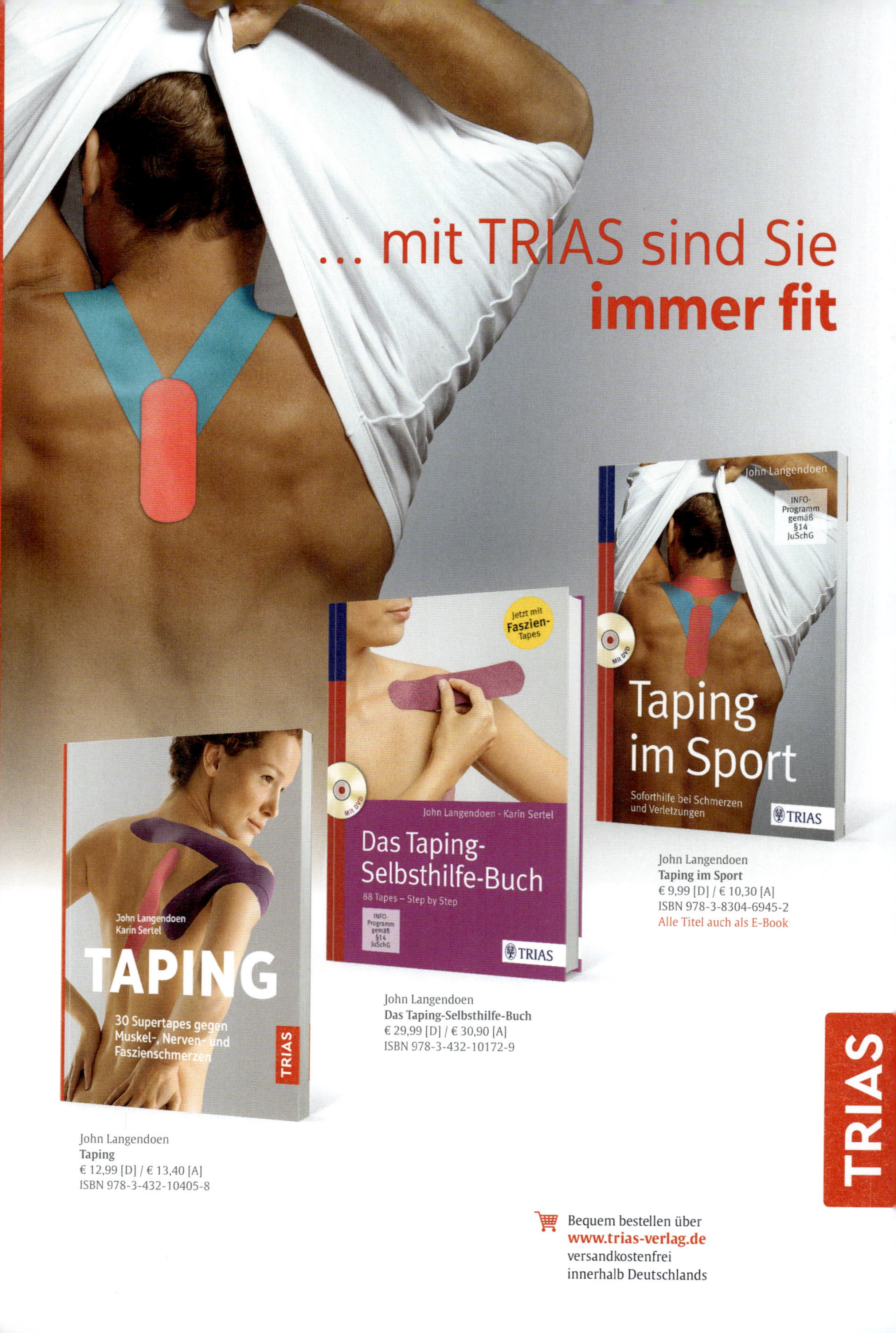
... mit TRIAS sind Sie
immer fit
John Langendoen
INFO-Programm gemäß §14 JuSchG
Mit DVD
Taping im Sport
Soforthilfe bei Schmerzen und Verletzungen
TRIAS
Jetzt mit Faszien-Tapes
Mit DVD
John Langendoen · Karin Sertel
Das Taping-Selbsthilfe-Buch
88 Tapes – Step by Step
INFO-Programm gemäß §14 JuSchG
TRIAS
John Langendoen
Karin Sertel
TAPING
30 Supertapes gegen Muskel-, Nerven- und Faszienschmerzen
TRIAS
John Langendoen
Taping im Sport
€ 9,99 [D] / € 10,30 [A]
ISBN 978-3-8304-6945-2
Alle Titel auch als E-Book
John Langendoen
Das Taping-Selbsthilfe-Buch
€ 29,99 [D] / € 30,90 [A]
ISBN 978-3-432-10172-9
John Langendoen
Taping
€ 12,99 [D] / € 13,40 [A]
ISBN 978-3-432-10405-8
TRIAS
Bequem bestellen über
www.trias-verlag.de
versandkostenfrei
innerhalb Deutschlands